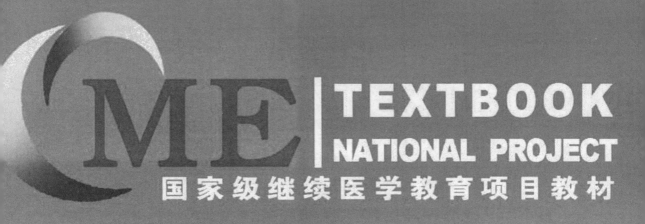

国家级继续医学教育项目教材

中国心肺复苏培训教程

主　编　王立祥　刘中民　刘　亮

主　审　王一镗　王正国　程显声

科学出版社

北　京

内 容 简 介

本书系统介绍了心肺复苏培训的理论和综合技术，重点介绍了心肺复苏的标准指南、应用技法、精准普及、培训体系、未来发展等内容。全书按照《2016 中国心肺复苏专家共识》，参照《2015 国际心肺复苏指南》，并结合我国的具体情况编写，内容新颖，理论与实践并重，实用性强。

本书适合各级医院临床医护人员作为心肺复苏培训教材使用，也可作为心肺复苏教学、进修和科研的参考读物。

图书在版编目（CIP）数据

中国心肺复苏培训教程 /王立祥，刘中民，刘亮主编. —北京：科学出版社，2019.5
国家级继续医学教育项目教材
ISBN 978-7-03-061205-2

Ⅰ. ①中… Ⅱ. ①王… ②刘… ③刘… Ⅲ. ①心肺复苏术－继续教育－医学教育－教材 Ⅳ. ①R605.974

中国版本图书馆 CIP 数据核字（2019）第 091676 号

责任编辑：李 玫／责任校对：王 瑞
责任印制：赵 博／封面设计：楠竹文化

科 学 出 版 社 出版

北京东黄城根北街 16 号
邮政编码：100717
http://www.sciencep.com

北京画中画印刷有限公司 印刷
科学出版社发行 各地新华书店经销
*
2019 年 5 月第 一 版 开本：787×1092 1/16
2020 年 1 月第三次印刷 印张：11 1/2
字数：280 000
定价：68.00 元
（如有印装质量问题，我社负责调换）

编委会名单

前　言

在我国每年约有 54.4 万人发生心脏性猝死，其发病率已渐近发达国家水平，但作为抢救心搏骤停的心肺复苏术（CPR），就其整体救治水平远低于发达国家和地区，心搏骤停患者神经功能良好的出院生存率仅为 1%左右。在心脑血管疾病等慢性病逐年增长且已成为居民死亡首要原因的今天，如何走出院外抢救成功率低于 1%、心肺复苏普及率低于 1%、心肺复苏装置配备率低于 1%的"三低"窘境，培育健全的 CPR 体系、培植科学的 CPR 准则和培养健康的 CPR 文化的心肺复苏人就显得尤为重要，这也是我们编写本书的初衷。

毋庸置疑，打造一支高质量的现代心肺复苏队伍，培训高素质的现代心肺复苏导师团队，有赖于我们对心肺复苏本质规律的基本认识。值得庆幸的是，中国研究型医院学会心肺复苏学专业委员会的同道从我国心肺复苏实际出发，结合我国心肺复苏创新实践，借鉴国际心肺复苏前沿技术，以东方哲学为主要的思考方式，组织编写了我国首部CPR指南——《2016中国心肺复苏专家共识》，开辟了从CPR生存链到生存环的中国特色心肺复苏新纪元。中国心肺复苏生存环是指：以心搏骤停前期的预防、预识、预警的"三预"方针，心搏骤停中期的标准化、多元化、个体化的"三化"方法，心搏骤停后期的复生、超生、延生的"三生"方略的中国方案，这就成为《中国心肺复苏培训教程》的总纲。俗话说"纲举目张"，有了这个"纲"作为本教程主线，我们又延展了"目"的支线：一是心肺复苏培训的"三培"方针、"三训"方案、"三者"方向的"三方"指南；二是心肺复苏应用的技能、技艺、技术的"三技"战法；三是心肺复苏普及的"525+""一进五区""百千万亿"的"三程"实践，集中体现了本书理论与实践的架构特点。通过前期以此为蓝本的"中国CPR 培训导师班"国家继续教育项目百期课程的传授，有助于学员对心肺复苏本质规律生存环的认知，有助于学员树立心肺复苏系统观的理念，有助于学员综合运用心肺复苏的技能。

随着时代进步与医学科技的发展，中国心肺复苏培训必将针对个体人、家庭人、社会人的"三人"之体，践行防死安生、救死扶生、起死再生"三生"之技，开展围心搏骤停全期的时间、空间、世间"三间"维度之训，融合人与人、人与自然、人与社会的防、治、救"三医"之要，实现由"生存链"到"生存环"、救"一人"到"三人"、救"一命"到"九命"的时代跨越，建立个体、群体、全体的三位一体"立体CPR"培训体系，将成为中国心肺复苏发展之必然。

本教材的编写得到了中国老年保健协会心肺复苏专业委员会、中国健康管理协会健康文化委员会、中华预防医学会灾难预防分会、中华医学会科学普及分会、中华医学会灾难医学分会、《医学参考报全科医学与精准健康传播频道》编辑委员会、《2016中国心肺复苏专家共识》编写委员会、《中国公众卫生健康系列指南》编写委员会、中国心肺复苏培训专家指导委员会、解放军重症医学专业委员会心肺复苏学组、武警部队危重病医学专业委员会、南京医科大学心肺复苏研究院、中山大学心肺脑复苏研究所、同济大学附属东方医院等单位的支持，特此感谢！

感谢王一镗、王正国、程显声三位专家为本书主审，感谢德美瑞心肺复苏转化中心同仁为本书润色，感谢解放军总医院第三医学中心急诊科为本书所作出的贡献！

王立祥

解放军总医院第三医学中心急诊科主任、教授、博士生导师

中国研究型医院学会心肺复苏学专业委员会主任委员

中国老年保健协会老年心肺复苏专业委员会主任委员

中华医学会科学普及分会主任委员

2018 年 12 月

目 录

第一章 绪 论

早在 1960 年 9 月，美国医师 Kouwenhoven、Safar 和 Jude 在马里兰州的学术会议上对口对口人工通气联合胸外心脏按压的方法能够挽救心搏骤停（CA）患者生命进行了报道，从此开创了现代心肺复苏（CPR）的新纪元。CPR 成为人类与 CA 这一直接威胁人们生命的临床综合征进行抗争，并使临危患者"起死回生"的主角。1966 年，美国心脏协会（American Heart Association，AHA）、美国国家科学院及美国国家研究理事会最先创立了第一个 CPR 标准并颁布执行。1974 年，AHA 在《美国医学会杂志》（*JAMA*）首次发布了全球第一版 CPR 和心血管急救指南，此后随着复苏科学的进步和更多循证医学证据的出现，《美国心脏协会心肺复苏与心血管急救指南》（后文简称《指南》）历经多次更新、优化并全球性发布，使得《指南》逐渐成为全球从事 CPR 临床、教学和科研工作者的主要参考。1993 年，来自全球的复苏研究和科学组织及科学家联合组建了国际复苏联合会（International Liaison Committee on Resuscitation，ILCOR），并自 2000 年开始，每 5 年均会共同发布最新的国际 CPR 专家共识，成为各国制定 CPR 指南的技术标准和重要参考。新世纪的元年——公元 2000 年，ILCOR 的科学家在国际 CPR 专家共识的基础上制定了全球第一个也是目前唯一一个《国际心肺复苏与心血管急救指南》（简称《国际指南》），成为世界 CPR 历史上最具里程碑意义的事件之一。但仅仅过了 5 年，大家就发现《国际指南》根本无法有效解决不同国家和区域间关于 CPR 的所有问题，取而代之的是以 AHA 和欧洲复苏学会各自制定的美国指南和欧洲指南。而美国指南因其全球化的特质和广泛的教学推广基础，被全球大部分国家的医务人员广泛采用和熟知。单从技术层面来说，《指南》的科学性和先进性是毋庸置疑的，其先进的教学体系也使得 CPR 的科学转化能力迅速提升。近十几年来，我国通过对《指南》及其培训体系的有效引入，极大地提高了我国 CPR 的临床、教学和科研的整体水平。但如同《指南》本身逐渐在国际上遇到的困境和挑战一样，单纯的循证医学科学基础和未能显著改变 CA 患者总体存活率的现实，让更多的国家和个人开始思考《指南》的局限性。中国科学家在反思我国 CPR 之路的同时，勇于探索外国指南在中国的局限性的症结和问题，尝试提出应对 CA 这一世界难题的中国方案。中国研究型医院学会心肺复苏学专业委员会从我国的实际国情出发，结合我国医疗卫生的具体实际，借鉴了国际上最新的 CPR 理念和科学，以东方哲学为主要的思考方式，组织编写并颁布了我国首部真正意义上的 CPR 指南——《2016 中国心肺复苏专家共识》（简称《共识》），为规范和指导我国 CPR 的理论探索与临床实践、提高 CPR 临床医疗、教学和科研水平提供了新的参考。那究竟《指南》和《共识》的关系如何，有什么差别？如何在实践中厘清二者的思维，加以科学应用？以下将从二者的关系及其定义、定位、定性、定量、定式 5 个方面进行比较分析，以期帮助我们能够更加辩证、准确和全面地把握"精髓"，相互借鉴，从而指导临床 CPR 实践。

一、《共识》与《指南》的定义

所谓定义，即对于一种事物的本质特征或一个概念的内涵和外延所做的简要说明，并区别于其他相关概念的表述。命名和定义总是相伴而生，用已知的、熟知的内容来解释和形容未知的陌生的事物并加以区别，这是一个理论界的真理。我们主要从内容的实质来探讨《共识》和《指南》的定义。

一般来说，共识是建立在专家临床经验总结及智慧结晶基础上的共同认识，而指南则是通过一定的科学评价体系（如循证医学证据）而系统综述生成的证据，以及对各种备选干预方式的利弊评价之后提出的最优指导意见。共识与指南相比，提供的问题解决方案更丰富，虽然不能像指南那样拥有"足够"科学的证据和说服力，但更具前瞻性和灵活性。CA 不同于某一单一疾病或医学问题，是一个综合复杂的临床综合征，目前人类对 CA 的认识仍然未完全明了，对于 CA 的救治存在社会、医疗、健康管理等诸多因素和环节，因此单一的循证医学评价体系不足以"科学"解决 CA 的所有问题。因此，即使在最新的 2015 年《指南》更新中，其所使用的建议级别和证据水平中仅 1%基于最高证据水平支持，最低证据水平支持占到 69%，该指南中的不少内容也只能依靠专家共识的推荐。

与当今世界上其他国家和地区（包括欧洲）制定的 CPR 标准文件一样，《共识》在 CPR 的基本科学和基本技术层面与全球保持一致，完全借鉴《指南》的基本科学技术。但结合中国的具体实际，《共识》在 CPR 的技术层面更加强调技术的可及性、综合性和适应性，强化并丰富了《指南》中特殊情况下针对不同环境和患者合理采用适宜的 CPR 技术，并补充了部分我国自主研发并广为应用的 CPR 新技术和理念，形成了《共识》中在 CA 中期的"三化"方法，即标准化、多元化和个体化。因此，《指南》是《共识》的基本科学来源，但《共识》已完全突破《指南》的思维定式和科学范围，涵盖的是"大复苏"的科学理念，《共识》正是从 CA 前期、CA 中期、CA 后期形成了一个整体的链环，是具中国特色的更全面的 CPR 方案。

二、《共识》与《指南》的定位

所谓定位即指确定事物的名位。正如《韩非子·扬权》中提到，"审名以定位，明分以辨类"。上至一个国家、单位，下至个人如何定位至关重要。准确的定位，能确定切合实际的发展方向和发展规划，目标就可能会顺利实现。

《指南》的定位更加强调以施救者为核心，《指南》直接从 CA 发生后对施救者的呼叫到施救者到达后的识别判断及具体操作都做了详尽的建议和规定。其意义在于，突出了施救者在 CPR 活动中的决定性作用，施救者的每一步操作直接影响了被施救患者的存活率，因此要对施救者进行严格的要求和培训。而《共识》的定位更加强调以被施救者为核心，《共识》在"三预"方针中注重对 CA 前期患者所处的地理环境及周围人群的预防、自身特点及危险因素的预识、相关检查等健康数据的预警；CA 中期的"三化"方法强调为患者制订个体化的救治方案，通过多元化的途径实施标准化的救治方法；CA 后期"三生"方略为患者提供合乎生命伦理的最佳生命转归。其意义在于，突出了被施救者是接受 CPR 的主体，即认为没有被施救者，CPR 就不会发生，因此倡导在 CPR 中针对被施救者以"具体问题具体分析、对症下药"。

以施救者为核心的《指南》经历了 40 余年的发展，如今遭遇发展瓶颈，难以突破。《共识》立足于中国的"国情、民情、病情"实际,定位以被施救者为核心,从患者的价值和愿望出发来施以最佳救治方案。从施救者向被施救者这一定位上的转变,能够突破 CPR 发展的瓶颈,奠定中国心肺复苏事业发展的基石,是心肺复苏事业发展的"新航道"。

三、《共识》与《指南》的定性

所谓定性即确定事物的成分或性质,用事物变化的状态和与程度相关的语言来表述事物。指的是总体属性、趋势,是从宏观角度来说的。我们从整体的救治模式对《共识》与《指南》进行定性分析。

《指南》将应对 CA 的 CPR 救治定性为以"生存链"为核心的"线性"救治流程模式,强调流程中的每一环节的重要性和相互关联。"生存链"的概念最早于 1991 年被 Cummins 等学者提出,并在之后的《指南》中应用,强调 CPR 救治过程应该重视早期识别、早期胸外按压、早期电除颤及早期高级生命支持这四个基本环节。2010 年,新的《指南》将"生存链"的概念进一步延伸,强调综合的 CA 后治疗,改进至新的五环"生存链"。最新的 2015 年《指南》更进一步提出,应对 CA 建立有效的 SPSO 救治体系,强调持续的质量改进,并进一步优化"生存链"的概念,将院内(in-hospital,IH)和院外(out of hospital,OH)CA 患者区分开来,强调对院内心搏骤停(IHCA)应该建立早期预防的理念而院外心搏骤停(OHCA)则沿用之前的五环"生存链"(图 1-1)。《指南》发展了"生存链"的理念并提出系统救治的理论是《指南》定性的重大进展与认识提升,是典型的西方思维方式的体现。《共识》将 CPR 救治定性为"生存环"的救治模式,即 CA 前期的预防、预识、预警,CA 中期的标准化、多元化、个体化,CA 后期复生、超生、延生,强调防治结合、环环相扣、牢不可破(图 1-2),体现的是对生命循环、轮回的东方思考。

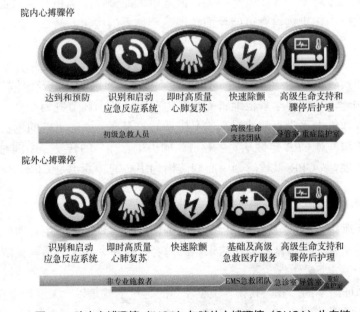

图 1-1 院内心搏骤停(IHCA)与院外心搏骤停(OHCA)生存链

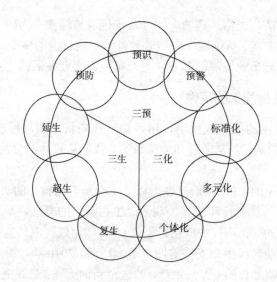

图 1-2 《2016 中国心肺复苏专家共识》生存环

落实"生存链"各环节的质量决定了 CPR 实施的质量和最终效果；有研究报道了优化后的"生存链"可将 OHCA 患者的生存率从 6%～8.5%提高至 16%～19%，"生存链"上的五个环节相互依赖，其中任一环节削弱均会影响患者预后及最终存活率。"生存链"的救治模式明确了 CPR 技术实施的重点与核心，但却不可避免地把抢救人员引向"刻板化"的 CPR 抢救程序，在一定程度上禁锢了我们的思维，限制了 CPR 技术和复苏策略的突破与创新。更重要的是，"生存链"能够关注的环节只能从 CA 发生的一刻开始，要建立"理想"而高效的"生存链"体系，需要的社会、经济和医疗资源是极其庞大的。进一步说，中国幅员辽阔，经济发展、资源分布极其不均衡，区域差别巨大，加之巨大的慢性疾病和老龄化压力，完全照搬西方的理念和定性，中国永远没有可能全面实现这一体系的构建，最终破解 CA 这一难题。《共识》所提出的"生存环"救治模式，均衡地强调了 CA 前期的预防理念（三预方针），CA 中期的"三化方法"（因地制宜，综合应用），以及 CA 后期的三生方略，突破了"生存链"在 CA 前期预防和 CPR 后救治的局限，更考虑到了我国的环境及地域差异，强调 CA 综合防治体系的构建，更加科学规范地将 CA 发生前中后各个环节融为一个有机整体，使得其在理论性、可操作性上更为有效地提高 CA 患者的生存率。面对可能的危机，古语云"防患于未然"，《共识》对 CPR 定性从"生存链"向"生存环"的转变是中国对于 CA 救治理念的新的贡献和发展，从 CPR 以救治为中心向防治为中心的转变也是 CPR 发展的"风向标"。

四、《共识》与《指南》的定量

所谓定量就是确定一种成分（某种物质）的确切的数值量，如"生存率"，就是一个评价医疗水平常用的指标。《指南》与《共识》的内容、操作、观念等不同见解，最终还是要看疗效，要看其价值定量。

《指南》是循证医学的产物，其在"生存率"的定量上就是以"神经功能完好的生存率"这一狭义的"金标准"作为 CPR 效果的唯一评价指标。按照《指南》的评价方法，全球 OHCA 患者的总体生存率仍然不高，美国的神经功能良好率为 10.8%，中国（北京）仅为 1.0%（表 1-1）。这一定量指标已无法完全反映当代 CPR 的发展与进步，特别是在对 CPR 新技术、新流程的评价中，《指南》的定量标准已为全球科学家广泛诟病，成为 CPR 发展进步的负性因素。也正是基于此，《共识》提出在定量上以"广义生存率"为评价指标，即将 ROSC 率、短期出院生存率和 CA 患者复苏后器官移植成功率等广义指标适当应用于不同阶段和条件的 CPR 效果评价，推动 CPR 新技术、新理念的临床应用与实践。《共识》将 CA 后期的复生之初级心肺复苏成功率、CA 后期的超生之高级心肺复苏成功率及 CA 后期的延生之生命接力率（复苏后器官移植成功率）等均纳入生存率范畴，即为广义生存率在 CA 后期的"三生"方略的具体体现。从医学、生命伦理学的大背景出发，《共识》提出的广义生存率这一理念不仅是认识上的突破，更是对生命价值的广泛认可，亦可推动心肺复苏事业的发展。

表 1-1　部分国家 OHCA 患者生存率及神经功能良好率

国家	出院生存率	神经功能良好率
美国	NA	10.8%
日本	5.2%	2.8%
韩国	9.0%	3.1%
马来西亚	0.9%	NA
新加坡	2.4%	1.6%
泰国	2.6%	1.7%
中国*	1.3%	1.0%

NA 表示缺乏数据［引自：Resuscitation，2015，96：100-108；Resuscitation，2014，95(11)：1411-1417］

* 中国的数据为北京的统计数据

五、《共识》与《指南》的定式

所谓定式，即为固定的思维模式，心理学上讲其有两大特点：①思维模式，由思维活动逐渐定型化了的一般路线、方式；②强大的思维惯性或顽固性，不仅逐渐成为思维习惯，甚至深入到潜意识，成为不自觉的、类似于本能的反应。我们常说，消极的思维定式是束缚创造性思维的枷锁，阻碍我们创造性地解决问题，对于创新是非常不利的，我们要进行创新思维，就必须突破思维定式。

《指南》在定式上以平面思维（2D）为主，主要围绕提高 CA 患者的抢救成功率来阐述如何具体施救。《共识》在定式上主要以立体思维（3D）来考量，《共识》在《指南》基础上进行了全方位的、立体的三维延伸。时间维度的延伸，即分为 CA 前期、中期、后期，贯穿了整个事件的全过程；空间维度的延伸，充分认识单纯胸外按压 CPR 的局限性，探索腹部提压、膈下抬挤等 CPR 新路径；生命维度的延伸，引入广泛生存率的价值观、生命观，扩大生命的价值，以达到患者的最佳生命转归。

《指南》平面思维经历了 40 余年的发展，但全球的心肺复苏成功率及生存率并无大的改善。我们需要突破思维定式，另辟蹊径。正如面对肋骨骨折、气胸等有胸外按压禁忌的患者，我们应突破常规平面思维模式，依据"腹泵""心泵""肺泵"和"胸泵"的原理，创造性地提出通过对腹部进行提拉与按压，使膈肌上下移动来改变胸腹内压力，建立有效的循环和呼吸支持。《共识》由平面思维转向立体思维，无疑是一次思想的解放，也是对以往 CPR 存在的程序"刻板化"等系列误区的直接修正，亦可推动 CPR 的发展。

近年来，我国 CA 的发生率也明显增加，并成为青壮年人群的主要杀手，发病率已渐近发达国家水平，但整体抢救水平远低于发达国家和地区，CA 患者神经功能良好的出院生存率仅为 1%左右。国家心血管病中心发布的《中国心血管病报告 2015》显示，在我国，心血管疾病患者已接近 3 亿，心血管疾病已成为我国居民死亡的首要原因，并仍然呈逐年增长的趋势；我国的心脏性猝死发生率为 41.84/10 万，心脏性猝死的总死亡人数高达 54.4 万/年，相当于每分钟约有 1 人发生心脏性猝死，位居全球之首，给家庭和社会带来了巨大的危害。面对日益严峻的形势和挑战，我国心肺复苏的先驱王一镗教授曾多次谈到，在心肺复苏上，中国人应该掌握自己的命运，要发出自己的声音。实际上，早在 1800 年前我国医圣张仲景在《金匮要略》中就对心肺复苏方法有所描述，书中详细记载了自缢患者的急救复苏方法，与现代心肺复苏的方法学有着诸多类似之处。沉寂多年之后，经过充分的酝酿和积淀，中国的心肺复苏学者重新出发，《2016 中国心肺复苏专家共识》中 CA 前期的预防、预识、预警的"三预"方针，CA 中期的标准化、多元化、个体化的"三化"方法，CA 后期的复生、超生、延生的"三生"方略，全方位、全过程、全立体地诠释了中国特色 CPR 的内涵与外延，突破了国外 CPR 技术文件的框架和局限，对指导 CPR 的理论研究和临床实践有重要意义。当然，该《共识》对 CPR 方略的发扬和衍生，针对我国提出的应对 CA 的解决方案效果如何，还需要不断充实和完善，更需要在实践中不断检验和优化。认识《共识》，理解《共识》，才能更好地实践与发展《共识》。

中国研究型医院学会心肺复苏学专业委员会与中华医学会科学普及分会，每期"中国心肺复苏培训导师班"国家继续教育项目的成功举办，可谓是《共识》进一步延伸；随着《共识》的不断普及和深入，围绕"三预""三化""三生"的心肺复苏转化医学产业必将蓬勃发展！相信在《共识》的引领下，坚守不忘初心的同道齐心协力，一个全新的中国现代心肺复苏理论体系、一支向上的中国现代心肺复苏培训力量、一批自主的中国现代心肺复苏转化产品，犹如蓬勃欲出的红日屹立东方，为世界 CPR 的发展与进步做出贡献。

第二章　心肺复苏专家共识

第一节　心搏骤停前期"三预"方针

CA 前期是指患者未发生心搏、呼吸骤停前的时段。狭义的理解是指发生 CA 前极短暂的先兆症状时间，往往只有数分钟至数小时。这里定义的 CA 前期应该涵盖患者真正出现 CA 前的整个时间过程，这期间从个人到家庭、社区和医疗卫生服务系统乃至整个社会，每个相关要素的构成都会成为决定 CA 患者生存与否的关键。CA 往往猝然发生，抢救过程中任何失误和延误均可导致不良预后，因此在 CA 发生之前应强调"三预"方针：预防、预识和预警。

一、CA 前期的预防

CA 前期预防首要是应该建立相对全面的综合预防体系，"预"强调的是意识，"防"侧重的是措施。CA 前期预防体系是指组建专家委员会制定相应的方案，相关部门配备防治器材，普及培训志愿者，筛选 CA 前期高危患者，评估其风险后及时采取干预措施，从而建立有效运行的综合预防体系。综合体系应该涵盖从个人到家庭，从社区到社会，从医院到整个医疗服务体系，从救护到医疗，从群体到个人，从健康个体到冠心病（coronary artery heart disease，CHD）患者的多维立体预防体系。建立"家庭初级预防、社区中级预防、医院高级预防"三位一体的 OHCA 预防急救新模式。

（一）CA 前期的家庭预防

对于每个家庭来说，每个年龄段的成员都存在猝死的风险和可能。婴幼儿缺乏自我保护能力，容易因为各种意外和环境因素导致 CA。冬季容易发生的婴儿猝死综合征、气道异物窒息和环境温度过高（过低）等都是婴幼儿出现 CA 的常见原因。儿童 CA 多因感染、癫痫、各种意外、哮喘或先天性心脏病等引起。各种意外、毒物接触、过劳猝死、激动猝死、房事猝死等可能是导致成人 CA 的原因。然而，对于成年人，尤其是中老年人，发生 CA 的首要病因还是 CHD 等各种心血管疾病。60 岁以上老年人一般存在慢性基础疾病，加之自身特殊的生理改变，以及自我防护能力的降低，容易因为慢性疾病的急性发作、气候、窒息及心理刺激引发 CA。因此，每个家庭应该树立健康、和谐的家庭文化，彼此关心健康问题；定期进行健康体检，掌握个人健康状况；及时就医治疗，相互督促规范治疗；积极配合社区慢性疾病的管理。首先，家庭中每一个成员都应学习急救特别是 CA 的相关科学知识，知晓不同年龄段的家庭成员可能出现的 CA 高危因素，采取措施避免和预防其可能受到的伤害和意外。其次，每个家庭都应该掌握基础急救技能，制订家庭急救预案或计划，拟定转运路线。①学会正确启动 EMSS，正确拨打 120 急救电话，学会启动、利用当地社区或单位的辅助应急救护资源；②掌握海姆立克（Heimlich）手法，能够为气道阻塞（食物嵌顿或窒息）的家庭成员进行现场急救；③掌握正确的 CPR 技术，学会 AED 的使用，参加规范的 CPR 技术学习班（医疗机构、社区或各种公益组织开办），在专业人员的指导下掌握正确的 CPR 技术，也可以利用网络和视频等形式开展自学；④根据家庭成员的健康和疾病状况掌握特殊的健康监测和急救知识，如监测体温、血糖和血压，应用家庭远程生命监测装置等；⑤应该配备适当的急救装备，以防万一，如建立家庭急救信息卡，包括家庭具体住址及附近地标建筑、联系人电话、家庭主要成员既往慢性疾病史、药物过敏史等，放置于固定电话旁或固定位置，便于拨打急救电话时快速、准确提供相关信息；设立家庭急救药箱，配备常见急救物品（乙醇、方纱、绷带、手套等）和慢性疾病家庭成员可能需要的急救药品（如硝酸甘油、卡托普利、安宫牛黄丸、止喘药等）；特殊的抢救设备，如除颤仪、腹部提压心肺复苏仪、制氧机等。友好、互助的邻里关系不仅促进日常的心理、生理健康，也有助于在危急时刻相互扶持，共渡难关。

（二）CA 前期的社区预防

OHCA 患者的存活依赖于社区内各种相互支持的要素，即旁观者第一时间识别 CA，呼救，启动专业的急诊医疗服务体系（emergency medical serrice system，EMSS），立即实施 CPR 并及早电除颤，直到 EMSS 专业急救人员到达、接手，并将患者快速转运至医院急诊科或导管室，之后转入重症监护治疗病房（intensive care unit，ICU）进行复苏后治疗。理想情况下，所有 OHCA 患者都应该接受旁观者 CPR 和除颤，否则等到专业急救人员到达后才实施 CPR 和除颤，患者存活的概率极低。因此，秉承王一镗教授"三分提高、七分普及"的理念，在社区建立完整、有效的预防体系是 OHCA 防治的关键。

不同社区 CA 患者的复苏效果有明显差异，这与患者的基本健康状况、合并症严重程度和社区条件差异有关，后者关系到院前急救生命链各个环节的细节差异，涉及社区是否有经过培训的非专业"急救员"、数量和实施 CPR 的质量，社区医疗转运人员和工具，社区有无除颤设备、呼叫系统、应急预案、反应策略、经常性的急救演练和社区生命关爱文化氛围等。理想的社区 CA 预防体系建设应包括以下几个方面。

1. 科普　全面、全员宣传动员，普及 OHCA 的科学和知识，提高居民健康和急救意识，营造互助和谐、关爱生命的文化氛围。科普教育应该利用全媒体（广播、电影、电视、报纸、海报、宣传单张、手册、微信、微视频、流媒体等）进行广泛、持续的宣传，内容应该科学、准确，形式多样，充分利用社区医疗的一级预防和健康教育平台。

2. 培训　开展形式多样、群众喜闻乐见、讲求实效的 CPR 普及培训。首先从社区医务人员、工作人员、公安干警、消防警察、教师、公共交通系统（机场、车站、地铁等）工作人员、安保人员、导游等开始，逐步扩展到慢性病（心血管疾病）患者家属、大中小学生、公司职员、普通百姓等广大社区人群。同时广泛开展志愿者、企事业单位、公司、工矿企业、社团机构、公益组织等社会团体和个人的 CPR 技能培训。广大医疗卫生机构、专业学（协）会、红十字会组织、专业医务人员等专业机构提供必要的科学技术支持和咨询，指导并带领社区的各种机构、团体开展有偿、无偿的培训活动。培训活动形式、规模可灵活多样，但内容一定要正确，理论结合实践，真正使参加培训的人员掌握正确的 CPR 技能并敢于在必要时实施。鼓励学校、机关、企事业单位等机构将 CPR 纳入教育对象、成员的基本安全技能教育和培训。

3. 人员　经过培训的各类社会人员都是第一反应者的最佳人选，培训人员的数量越大，第一反应者 CPR 的比例就会越高。针对我国 CPR 普及率低于 1%，医务人员向家庭成员传授 CPR 技术低于 1%，院外突发 CA 患者复苏成功率低于 1% 的"三低"窘境，中华医学会科学普及分会与中国研究型医院学会心肺复苏学专业委员会启动了"全国心肺复苏普及进亿家精准健康工程"——525+（我爱我家）工程，即 5 年内 CPR 普及共 2 亿人，每人培训 5 户家庭，真正走出一条符合我国国情的精准 CPR 普及之路，以此提高公众的 CPR 意识和技能。

4. 装备　AED 能够自动识别可除颤心律，适用于各种类别的施救者使用。近年来欧美等国家能够迅速提高 OHCA 患者的抢救成功率，与 AED 在这些国家的广泛普及密切相关，基于此，专家共识强烈推荐在 CA 高发的公共场所应该实施公众除颤（public access defibrillation，PAD）计划。PAD 计划是在可能有目击者、OHCA 发生率相对较高的公共场所，如机场、火车站、地铁、商场、游乐场、宾馆、学校、写字楼等设置 AED，便于第一反应者能够快速获得并实施除颤。在欧洲及美国、日本、新加坡、中国香港、中国台湾等国家和地区已广泛实施 PAD 计划，使得越来越多 CA 患者得以及时救治并存活。我国（除香港和台湾地区）仅在个别地区和场所（机场）配置有 AED，但由于培训和相关法律等配套落后，这些 AED 也未能发挥应有的作用。同时，应积极推进针对胸外按压禁忌证的腹部提压 CPR 技术，此项技术为切实执行高质量胸外按压 CPR，如保障按压深度、充分的胸廓回弹及不中断胸外按压，并协同 AED 发挥了积极作用。鼓励有条件的地区、社区、机关单位、家庭配备 AED 和腹部提压心肺复苏仪等急救装备。

5. 预案　各企事业单位、公司、工矿企业、学校等机构应该建立灾害防范、急救应对的规章和制度，落实安全救护员制度并配备急救装备，保障员工安全，明确机构范围内突发事件的第一时间应急救护的责任和义务。除了第一反应者启动 EMSS，社区医疗卫生机构、学校、公共场所（公交系统、公园、广场、商场、娱乐场所等）、公司、企事业单位、工矿企业等机构，都应该结合各自的实际情况制订针对 CA 等紧急事件的应急处置预案和流程，组织开展应急演练并持续改进，确保 EMSS 急救人员能够迅速到达现场，与现场施救人员快速衔接。

6. 文化　在 CA 普及教育、CPR 普及培训中应该始终贯穿和培养公众勇于施救、互助互爱的急救文化。及时表彰并宣传报道第一反应者对 OHCA 的急救案例，弘扬社会主义的精神文明风尚，宣扬关爱生命、乐于助人的社会主义先进文化。逐步营造积极、和谐、互助的社会环境和急救文化。

7. 其他　为保障社区预防体系的建设和有效运行，应同步加快相关的法律配套，如保护施救者的"好心人法"，规范 EMSS 的"院前急救法"，推动公共场所配备必要急救装备（AED 和急救箱等）的相关法律或条文。应该充分鼓励和引导社会慈善、公益团体和知名公司企业，加入到 CA 社区预防体系的建设当中，重点支持我国西部、偏远和经济落后地区的社区预防体系建设，推动全国性社区预防体系的建立和完善。

（三）CA 前期的医院预防

医院是 CA 救治的关键主体，既是对 OHCA 患者高级生命和复苏的终点站，也是 IHCA 整体防治的主战场。医院是 CA 救治医疗卫生应急救援体系的终极环节和代表，对 CA 前的医院预防也包括了与之紧密相连的院前急救反应系统的建设和发展。

1. 院前急救反应体系　对于 OHCA，除了有效的社区预防体系，还应该建立完善、高效的 EMSS。EMSS 是包含了院前急救（120 急救中心）、院内急诊（医院急诊科）和危重症监护［ICU 或急诊重症加强治疗病房（EICU）］一体的应急医疗救援体系。无论城市还是乡村，都应该创造条件，建立具有有效院前急救能力的急救中心、站和点，为民众提供基础的急救服务。我国院前急救模式多样，但各急救（指挥）中心、站和点要建立从调度指挥、现场急救、安全转运和交接、培训质控等涵盖院前急救全程，提高抢救水平的 CA 综合救治规范，并通过质量控制体系进行持续质量改进。首先，要提升科学指挥调度能力，院前急救调度人员在快速派遣急救任务的同时，要能够指导和帮助电话求救的市民对 CA 做出识别；能够通过电话指导市民对 OHCA 患者进行现场 CPR（即调度员指导下的 CPR）。有条件的地区，还应该积极尝试通过现代信息技术呼救、调度 CA 现场附近的社会急救资源参与第一时间的 CPR 和电除颤等急救。高水平的院前急救队伍是高效 EMSS 的一个关键环节，应强化院前急救人员培训，制定院前急救规范和流程，提高对急性冠脉综合征（acute coronary syndrome，ACS）、脑卒中、创伤等急危重症的现场快速诊断和施救能力，减少 CA 的发生，改善患者预后。有条件的地区和单位可在院前环境下保证高质量 CPR 的同时，开展实施高级心血管生命支持（advanced cardiac life support，ACLS）。急救中心应该加强和规范院前病历的记录，逐步完善信息化建设，并建立持续质量改进的机制，不断提升院前急救能力和水平。院前急救系统与医院急诊科要建立一体的无缝连接抢救流程和体系，保障患者的快捷、安全转运和交接。

2. IHCA 预防体系　我国 IHCA 发生的情况与国外大致相同，但复苏成功率同样不理想。不论是成人还是儿童，大部分（超过 60%）的 IHCA 发生在 ICU、急诊科、手术室或操作治疗单元（导管室、腔镜室等），这就要求这些部门的医疗团队能够提供最高水平的医疗救治。一旦有 CA 发生，应马上识别，启动院内反应系统，复苏团队实施高质量 CPR，快速除颤，有效的 ACLS 及综合的复苏后治疗。与社区预防体系一样，医院内不同专业之间能否紧密协调配合决定患者的生死。无论在院内的任何地方，IHCA 现场的医护人员还必须面对人群拥挤、家属在场、空间局限、转运等复杂的环境，是否能够立即获得像急诊科或 ICU 一样额外的 CPR 抢救资源，保证高质量的 CPR 和有效的 ACLS 实施，是 IHCA 预防系统建设的关键。与 OHCA 相反，IHCA 患者生存依赖于医院内有效的监测和预防体系。IHCA 预防体系包括建立早期预警系统（early warning scoring system，EWSS）和快速反应系统（机制），组建院内快速反应小组（rapid response team，RRT）或紧急医疗小组（medical emergency team，MET）。组建 RRT 和 MET 的目的是早期对病情恶化的患者进行干预，预防 IHCA 的发生。RRT 和 MET 由 ICU 或急诊医师、护士、呼吸治疗师组成，携带监护和复苏的装备和药物。当院内的其他医务人员（尤其是普通病房）发现患者病情恶化时应立即通知 RRT 和 MET 到达现场进行救治。RRT 和 MET 能够显著降低 IHCA 的发生率和病死率，尤其是在普通病房。

3. CPR 培训与质量控制　预防措施是否有效，最终还是要看 CA 发生时是否有人及时实施了高质量 CPR。CA 患者的生存率取决于是否有经过培训的医务人员和第一反应者在场施救，以及功能良好、环环相扣的生存链。科学与实践之间总存在一定的差距，要弥合反应者和医务人员在实施 CPR 实践与科学之间的差距，真正提高复苏成功率，必须建立科学、完善的 CPR 培训机制。运用科学、先进的培训方法（如模拟培训教育等），强化培训的质量和效果，则是将科学知识转化为实际操作，以提升 CPR 质量和效果的根本途径；建议使用 CPR 反馈装置帮助学习 CPR 的实践技能。对于专业人员而言，以团队形式实施的 CPR 仍然是临床实践的首选。鼓励在具备基础设施和培训师资的培训机构及部门（国家级、省级急诊、全科医师住院医师规范化培训基地）中，使用高仿真模型。在 ACLS 课程中，应该融入对领导能力和团队合作原则的强化培训,以提升受训人员的实际抢救水平和能力;对于学习的形式可采用标准的、科学的手段和灵活多样的方式进行。为保持专业人员高质量的 CPR 水平,应该建立定期的培训考核和认证体系,将 CPR 的专业技能纳入医学执业的基本资质条件。

对于院内医务人员的教育培训内容应该包括对 IHCA 患者的早期识别和处理,如急性致命性突发事件的识别和治疗课程,增加 CA 前的处理,减少 IHCA 数量,最终提高 IHCA 患者的出院生存率。应不定期地对医护人员进行 IHCA 患者病情恶化早期识别能力的培训,除了标准的 ACLS 课程,还应模拟院内场景进行培训和演练,不断提高院内反应的速度和效能。要建立院内 CPR 的质量监测和控制体系,不断改进和提升院内团队的复苏质量和能力。

二、CA 前期的预识

CA 前期预识是指对于可能发生 CA 的高危患者进行预先性识别,及时采取可能的干预措施,预防 CA 或及早启动 CPR 流程。预识包括 3 个方面,对可能发生 CA 的高危患者进行溯源性预识,院内危重症及高危患者的动态性预识,以及对 OHCA 患者发作前的即时性预识。

(一)CA 前期的溯源性预识

溯源性预识就是要抓住 CA 的病原和病因,明确高危患者存在的危险因素,采取有针对性的预防措施。成人 OHCA 多为心源性 CA。心血管疾病是 CA 最常见且最重要的原因,其中以 CHD 最为常见,尤其是急性心肌梗死(acute myocardial infarction,AMI)的早期。因此,对 CHD 患者实施积极、有效的一级和二级预防措施意义重大。规范使用β 受体阻滞药、抗血小板药物、血管紧张素转化酶抑制剂(ACEI)和调脂药物,及时行冠状动脉(冠脉)造影及经皮冠脉腔内成形术或冠脉旁路移植术,适时进行射频消融治疗,使用埋藏式心脏复律除颤器(implantable cardioverter difibrillator,ICD)能够预防和(或)减少 CA 的发生。除了 CHD,其他心血管疾病也会引起 CA,如先天性冠脉异常、马方综合征、心肌病(扩张型心肌病、肥厚型心肌病等)、心肌炎、心脏瓣膜损害(如主动脉瓣病变及二尖瓣脱垂)、原发性心电生理紊乱(如窦房结病变、预激综合征、Q-T 间期延长综合征和 Brugada 综合征)、遗传性心律失常性疾病、中重度慢性心功能不全、心震荡等。对这些患者也应该积极采取预防性措施,ICD 较其他方法能更好地预防心源性猝死的发生。基础疾病的治疗及抗心律失常药物(β受体阻滞药和胺碘酮)的应用也十分重要。此外,对有心源性猝死家族史、既往有 CA 发作史的患者也应该高度重视,采取必要的防护措施。

(二)CA 前期的动态性预识

动态性预识是对 CA 高危患者院内观察、监测的重要方法。CA 前的动态性预识依赖于院内 EWSS 的建立。超过 50% 的 IHCA 继发于呼吸、循环衰竭和各种原因所致的休克,这些事件发生前都会有生理变化的早期表现,如气促、心动过速及低血压等。IHCA 患者会出现生理不稳定状态的恶化,且难以及时发现并处理。这种状况多发生于普通病房,不同于 ICU 或手术室,普通病房由于患者-护士比例高及监护警惕性低,对生命体征的手动监测和医护人员对患者巡视频次的减少,往往会延误对病情的识别,更易出现 IHCA。因此,要建立动态性预识机制,可以通过增加对高危患者的远程心电监测,包括对呼吸频率和心律的监测,或者增加巡视的频率来实现。临床条件下,也可以通过应用和组合各种评分系统对危重患者进行病情评估,早期识别潜在的危重患者。对早期临床表现不明显或症状不典型患者,应该坚持动态、连续和反复的监测,多次评估,及早发现。对已经被识别出的高危患者,经过治疗处理后还应持续地进行严密监测和观察,评价治疗效果和病情恶化风险,直至病情稳定。

（三）CA 前期的即时性预识

部分患者在发生 CA 前有数天或数周，甚至数月的前驱症状，如心绞痛、气急或心悸的加重，易疲劳及其他主诉。但这些症状无特异性，并非心源性猝死所特有。前驱症状仅提示有发生心血管疾病的危险，而不能预测心脏性猝死的发生。部分患者可无前驱症状，瞬即发生CA；如此时能够意识到发生 CA 的风险而尽早就医、诊治，有可能避免恶性事件的发生。

部分 CA 患者从心血管状态出现急剧变化到 CA 发生前的时间为 0～1h；由于猝死的病因不同，发病期的临床表现也各异；典型的表现包括严重胸痛、急性呼吸困难、突然心悸、持续心动过速或头晕目眩等。若 CA 瞬间发生，事先无预兆，则大部分是心源性的。在猝死前数小时或数分钟内常有心电活动的改变，其中以心率加快及室性异位搏动增加最常见；另有少部分患者以循环衰竭发病。此时尽快启动急救反应系统，采取一定的自救措施（休息、平卧、口服硝酸甘油等急救药物），或许能够争取部分宝贵的院前急救时间。

三、CA 前期的预警

CA 前期预警是基于循证医学为依据的易发生 CA 的病症，基于现代医学检测筛查的高危个体，通过现代医学大数据分析而得出的预警模式。通过有效、规范的实施可能发生 CA 个体的"精准定位"，而发出预先警告信息，达到防患于未然的目的。

（一）机体预警

OHCA 多为心源性疾病所致，年轻人和年长者发生 CA 的原因不同。年轻人多表现为遗传性离子通道疾病和心肌病变引发的恶性心律失常，还有心肌炎和药物滥用等原因。而年长者则表现为慢性退行性心脏改变，如 CHD、心瓣膜病变及心力衰竭（心衰）。所以作为不同的个体和人群，可供预测 CA 发生的机体特征也不尽相同。对没有已知心脏病的人群，筛查并控制缺血性心脏病的危险因素（血脂、血压、血糖、吸烟、体重指数）是最有效的 CA 预防措施。家族性猝死的研究成果提示，基因学检测将成为预测 CA 的重要手段。在缺血性心脏病患者中，尽管曾提出一系列包括晚电位、Q-T 间期离散度、微伏级 T 波电交替等预测因子，但未获得欧洲心脏病协会（European Society of Cardiology，ESC）指南的推荐，左心室射血分数（left ventricular ejection fraction，LVEF）仍是目前唯一临床常用的 CA 预测指标。遗传性心律失常疾病的预测因子则有高度异质性，不同类型的遗传性心律失常预测因子不同。

IHCA 主要是由于非心源性病因所致，包括严重的电解质紊乱和酸碱平衡失调、窒息、各种原因所致的休克、恶性心律失常、药物过敏反应、手术、治疗操作、麻醉意外、脑卒中、药物过量、呼吸衰竭（呼衰）等。虽然 IHCA 也突然发生，但起病前往往存在基础疾病的恶化和演变过程，也会出现特异性的血流动力学不稳定改变，因此重视 CA 前疾病和主要生命体征（心电图、血压、心率、呼吸频率、血氧饱和度等）的监测，建立预警机制，早期干预、处理，也能够有效降低 IHCA 的发生率。

（二）心理预警

在院外条件下，CA 的诱因还有一个不可忽视的心理因素——情绪，即因为情绪（喜、怒、哀、思、悲、恐、惊）、精神因素而引发的 CA。有资料表明，情绪因素能显著地影响和改变心、肺、脑疾病的发生率。情绪因素可以是发病的病源性因素，也可以是促发因素，或者使疾病加剧的因素。近年来在临床上也常常见到由于情绪波动而引起的 CA。

过度情绪、精神因素可引发交感神经兴奋和迷走神经抑制导致的原发性 CA，也可通过影响呼吸中枢调节，引发呼吸性碱中毒导致心搏、呼吸骤停，还可诱发原有心脑血管疾病，引发的继发性心搏、呼吸骤停。临床上与心理因素关系比较密切，且容易引发 CA 的几种高危情况应引起警惕，提前做好预防工作。儿茶酚胺敏感性多形性室性心动过速（catecholaminergic polymorphic ventricular tachycardia，CPVT）是一种常见的遗传性心脏病，多发生于无器质性心脏病、Q-T 间期正常的青少年，以运动或情绪激动时出现双向性或多形性室性心动过速，导致晕厥和猝死为特征。章鱼壶心肌病又称心碎综合征或心尖球形综合征，因发作时左心室心尖呈气球样，与传统日本章鱼鱼篓的圆形底部和窄口相似而得名。近 1/3 的章鱼壶心肌病患者是因为受到精神因素的影响（如悲伤、惊恐、焦虑、人际冲突、愤怒、挫折等）而发病。有些患者会发生多灶性的冠状动脉痉挛或短暂的心肌灌注不良，甚至有部分诱发 VF 而出现心搏、呼吸骤停。Q-T 间期延长综合征（long QT syndrome，LQTS）也是一种与情绪改变及其心脏事件发生相关的遗传性心脏疾病。这一类疾病的治疗都是以抗心律失常药物（人）和 ICD 治疗为主，同时应该避免剧烈运动、过度的情绪改变，以及远离令人产生应激的环境等。另外，对于有 CHD 及心脑血管异常（主动脉瘤、脑动脉瘤、主动脉夹层）基础病的患者，在情绪失调等应激状态时儿茶酚胺分泌量明显增加。儿茶酚胺除可引起恶性心律失常外，还可使血压增高、微血管内血小板聚集作用增加，导致心脑血管恶性事件的发生，严重者可致心搏、呼吸骤停。

（三）仪器预警

对于已知的高危患者，应用适当的仪器设备进行检查分析，对 CA 发生的风险进行筛查是有意义的。不主张对普通人群进行常规筛查，但建议对年轻的竞技体育运动员进行赛前 CA 风险筛查。对猝死患者直系亲属筛查是识别风险个体、积极防治 CA 的重要手段。

对于室性心律失常（ventricular arrhythmias，VA）患者，首先要准确采集病史，根据患者的具体情况选择最佳的检查方式。对于陈旧性心肌梗死合并心悸、晕厥或接近晕厥、晕厥可疑为缓慢或快速心律失常所致，以及鉴别致心律失常性右室心肌病（arrhythmogenic right ventricular cardiomyopathy，ARVC）和右心室流出道心动过速，推荐使用冠状动脉造影和电生理检查这一类有创性检查。而致死性 VA 或 CA 生还者合并中、高危 CHD 风险的患者则推荐使用无创性检查，具体包括：静息 12 导联心电图适用于可疑或已知 VA 的患者；动态心电图用于检测和诊断心律失常，12 导联动态心电图用于评估 Q-T 间期或 ST 段的变化；心脏事件记录器用于症状偶发者，判断是否与短暂心律失常相关；埋藏式心电记录器用于偶发症状可疑与心律失常相关，而应用现有手段无法明确者；信号叠加心电图用于合并 VA 或致命 VA 风险的 ARVC 人群的诊断；运动负荷试验可于年龄、症状提示为中高风险的 CHD 患者诱发心肌缺血或 VA，用于已知或可疑运动诱发的 VA，包括 CPVT 的诊断及预后评估，运动诱发的 VA 进行药物或消融治疗的效果评估；建议超声心动图均适于可疑或确诊 VA 的所有患者以评估左心室功能，检出心脏结构异常；对严重 VA 或心脏性猝死（sudden cardiac death，SCD）高危患者应行超声心动图评价左心室和右心室功能并检出结构性心脏病，如扩张型、肥厚型或右室心肌病患者，AMI 存活者，SCD 生还者有遗传基因异常患者的亲属；运动试验+影像［运动负荷超声心动图或心肌灌注显像，单光子发射计算机断层成像（single photon emission computed tomography，SPECT）］用于心电图诊断缺血不可靠［应用地高辛、左心室肥厚、静息时心电图 ST 段压低>1mV，预激综合征或左束支传导阻滞（left bundle branch block，LBBB）］，中度罹患 CHD 风险合并 VA 的患者以检出潜在缺血；药物负荷+影像用于不能进行运动负荷试验，中度罹患 CHD 风险的 VA 人群以检出潜在缺血；当超声心动图不能准确判断 VA 患者的左心室和右心室功能和（或）结构异常时，可考虑行心脏磁共振（CMR）或 CT 检查。

第二节　心搏骤停中期"三化"方法

CA 中期是指针对患者心搏、呼吸骤停期间进行初级或高级生命支持的时段，应采用标准化、多元化和个体化并重的"三化"方法，以最大限度提高 CPR 的抢救成功率与生存率。自 1960 年现代 CPR 诞生之日起，胸外按压（产生并维持人工循环，前向血流）、人工呼吸（保持人工通气）和电除颤（尽快终止可除颤心律）就是 CPR 的基本核心技术，也是 CPR 技术不断优化和发展的目标。在复杂多变的临床条件下，要获得最佳的复苏治疗与复苏效果应切实执行"三化"方法。

一、CA 中期的标准化

传统的徒手 CPR 不受装备和条件限制，能够快速实施，仍然是当今 CPR 的首选复苏策略，也称之为标准 CPR（STD-CPR）。受制于施救者的身体条件和疲劳产生，施救者的复苏质量会存在明显差异。因此，要确保高质量的人工循环产生，便于培训、推广和质量控制，必须建立标准化的 CPR 方法学。

（一）成人 CPR［基础生命支持（basic life support，BLS）］标准

1. 判断患者意识　只要发病地点不存在危险并适合，应就地抢救。急救人员在患者身旁快速判断有无损伤和反应。可轻拍或摇动患者，并大声呼叫"您怎么了"。如果患者有头颈部创伤或怀疑有颈部损伤，要避免造成脊髓损伤，对患者进行不适当的搬动可能造成截瘫。

2. 判断患者呼吸和脉搏（非医务人员只判断呼吸即可）　患者心脏停搏后会出现呼吸减慢、停止，甚至出现濒死叹气样呼吸或也称为喘息，而部分 CA 的原因正是呼吸停止或窒息。因此，一旦患者呼吸异常（停止、过缓或喘息），即可认定出现 CA，应该立即予以 CPR。通常，我们通过直接观察胸廓的起伏来确定患者的呼吸状况；也可以通过患者鼻、口部有无气流或在光滑表面产生雾气等方法来参考判断。对于经过培训的医务人员，建议判断呼吸的同时应该判断患者的循环征象。循环征象包括颈动脉搏动和患者任何发声、肢体活动等。检查颈动脉搏动时，患者头后仰，急救人员找到甲状软骨，沿甲状软骨外侧 0.5～1.0cm 处，气管与胸锁乳突肌间沟内即可触及颈动脉。同时判断呼吸、脉搏的时间限定在 5～10s。

3. 启动 EMSS　对于第一反应者来说，如发现患者无反应、无意识及无呼吸，只有 1 人在现场，对成人要先拨打当地急救电话（120），启动 EMSS，目的是求救于专业急救人员，并快速携带除颤器到现场。现场有其他人在场时，第一反应者应该指定现场某人拨打急救电话，获取 AED，自己马上开始实施 CPR。EMSS 是贯穿 OHCA 患者抢救全程的关键，是整个生存链串联、稳固的核心。对于 OHCA 患者，高效、完善的 EMSS 应该包括专业的调度系统、快速反应的院前急救队伍和优秀的转运、抢救体系。专业的调度系统能够快速派遣专业的院前急救队伍的同时，通过辅助呼救者正确、及时识别 CA，鼓励并指导报警者实施 CPR。对于 IHCA 患者，启动院内应急反应体系包括呼救，组织现场医务人员 CPR 的同时，启动院内专有的应急体系代码，呼叫负责院内 CPR 的复苏小组或团队。需要特别注意的是，有时短暂的、全身性的抽搐可能是 CA 的首发表现。

4. 实施高质量的 CPR

（1）胸外按压技术标准：CPR 时为保证组织器官的血流灌注，必须实施有效的胸外按

压。有效的胸外按压必须快速、有力。按压频率 100～120 次/分，按压深度成人不少于 5cm，但不超过 6 cm，每次按压后胸廓完全回复，按压与放松比大致相等。尽量避免胸外按压中断，按压分数（即胸外按压时间占整个 CPR 时间的比例）应≥60%。在建立人工气道前，成人单人 CPR 或双人 CPR，按压/通气比均为 30：2，建立高级气道（如气管插管）后，按压与通气可能不同步，通气频率为 10 次/分。

（2）胸外按压实施标准：患者应仰卧平躺于硬质平面，术者位于其旁侧。若胸外按压在床上进行，应在患者背部垫以硬板。按压部位在胸骨下半段，按压点位于双乳头连线中点。用一只手掌根部置于按压部位，另一手掌根部叠放其上，双手指紧扣，以手掌根部为着力点进行按压。身体稍前倾，使肩、肘、腕位于同一轴线上，与患者身体平面垂直。用上身重力按压，按压与放松时间相同。每次按压后胸廓完全回复，但放松时手掌不离开胸壁。按压暂停间隙施救者不可双手倚靠患者。

（3）仅胸外按压的 CPR：如果旁观者未经过 CPR 培训，则应进行单纯胸外按压 CPR，即仅为突然倒下的成人患者进行胸外按压并强调在胸部中央用力快速按压，或者按照急救调度的指示操作。施救者应继续实施单纯胸外按压 CPR，直至 AED 到达且可供使用，或者急救人员或其他相关施救者已接管患者。所有经过培训的非专业施救者应至少为 CA 患者进行胸外按压。另外，如果经过培训的非专业施救者有能力进行人工呼吸，应按照按压：人工呼吸为 30：2 进行。单纯胸外按压（仅按压）CPR 对于未经培训的施救者更容易实施，而且更便于调度员通过电话进行指导。另外，对于心脏病因导致的 CA，单纯胸外按压 CPR 或同时进行按压和人工呼吸 CPR 的存活率相近。

5. 通气

（1）开放气道：如果患者无反应，急救人员应判断患者有无呼吸或是否异常呼吸，先使患者取复苏体位（仰卧位），即先行 30 次心脏按压，再开放气道。如无颈部创伤，可以采用仰头抬颏或托颌法，开放气道，对非专业人员因托颌法难于学习，故不推荐采用，专业急救人员对怀疑有颈椎脊髓损伤的患者，应避免头颈部的延伸，可使用托颌法。

1）仰头抬颏法：完成仰头动作应把一只手放在患者前额，用手掌把额头用力向后推，使头部向后仰，另一只手的手指放在下颏骨处，向上抬颏，使牙关紧闭，下颏向上抬动，勿用力压迫下颌部软组织，以免造成气道梗阻。也不要用拇指抬下颏。气道开放后有利于患者自主呼吸，也便于 CPR 时进行口对口人工呼吸。如果患者假牙松动，应取下，以防其脱落阻塞气道。

2）托颌法：把手放置患者头部两侧，肘部支撑在患者仰卧的平面上，托紧下颌角，用力向上托下颌，如患者紧闭双唇，可用拇指把口唇分开。如果需要行口对口人工呼吸，则将下颌持续上托，用面颊贴紧患者的鼻孔。此法效果肯定，但费力，有一定技术难度。对于怀疑有头、颈部创伤的患者，此法更安全，不会因颈部活动而加重损伤。

（2）人工通气：采用人工呼吸时，每次通气必须使患者的肺膨胀充分，可见胸廓上抬即可，切忌过度通气。在建立高级气道后，实施连续通气的频率统一为 1 次/6 秒（10 次/分）。但应该强调，在人工通气时应该使用个人保护装置（如面膜、带单向阀的通气面罩、球囊面罩等）对施救者实施保护。

1）口对口呼吸：口对口呼吸是一种快捷有效的通气方法，呼出气体中的氧气足以满足患者需求。人工呼吸时，要确保气道通畅，捏住患者的鼻孔，防止漏气，急救者用口把患者的口完全罩住，呈密封状，缓慢吹气，每次吹气应持续 1s 以上，确保通气时可见胸廓起伏。

口对口呼吸常会导致患者胃胀气，并可能出现严重合并症，如胃内容物反流导致误吸或吸入性肺炎、胃内压升高后膈肌上抬而限制肺的运动。所以应缓慢吹气，不可过快或过度用力，减少吹气量及气道压峰值水平，有助于减低食管内压，减少胃胀气的发生。对大多数未建立人工气道的成人，推荐 500～600ml 潮气量，既可降低胃胀气危险，又可提供足够的氧合。

2）球囊-面罩通气：使用球囊面罩可提供正压通气，但未建立人工气道容易导致胃膨胀，需要送气时间长，潮气量控制在可见胸廓起伏。但急救中挤压气囊难保不漏气，因此，单人复苏时易出现通气不足，双人复苏时效果较好。双人操作时，一人压紧面罩，一人挤压皮囊通气。如果气道开放不漏气，挤压 1L 成人球囊 1/2～2/3 量或 2L 成人球囊 1/3 量可获得满意的潮气量。如果仅单人提供呼吸支持，急救者位于患者头顶。如果没有颈部损伤，可使患者头后仰，或枕部垫毛巾或枕头，使之处于嗅闻位，便于打开气道，一手压住面罩，一手挤压球囊，并观察通气是否充分，双人球囊-面罩通气效果更好。

6. 电除颤　大多数成人突发非创伤性 CA 的原因是心室纤颤（VF），电除颤是救治 VF 最有效的方法。研究证实，对于 VF 患者除颤每延迟 1min，抢救成功率降低 7%～10%，因此早期电除颤是 CA 患者复苏成功的关键之一。心律分析证实为 VF［无脉性室性心动过速（VT）］应立即行电除颤，之后做 5 组 CPR，再检查心律，必要时再次除颤。单相波除颤器首次电击能量选择 360J，双相波除颤器首次电击能量选择应根据除颤仪的品牌或型号推荐，一般为 120J 或 150J。心室静止（心电图示呈直线）与 PEA 患者不可行电除颤，而应立即实施 CPR。

AED 能够自动识别可除颤心律，适用于各种类型的施救者使用。如果施救者目睹发生 OHCA 且现场有 AED，施救者应从胸外按压开始 CPR，并尽快使用 AED。在能够使用现场 AED 或除颤器治疗 CA 的医院和其他机构，医务人员应立即先进行 CPR，并且尽快使用准备好的 AED（除颤器）。以上建议旨在支持尽早进行 CPR 和早期除颤，特别是在发生 CA 时现场有 AED 或除颤器的情况下。如果 OHCA 的反应者不是院前急救人员，则急救人员可以先开始 CPR，同时使用 AED 或通过心电图检查节律并准备进行除颤。在上述情况下，可以考虑进行 2min 的 CPR，然后再尝试除颤。如果有 2 名或 3 名施救者在现场，应进行 CPR，同时拿到除颤器。对于 IHCA，没有足够的证据支持或反对在除颤之前进行 CPR。但对于有心电监护的患者，从 VF 到给予电击的时间不应超过 3min，并且应在等待除颤器就绪时进行 CPR。电除颤的作用是终止 VF 而非起搏心脏，因此，在完成除颤后应该马上恢复实施胸外按压直至 2min 后确定 ROSC 或患者有明显的循环恢复征象（如咳嗽、讲话、肢体明显的自主运动等）。

7. CPR 的药物应用　迄今为止，未能证实任何药物应用与 CA 患者生存预后有关。CPR 时，用药应考虑在其他方法之后，如急救人员应首先开展 BLS、电除颤、适当的气道管理，而非先应用药物。开始 BLS 后，尽快建立静脉通道，同时考虑应用药物抢救，抢救药物的给药途径限于静脉通道（IV）或经骨通道（IO）。

（1）肾上腺素：作为血管收缩药已有 100 年的历史，作为 CPR 基本用药已有 40 多年的历史。主要药理作用：增强心肌收缩力；增加冠脉及脑血流量；增加心肌自律性和使 VF 易被电复律等。肾上腺素仍被认为是复苏的一线选择用药，可用于电击无效的 VF（VT）、心脏静止或 PEA。肾上腺素用法：1mg 静脉推注（静推），每 3～5 分钟重复 1 次。每次从周围静脉给药后使用 20ml 生理盐水冲管，以保证药物能够到达心脏。因心内注射可增加发生冠脉损伤、心脏压塞和气胸的危险，同时也会延误胸外按压和肺通气开始的时间，因此，仅在开胸或其他给药方法失败或困难时才考虑应用。

（2）胺碘酮（可达龙）：属Ⅲ类抗心律失常药物。胺碘酮仍是治疗各种心律失常的主流选择，更适宜于严重心功能不全患者的治疗，如射血分数<0.40 或有充血性心力衰竭征象时，胺碘酮应作为首选的抗心律失常药物。因为在相同条件下，胺碘酮作用更强，且比其他药物致心律失常的可能性更小。当 CPR、2 次电除颤，以及给予血管加压素后，如 VF（VT）仍持续，应考虑给予抗心律失常药物，优先选用胺碘酮静脉注射（静注）；若无胺碘酮时，可使用利多卡因 75mg 静注。胺碘酮用法：CA 患者如为 VF（VT），初始剂量为 300mg 溶入 20～30ml 葡萄糖液快速推注，3～5min 后再推注 150mg，维持剂量为 1mg/min 持续静脉滴注（静滴）6h。非 CA 患者，先静注负荷量 150mg（3～5mg/kg），10min 内注入，后按 1.0～1.5mg/min 持续静滴 6h。对反复或顽固性 VF（VT）患者，必要时应增加剂量再快速推注 150mg。一般建议每日最大剂量不超过 2g。胺碘酮的临床药物中含有负性心肌收缩力和扩血管作用的成分，可引起低血压和心动过缓。这常与给药的量和速度有关，预防的方法就是减慢给药速度，尤其是对心功能明显障碍或心脏明显扩大者，更要注意注射速度，监测血压。

（3）利多卡因：仅作为无胺碘酮时的替代药物。初始剂量为 1.0～1.5mg/kg 静注。如 VF（VT）持续，可给予额外剂量 0.50～0.75mg/kg，5～10 min 1 次，最大剂量为 3mg/kg。

（4）硫酸镁：仅用于尖端扭转型 VT（Ⅱb 类推荐）和伴有低镁血症的 VF（VT），以及其他心律失常两种情况。用法：对于尖端扭转型 VT，紧急情况下可用硫酸镁 1～2g 稀释后静注，5～20min 注射完毕；或 1～2g 加入 50～100ml 液体中静滴。必须注意，硫酸镁快速给药有可能导致严重低血压和 CA。

（5）碳酸氢钠：在 CA 和复苏后期，足量的肺泡通气是控制酸碱平衡的关键。CA 和复苏时，由于低血流造成的组织酸中毒和酸血症是一动态发展过程。这一过程的发展取决于 CA 的持续时间和 CPR 时血流水平。目前关于在 CA 和复苏时酸碱失衡病理生理学的解释是，低血流条件下组织中产生的 CO_2 发生弥散障碍。所以在 CA 时，足量的肺泡通气和组织血流的恢复是控制酸碱平衡的基础，这就要求首先要进行胸外心脏按压，然后迅速恢复自主循环。目前实验室和临床研究尚无肯定的认识，血液低 pH 会影响除颤成功率、影响 ROSC 或短期的存活率。交感神经的反应性也不会因为组织酸中毒而受影响。只有在一定的情况下，应用碳酸氢盐才有效，如患者原有代谢性酸中毒、高钾血症或三环类或苯巴比妥类药物过量。此外，对于 CA 时间较长的患者，应用碳酸氢盐治疗可能有益，但只有在除颤、胸外心脏按压、气管插管、机械通气和血管收缩药治疗无效时方可考虑应用该药。应根据患者的临床状态应用碳酸氢盐，使用时以 1mmol/kg 作为起始量，在持续 CPR 过程中每 15min 给予 1/2 量，最好根据血气分析结果调整补碱量，防止产生碱中毒。

8. CPR 质量的监测与评估　对于 CPR 质量的监测，最简单、直接的方法就是施救者本人或团队成员通过观察，凭借训练和抢救的经验评估 CPR 的质量，再结合患者面色改变、大动脉搏动、瞳孔改变等情况综合评价 CPR 实施的质量，并通过相互提醒提供信息反馈。但这样的监测显然不够客观、准确，事实上效果也不佳。CPR 质量监测技术已经成功转化为临床可用的成熟产品，而这些监测和反馈技术在临床实践和培训中都被证实有利于对临床 CPR 过程的质量监控。这些监测、反馈技术虽然未被证实能够改善患者的生存预后，但对于及时记录 CPR 的实施质量，并持续改善 CPR 的质量意义重大。

目前监测 CPR 质量的方法和技术主要包括三类：第一类是能够直接反映 CPR 效果的技术。冠脉灌注压（coronary perfusion pressure，CPP）是最经典的指标，也是 CPR 质量评价的

"金标准"，但在临床实践中难以获得，通常建议以舒张期的有创动脉血压作为参考和替代。呼气末二氧化碳波形图是国际复苏指南的重点推荐，能够很好地反映人工循环时的心排血量（cardiac output，CO）水平，还可确定高级气道的放置位置和 ROSC，最新指南还推荐其可以作为复苏预后评价的指标，是不错的监测指标，但前提是需要建立高级气道。心电图波形分析也是经典的评价指标之一，可反映心肌灌注及电活动的状态，作为除颤时机的判断指标更为合适。脑部血氧饱和度监测提供了一种全新的无创监测 CPR 质量的方法，可以了解CPR 过程中实时的脑灌注及脑组织供氧情况，但还需进一步临床验证。第二类是目前最常用的对 CPR 实施技术的监测，包括按压深度、频率，胸廓回弹、按压分数等指标，系统还可提供实时的语音或图文的反馈提示。该类技术主要通过测量按压位置的加速度改变或者胸部阻抗等参数的改变来测算，精度和准确度也在不断提高。而且这类数据能够被完整记录，还可用于复苏后的小结和质量分析研究。第三类技术虽不能直接反映复苏质量，却能显著改善CPR 的质量。例如，心电滤波技术能够将按压干扰波形从心电监测的波形中滤除，在无须停止按压的情况下，即可判断心律失常类型，可显著提高按压分数及除颤成功率。血氧饱和度监测易受环境温度、患者外周循环等条件影响，并不是良好的质量监测指标，但联合心电图协同分析，却能很好地判定复苏后 ROSC。

强调对 CPR 操作的标准化，核心是要确保高质量 CPR 的实施。高质量 CPR 的内容包括：快速（按压速率 100～120 次/分）、用力按压（成人按压深度 5～6cm），胸廓充分回弹，尽量减少按压中断（按压分数>60%）和避免过度通气。对于专业的急救人员，建议以团队形式实施 CPR 作为基本原则，以最大限度保证高质量 CPR 的实施，减少抢救过程中的错误和疏漏。

（二）儿童和婴儿 CPR（BLS）标准

儿童期指年龄在 1 周岁至青春期，婴儿则是指出生后至年满 1 周岁。不同于成人患者，儿童和婴儿患者出现 CA 多由于各种意外和非心脏原因（特别是窒息）。因此，注重预防是儿童和婴儿 CPR 的首要原则。在 CPR 实施过程中，相对于成年人，对儿童和婴儿的复苏应该更加重视人工通气的重要性，不建议对儿童实施单纯胸外按压的复苏策略。此外，对年轻患者，包括儿童和婴儿，应该延长 CPR 的时间，不轻易终止 CPR。

儿童 CPR 标准的操作流程与成人大致相同，主要的差别是胸外按压的深度，儿童应控制在 5cm 左右，在实施双人儿童 CPR 时，按压/通气比例应该为 15∶2（成人为 30∶2）。高质量 CPR 的标准与成人相同。为婴儿实施 CPR 时，判断患儿意识采用拍打足底的方法，胸外按压时采用二指垂直按压（单人）或双拇指环抱法（双人），按压深度约为 4cm，按压/通气比与儿童一致。

二、CA 中期的"多元化"

CA 发生时间无法预测，发病起点和情况也千差万别，采用 STD-CPR 有时难以应对特殊的条件和环境。"多元化"的 CPR 方法学和装备为特殊情况下的 CPR 提供重要的途径，为特殊的患者带来生的希望。目前临床和基础研究证实，一些非传统 CPR 方法与装备能够提高患者的生存率和改善神经功能预后，但尚需掌握好适应证并充分发挥各自的优势和长处，"多元化"的 CPR 手段尤其为特殊情况下 CA 患者提高了生存概率。

（一）单纯胸外按压 CPR

单纯胸外按压 CPR 是指只进行胸外按压而不进行人工通气的复苏方法,适用于非专业医务人员无能力或不愿意进行人工呼吸时对 OHCA 患者实施的 CPR。与 STD-CPR 相比，该方法能获得较好的 CPP、肺通气/ 灌注比值和存活率；另外能减少因直接接触患者而传染疾病等个人顾虑，并能提高院外环境下第一反应者进行 CPR 的比例。对于医务人员或经过培训的非专业施救者，建议实施 STD-CPR。

（二）腹部提压 CPR

腹部提压 CPR 是一种突破传统复苏理念，我国自主研发的创新性复苏技术。该技术依据"腹泵""心泵""肺泵"和"胸泵"的原理，采用腹部提压心肺复苏仪对腹部进行提拉与按压，通过使膈肌上下移动改变胸腹内压力，建立有效的循环和呼吸支持。实施时通过底板吸盘吸附于患者中上腹部，以 100 次/分的频率连续交替对腹部实施向下按压（压力 40～50kg）和向上提拉（拉力 20～30kg），达到同步建立人工循环和通气的目的，以实现 ROSC。该技术需要施救者持续循环往复，直至患者 ROSC 或复苏终止。其适应证包括：①开放性胸外伤或心脏贯通伤、胸部挤压伤伴 CA 且无开胸手术条件；②胸部重度烧伤及严重剥脱性皮炎伴 CA；③大面积胸壁不稳定（连枷胸）、胸壁肿瘤、胸廓畸形伴 CA；④大量胸腔积液及严重胸膜病变伴 CA；⑤张力性及交通性气胸、严重肺大疱和重度肺实变伴 CA；⑥复杂先天性心脏病、严重心包积液、心脏压塞及某些人工瓣膜置换术者（胸外按压加压于置换瓣环可导致心脏创伤）；⑦主动脉缩窄、主动脉夹层、主动脉瘤破裂继发 CA；⑧纵隔感染或纵隔肿瘤伴 CA；⑨食管破裂、气管破裂伴 CA；⑩胸椎、胸廓畸形，颈椎、胸椎损伤伴 CA；⑪STD-CPR 过程中出现胸肋骨骨折者。腹部外伤、腹主动脉瘤、膈肌破裂、腹腔器官出血、腹腔巨大肿物为禁忌证。鉴于 STD-CPR 通常并发胸肋骨骨折，而影响到胸外按压深度及胸廓回弹幅度，不能保证高质量的 CPR，腹部提压 CPR 弥补了 STD-CPR 的不足，尤其在创伤、灾害及窒息等特殊条件下的 CA 抢救中已逐步显现出特别的优势，与 STD-CPR 协同在完善高质量 CPR 中发挥重要作用。

（三）开胸直接心脏按压 CPR

直接心脏按压是一种特殊的 CPR 方法，可能会为脑和心脏提供接近正常的血流灌注。该方法多在胸部外伤、心脏压塞、心胸外科手术等特殊的条件下才使用。研究表明，CA 早期，经短期体外 CPR 无效后，直接心脏按压可提高患者的存活率；急诊开胸心脏按压是有创的，可能会导致部分患者死亡，因此进行这一操作需要有经验的抢救团队，并能在事后给予最佳护理，故不提倡常规实施开胸直接心脏按压的 CPR。有必要进行相关的临床研究以评价其 CA 复苏效果。

开胸心脏按压 CPR 可用于某些特殊情况，但不应作为复苏后期的最后补救措施。目前 CA 开胸的指征包括：胸部穿透伤引起的 CA；体温过低、肺栓塞或心脏压塞；胸廓畸形，体外 CPR 无效；穿透性腹部损伤，病情恶化并发 CA。

（四）膈下抬挤 CPR

膈下抬挤 CPR 是在规避徒手胸外按压和开胸心脏按压不足的同时，结合临床实际针对不同境遇下出现的 CA，依据只有贴近心脏的挤压才能保证较好心搏出量的原则，由我国医生设计的开腹经膈肌下向上向前抬挤心脏的 CPR 方法。如果患者开腹手术时出现 CA，常规应用胸外按压进行 CPR，由于腹部切口敞开，胸外按压难以充分发挥"心泵"和"胸泵"的作用，使临床 CPR 成功率大幅降低。使用经膈肌下抬挤 CPR 法，可以用手经腹部切口自左侧膈肌将心脏直接按压至胸壁内侧，实现对心脏的挤压，产生 CPR 的效果。具体操作方法：施救者将右手从手术切口伸入膈肌下方，将 2～5 指并拢，放置于心脏后下方膈肌贴附面处，左手掌置于胸骨中下 1/3 处固定后，双手配合以右肘关节协调带动右手 2～5 掌指有节律冲击性地向胸骨处抬挤，使膈肌上移 4～5cm，然后迅速放松使膈肌回至原位，如此交替进行，抬挤心脏频率为 100～120 次/分。

（五）体外膜肺 CPR（ECPR）

体外膜氧合（extracorporeal membrane oxygenation，ECMO）是非常成熟的常规心肺重症治疗技术。紧急建立急诊体外循环也可作为 CA 治疗的循环辅助措施，该方法是通过股动脉和股静脉连接旁路泵而不必开胸。实验和临床研究已经证实，救治延迟的 CA 时，ECPR 可改善血流动力学状况及存活率和神经功能预后。鉴于该项复苏技术的复杂性及昂贵的使用成本，ECPR 不能作为一种常规复苏选择，只有在可能对患者很有利的情况下才考虑使用，如存在可逆的病因（急性冠脉闭塞、大面积肺栓塞、顽固的 VF、深低温、心脏损伤、重度心肌炎、心肌病、充血性心力衰竭和药物中毒）或等待心脏移植。

（六）机械复苏装置 CPR

机械复苏装置的一个优点是始终保持一定的按压频率和按压幅度，从而消除了施救者疲劳或其他因素引起的操作变动，延长了高质量胸外按压的时间，但仅限于成人使用。然而所有机械复苏装置都有一个缺点，即在安装和启动仪器时需中断胸外按压，这也是多项大规模随机对照临床研究未能获得较理想的实验结果支持机械复苏的主要原因。目前尚无证据显示机械复苏在改善血流动力学指标和存活率方面比 STD-CPR 有更好的优势，因此不推荐常规使用，但在进行人工胸外按压困难时或危险时的特殊条件下（如转运途中在救护车内、野外环境、长时间的 CPR、人员不足或在血管造影室内 CPR 等），机械复苏可以替代 STD-CPR。

目前较成熟的机械复苏装置有活塞式机械复苏装置、主动式胸部按压-减压复苏装置、压力分布带式复苏装置和微型机械复苏装置。

1. 活塞式机械复苏装置　虽可以模拟徒手按压的手法，但此类仪器放置或操作不当，会造成通气和（或）按压不充分。此外，按压器加在胸部的重量会限制减压时胸部回弹和静脉回流，尤其在发生单根或多根肋骨骨折时更为明显。

2. 主动式胸部按压-减压复苏装置　按压时与传统按压类似，而放松时因上提手柄而使胸壁主动上提。与 STD-CPR 相比，主动式胸部按压-减压复苏装置 CPR 可改善 CPR 时血流动力学，临床应用的长期预后也优于 STD-CPR，因此在欧美该类装置已在临床上广泛使用。但这两类机械复苏装置本身也存在一些问题，如 CPR 过程中按压位置的移动可造成胸骨骨折、价格昂贵、难以搬动（因体积重量的限制）及活塞脱位等；另外，按压部位可能移动的风险也限制了其在转运中的应用。

3. 压力分布带式复苏装置　是一类特殊设计的机械复苏装置，该装置的按压板作用于胸前壁大部分区域，胸部加压时两条拉力带可防止胸廓向两边扩张，从而提高了按压效率。与传统复苏技术相比，压力分布带式复苏装置是一种安全有效的 CPR 机械复苏装置，可以保证持续有效的胸部按压。该复苏装置的独特设计使按压位置不易移位，甚至是在转运过程中仍能保持高质量的 CPR，这使该装置可作为野外救援、转运和 CT 检查中维持 CPR 的首选推荐。另外，该装置在急诊经皮冠脉介入治疗（percutaneous coronary intervention，PCI）时不遮挡视野，因此也是 CA 患者在急诊 PCI 时实施 CPR 唯一可行的方案。

4. 微型机械复苏装置　也称 Weil MCC 装置，该装置采用第三代 3D 按压技术，通过 CPR 的"胸泵"和"心泵"机制，高效率地改善血流动力学效应，减少复苏过程引起的损伤。由于采用微型化技术，使用该装置时能够缩短设备准备和转换的时间窗，能够进一步提高机械复苏的抢救效能，但仍需更多的临床数据支持。

（七）其他 CPR 技术

一些新的 CPR 辅助机械装置作为复苏时的辅助手段，虽然不能替代传统 CPR 技术，但可与各种 CPR 方法联合使用，如主动式胸部按压-减压复苏装置、气背心 CPR 和机械 CPR 等。但目前这些技术仍缺乏足够的临床数据支持，不推荐常规应用。

三、CA 中期的"个体化"

对于 CA 患者具体实施 CPR 时，要充分考虑到不同国家、不同地区、不同社会、不同人群等诸多差异，并结合 CA 时的多重因素加以灵活运用。怎样针对不同个体在不同境遇下出现的心搏、呼吸骤停，因地制宜、因人而异地进行个体化 CPR，在标准 CPR 的基础上进行适当调整，根据"个体化"的治疗原则对这些患者采用更为有效的 CPR 策略和流程，借以提高 CPR 的抢救成功率。

（一）特殊程序

自 1960 年现代 CPR（由 Peter Safar 提出）诞生以来的 50 多年里，A-B-C 抢救程序（A——airway 打开气道、B——breath 人工呼吸、C——circulation 人工循环）一直为人们所遵循。2010 版和 2015 版 CPR 指南特别强调了高质量胸外按压的重要性，将成人和儿童（不包括新生儿）BLS 中的 A-B-C 流程更改为 C-A-B 流程。这是对 CPR 认识上的一次飞跃，然而临床实践中每次 CPR 实施的对象有不同的特点，如果不顾实际需求刻板地采用 A-B-C 或 C-A-B 流程则有可能达不到最佳复苏效果而致使复苏失败。所以，实施 CPR 步骤应根据实际情况遵循"个体化"原则。

1. 救助对象的状况　由于儿童和成人 CA 病因不同，对婴儿和儿童患者复苏程序的推荐不同于成人患者。成人 CA 大多由 VF 引起，而儿童 CA 大多数由窒息导致。以往对原发性和继发性 CA 者都推荐同样的复苏程序，但前者因心搏停止时体内动脉血氧含量丰富，故可首先采用胸外按压（C-A-B 流程）；后者多因呼吸停止导致体内动脉血严重缺氧继发 CA，应先进行口对口人工呼吸（A-B-C 流程），以提高患者动脉血中的血氧含量。

2. 救助人员的能力　由于专业和非专业救助人员的技能水准不同，两者在 CPR 操作程序上有相应改变。例如，不再教授非专业救护人员在实施 CPR 时如何评估患者的脉搏和循环；在院外 CPR 时，如果救助人员不会人工呼吸或是因惧怕传染不愿施行口对口人工呼吸，则可不受 C-A-B 流程限制，立即开始不间断的胸外按压。即使在院内 CPR 时，也可首先仅进行胸外按压，而不必一味等待专业人员进行气管插管。因此，在遇到 CA 患者时，不要被口对口人工呼吸的步骤所误导，高质量的徒手胸外按压才是最重要的。

3. 救助环境的设施　在院外大多数患者发生 CA 是由 VF 引起的，如果能在倒下的 5 min 之内完成除颤，复苏的成功率非常高。随着 AED 的问世，救助者能够便捷地对 VF 患者率先实施紧急除颤，以及时转复心律，恢复循环。

（二）特殊原因

除了心脏本身的原因，引起 CA 的常见病因还包括：缺氧、高（低血钾）、高（低体温）、低血容量、创伤、张力性气胸、心脏压塞、血栓、中毒等。

1. 缺氧　单纯因为低氧血症导致的 CA 不常见，但临床上最常见的因缺氧导致 CA 的原因是窒息。窒息性 CA 可由多种原因（气道梗阻、贫血、哮喘、淹溺、上吊、肺炎、张力性气胸、创伤等）导致，且发现时初始心律多为不可除颤心律（心搏停止或无脉性电活动），此类患者复苏后神经功能损害较重，预后较差。CPR 的关键是保证高质量胸外按压的同时优先补充氧气，有效通气。

2. 高（低）血钾及其他电解质异常　电解质异常可诱发恶性心律失常，引起 CA。致命性心律失常多与血钾有关，尤其是高血钾。所以，对肾衰竭、心力衰竭、严重烧伤和糖尿病患者应警惕电解质紊乱。高血钾是诱发 CA 的最常见病因，可通过心电图检查早期发现，以血中钾离子浓度高于 5.5mmol/L 确诊。CPR 时高血钾的处理包括心肌保护，转移钾离子进入细胞内，排钾，监测血钾、血糖及预防复发。CPR 低血钾也是临床常见的恶性心律失常和 CA 的诱因，可以通过心电图早期识别。CPR 时低血钾处理的关键是快速补钾，同时也应补镁。

3. 高（低）体温

（1）低体温：意外低温（核心体温<35℃）会导致 CA，由于低温对大脑和心脏具有保护作用，所以对低温患者 CPR 时间应该延长，不能轻易宣布临床死亡。院前条件下，除非确认患者 CA 是因为致命伤、致死疾病、长时间窒息而引起，或者胸廓无法按压，否则 CPR 不应该停止。如按压困难可以考虑腹部提压 CPR 或使用机械复苏装置。如有指征应该及时气管插管，但要小心插管刺激引起 VF。检查生命体征的时间不少于 1 分钟，可结合心电监护、心脏彩超等判断心脏血流情况，有疑问应当立即 CPR。低温条件下的心脏对电治疗（起搏和除颤）及药物不敏感，因此，当核心体温<30℃时不考虑上述治疗。复温超过 30℃但仍未正常（<35℃）时，用药间隔时间应该翻倍。复温是对该类患者抢救的重要措施，复温可采用皮肤保暖的被动复温方式，也可采用温盐水输注、体腔灌洗、体外循环装置等主动复温方式。

（2）高体温：多继发于外界环境及内源性产热过多。高体温患者出现 CA 常预后不良，神经功能损害较重。对此类患者 CPR 时除遵循标准方法外，应进行持续降温，方法与复苏后温度管理相同。

4. 低血容量　是 CA 的可逆病因，多由于血管内血容量减少（如出血）或严重血管扩张（如脓毒症和过敏反应）导致。变应原激发的血管扩张及毛细血管通透性增加是严重过敏反应引起 CA 的主要原因。外出血通常显而易见，如外伤、呕血、咯血等，有时出血较隐匿，如消化道出血或主动脉夹层破裂。大手术患者可能因为术后出血而存在低血容量的风险，易出现围术期 CA。无论什么原因引起的低血容量，复苏时首要的是尽快恢复有效循环容量（大量常温血制品或晶体液快速输注）的同时，立即针对病因治疗及控制出血。

（1）过敏反应：是指严重的、致命的广泛或全身性超敏反应，表现为快速进展的威胁生命的气道、呼吸和循环障碍，通常伴有皮肤黏膜改变，如抢救及时，患者预后良好。在过敏反应人群中，儿童的过敏反应多见于食物源性过敏，成人过敏反应多见于临床用药或昆虫蜇伤。对于过敏反应的抢救措施：①体位，存在呼吸困难时坐位，存在低血压时平卧，下肢抬高。②去除诱发因素，如停止补液，拔出昆虫的螫针等。③出现 CA 立即 CPR，同时立即给予肾上腺素（一线药物），1∶1000 肾上腺素 0.3～0.5ml 肌内注射，注射最佳部位为大腿前外侧 1/3 中部。④开放堵塞的气道（气管插管、切开等），高流量吸氧。⑤尽快补液，成人 500～1000ml 儿童 20ml/kg 起，必要时增加。⑥监测心电图、血压、血氧饱和度等。⑦糖皮质激素（初始复苏措施后），甲泼尼龙或地塞米松。⑧抗组胺药物（二线药物）苯海拉明等。⑨其他药物，支气管扩张药、血管活性药物等。过敏反应抢救的关键在于早期发现诊断及正确处理。

（2）创伤性心搏骤停（traumatic cardiac arrest，TCA）：虽然病死率较高，但自主循环一旦恢复，预后较其他原因 CA 要好。TCA 出现前会有一系列表现，如心血管不稳定、低血压、外周脉搏消失，以及非中枢神经系统原因引起的意识状态恶化。为 TCA 患者 CPR 时，除了按照标准复苏流程，同时应快速处理各种可逆病因（低血容量、心脏压塞、张力性气胸等）。如胸外按压无法有效实施，也可以酌情考虑其他有效的复苏方法学（如腹部提压 CPR）。纠正低血容量的措施包括对可压迫的外出血加压包扎或应用止血带，对不可压迫的出血使用骨盆夹板、血制品（早期应用混合浓缩红细胞、新鲜冷冻血浆和血小板按 1 : 1 : 1 配比的血制品）、输液和止血环酸（TXA）。同步的损伤控制性手术、止血剂复苏和大容量输注策略（massive transfusion protocol，MTP）是对大出血患者损伤控制性复苏的治疗原则。尽管容许性低血压在 CPR 领域的证据有限，但 CPR 成功后容许收缩压的目标是 80～90mmHg（1mmHg＝0.133kPa），但维持时间不应超过 60min，颅脑损伤患者因颅内压升高而血压要求应更高。TXA（前 10min 1g 的负荷量接 8h 1g 的维持量）能够提高创伤性出血的生存预后，建议院前就开始使用。创伤患者易因为气道堵塞和创伤性窒息引起缺氧而诱发 CA，因此应该早期进行有效的气道管理和通气。对于引发 TCA 的张力性气胸，建议采用在第 4 肋间隙行双侧胸廓造口术，保证快速、有效。对存在心脏压塞引起 TCA 的患者应该实施复苏性开胸术，包括钝性创伤且院前 CPR 时间＜10min 的患者或穿通伤且院前 CPR 时间＜15min 的患者，开胸手术越快效果越好。存在以下情况建议终止复苏尝试：所有可逆病因纠正后仍无法恢复自主循环；心脏超声无法探测到心脏活动。TCA 时存在以下情况可以放弃复苏：在最初的 15min 内已无生命迹象；严重创伤无法存活（如断颅、心脏贯通伤、脑组织损失）。院前急救的时间与严重创伤和 TCA 的预后呈负相关，故快速转运至关重要。

5. 张力性气胸　病因包括创伤、哮喘或其他呼吸道疾病，有创性操作不当，或者持续正压通气等。紧急处理常使用针刺减压法，随后尽快行胸腔闭式引流。TCA 时如胸外按压无法有效实施也可以酌情考虑其他有效的 CPR 方法（如开胸直接心脏按压）。

6. 心脏压塞　多见于穿通伤和心脏外科患者，针对不同的病情采用复苏性开胸术或心包穿刺术（超声引导下）处理。胸外按压无法有效实施也可以酌情考虑其他有效的 CPR 方法（如开胸直接心脏按压）。

7. 血栓
（1）肺栓塞：起病隐匿，可表现为突发的气促、胸痛、咳嗽、咯血或 CA 等；多有深静脉血栓、近 4 周手术或制动史、肿瘤、口服避孕药或长途飞行的病史；可有特征性的心电图表现等。出现 CA 时多表现为 PEA，CPR 时呼气末二氧化碳分压（$P_{et}CO_2$）降低。肺栓塞引起 CA 的总体生存率不高，CPR 的同时可考虑静脉溶栓治疗。溶栓治疗可能有效，但不能延误。一旦开始溶栓治疗，CPR 的时间应该维持至少 60～90min。为保证持续的 CPR 质量，可以考虑机械复苏。如果有条件和团队，可以考虑应用 ECPR。不建议手术取栓或机械取栓，经皮取栓术的效果缺乏数据支持。复苏成功后应该注意长时间复苏后相关性损伤。

（2）冠脉栓塞：OHCA 绝大多数是由 CHD 引起的。如果初始心律为 VF，诱发 CA 的原因最有可能是冠脉血栓形成。CPR 成功后应尽快安全转运到能进行 PCI 的医院实施介入治疗；如大血管堵塞，考虑在机械复苏装置（A-CPR）的协助下尽快转运患者，并在导管室完成冠脉的再灌注治疗。如果条件具备，甚至可以在 ECPR 的支持下将患者尽快转运到院内实施冠脉再通的治疗。保证高质量 CPR 的同时快速转运并迅速将患者送入导管室需要极佳的院内、院外无缝隙连接和配合，可提高抢救成功率。

8. 中毒　总体上来说，因中毒导致的 CA 发生率不高，但临床常见因中毒入院者。中毒的主要原因包括药物、家用或生产用品中毒，也少见于工业事故、战争和恐怖袭击。近年来，还应警惕毒品中毒的可能。对于考虑中毒引起的 CA，立即 CPR，怀疑阿片类中毒的患者应及时给予纳洛酮（肌内注射 0.4mg，或鼻内使用 2mg，可在 4min 后重复给药）。对中毒引起的 CA 患者复苏时还应注意：当遇到原因不明的 CA，特别是不止 1 例患者时，应警惕中毒可能，且应注意施救者个人安全；避免为化学品中毒患者实施口对口人工通气；使用电治疗方式处理致命性心律失常；尝试鉴别中毒类型；测量体温；做好长时间复苏的准备，尤其对年轻患者；对于严重中毒的患者特殊治疗（超剂量用药、非标准药物治疗、长时间 CPR、ECPR、血液透析等）可能有效；向当地中毒中心咨询；利用网络资源。

（三）特殊环境

1. 医疗场所内 CA

（1）围术期CA：去几十年间，尽管常规手术的安全性提高很多，但围术期 CA 仍不可避免，尤其在老年患者和急诊手术时发生。此外，2 岁以下幼儿，心血管呼吸系统并发症、术前休克状态和手术部位都被认为是围术期 CA 的危险因素。麻醉意外也是围术期 CA 的原因之一，但总体比例不高。围术期 CA 的生存预后较好。针对围术期 CA 应采取的措施包括：①术前管理，严密监测生命体征，高风险患者监测有创血压，及时发现 CA；诱导麻醉前使用粘贴式电极片；确保足够的静脉通道，备好复苏药物；监测患者体温，加温输注液体。②CPR 时，遵循标准复苏流程；调节手术台至最佳的 CPR 位置；辨识 CA 原因并处理；若局部麻醉药中毒，立即静脉输入 20% 的脂肪乳；监测 CPR 质量；团队复苏原则。

（2）心导管室内 CA：主要原因是 AMI，也可能是血管造影时的并发症。处理的关键在于及时通过心电监测等发现 VF 并快速反应——除颤。要求高危患者进入心导管室就应该采用粘贴式电极片监测并准备除颤。与标准复苏流程不同，在心导管室的严密监测下，可采用连续除颤策略，即首次除颤后仍为 VF，可立即再次除颤。如果连续 3 次除颤不成功，则应立即实施 CPR，同时尽快并继续完成介入检查和治疗，开通堵塞的血管后再给予电除颤。如果心电监测是 PEA，则应立即使用心脏超声确认是否发生了心脏压塞。

（3）透析室内 CA：血透室内发生 CA，应遵循以下步骤：呼叫复苏团队或寻找专业人士；遵循标准复苏流程；指挥受训的护士操作血透机；停止超滤，给予容量负荷，将机器内血回输患者体内，脱机；保留透析用通道畅通，可用于给药；小心潮湿的表面；尽量减少除颤延误的时间。复苏时应考虑电解质紊乱等可逆的病因。

（4）牙科诊室内 CA：牙科诊室内出现 CA，应遵循以下步骤：一旦患者突发意识丧失，立即呼救；检查患者口腔，移出所有固态物体，防止气道堵塞；调节诊床至水平位，便于实施 CPR；保持气道通畅，使用球囊面罩保持通气。

2. 转运途中的 CA 在航班上遇到 CA 时，应该遵循以下步骤：主动向乘务员介绍个人的职业资历；一旦发生 CA，飞机座椅处的局限空间不能满足 CPR，将患者移至过道或紧急出口处立即胸外按压；CPR 时给复苏球囊供氧；要求备降附近的机场，转送患者至当地医院；询问空乘人员是否有空中医疗咨询支持；带监视器的 AED 可用于心律监测；在法律上只有医师能够宣布飞机上患者死亡。

3. 体育赛事的 CA 心脏性猝死是运动员训练和比赛期间最常见的原因。肥厚型心肌病、右心室心肌病和先天性冠脉异常是常见的原因，还有部分患者是由于直接的心前区撞击后引起的 CA，也称为心震荡。无论什么原因引起的 CA，都应立即反应：要有专用通道，可以快速到达现场提供救治；施救者立即进行高质量的胸外按压；呼救帮助，取到 AED，快速除颤，为运动员的生存提供最佳机会，运动场馆应该有救护车准用通道；运动员 ROSC 后，应该将患者尽量转送到最近的心脏中心。

4. 淹溺引起的 CA　遵循标准 CPR 流程的同时，溺水者复苏还应该注意：确认患者没有意识和呼吸后，启动应急反应系统；开放气道；给予抢救性呼吸；连续给予 5 次通气，如有可能给氧；实施高质量 CPR；在使用 AED 前擦干患者胸部；CPR 过程中患者口部会有大量泡沫产生，不用急于清除，待急救人员到达气管插管后，再使用吸引器清除口腔异物，有时需要持续吸引。临床中难于对溺水患者做出终止复苏的决定，没有单一的指标能够准确确定生存预后。因此，应该持续复苏，直到有明确证据证实复苏尝试无效（如严重的创伤、尸僵、腐烂等）或者无法将患者快速转交给医疗机构。

（四）特殊人群

1. 孕妇　妇女妊娠时生理上会有显著的改变，包括 CO、血容量、分钟通气量和氧耗的增加，而且孕妇平卧时，增大的子宫会对髂部和腹部的血管产生明显压力，导致 CO 下降及低血压，最终容易引发 CA。一旦孕妇出现 CA，复苏时应该注意：尽早寻求专家（产科和新生儿科）帮助；基于标准流程开始 CPR；确保高质量的按压并减少按压中断；胸外按压的部位比标准位稍高；使孕妇平卧于质硬平面，双手将子宫移向产妇的左侧，减轻对腹腔的压迫；随时准备终止妊娠行剖宫产。对于明确无法复苏的严重创伤孕妇，复苏措施明显无效，应该立即（4min 内）行剖宫产。但对于临床行紧急剖宫产的决策往往较复杂，应该取决于病患因素（CA 的原因、胎龄等），抢救团队的临床能力及系统资源。

2. 老年人　在我国发生 CA 者大部分还是老年人，随着年龄的增长，其 CHD 和慢性心衰的发病率也逐渐增长，CA 的发生率也随之增长，而且起病时初始心律为 PEA 的比例也增加。重视对老年人围 CA 期的治疗，及时发现并处理可能引发 CA 的病因，如低血容量、休克、缺氧等，且年龄增大与生存预后呈负相关。对老年人实施 CPR 时采用标准流程，但更容易出现肋骨骨折等复苏相关并发症，为保证高质量 CPR 可选择腹部提压 CPR 方法。

（五）常规终止时限与超长 CPR

一般情况下，患者 CA 行 CPR 30 min 后，未见 ROSC，评估脑功能有不可逆表现，预测复苏无望，则宣告终止 CPR。对于部分特殊 CA 患者，应该根据患者具体情况，充分认识到适当延长 CPR 时间，有可能获得成功。生物机体在假死状态下能量的产生和能量的消耗都会发生戏剧性的减少，甚至会具有一些特殊的抵抗环境压力的能力，如极端的温度、缺氧及一些物理损伤。尤其是随着对疾病的认识和现代科技的进步，对部分 CA 患者，通过适当延长 CPR 时间，可成功挽救患者的生命。考虑实施超长时限 CPR 的情况：CA 的产生是由于特殊的病因，如淹溺、低温、强光损伤、药物中毒等。患者为特殊的群体，尤其是 5 岁以下儿童终止 CPR 时需特别谨慎。因小儿对损伤的耐受力较成人强，即使神经系统检查已经出现无反应状态，某些重要的脑功能仍可恢复。CA 发生在特殊的条件下，如手术室内在手术麻醉的状态下实施 CPR，CA 患者一直使用机械复苏装置保持高质量的 CPR，使用 ECPR 等。

目前，对于 CPR 的持续时间没有严格的规定。从某种意义上说，不应该仅根据复苏的持续时间来决定继续或停止 CPR，影响 CPR 患者预后的因素包括患者的一般状况、CA 病因的可逆性、CPR 开始的时间、CPR 质量及 ECMO 技术等的应用。患者低龄、原发病为 AMI、能够去除引发 CA 的病因（如低体温、肺栓塞）等特征预示患者预后良好，故因人而异或"超长 CPR"也可以抢救成功并康复。

第三节　心搏骤停后期"三生"方略

CA 后期是指 CA 患者经过初级或高级生命支持 ROSC 或复苏终止后的时段，应遵循复生、超生及延生的"三生"方略，以使 CA 患者获得最佳生命之转归。

一、CA 后期的复生

ROSC 后的首要目标包括稳定复苏后血流动力学、优化生命参数及解除 CA 病因和诱因，称为"复生"。由于复苏后综合征（post-resuscitation syndrome，PRS）和原发病诊治困难等因素，中国 OHCA 患者的出院存活率约 1%。CA 复苏后治疗涉及重症医学、神经科学、心血管医学和康复医学等多个专业，对 CA 患者的预后至关重要，因此 CA 患者 ROSC 后应尽快转入 ICU 进行综合治疗。复生阶段的评估和处理围绕 ABCDE 原则进行。

（一）气道管理（airway，A）

CA 患者 ROSC 后，首先应评估气道是否开放，可用仰头提颏法、托下颌法、口咽通气道和鼻咽通气道等方法维持气道通畅。对于尚未恢复自主呼吸或处于昏迷状态的患者，可选择气管插管、喉罩及食管气道联合插管等方法建立高级气道，以维持气道通畅及通气氧合。建立高级气道后，建议使用体格检查（五点听诊法等）和 $ETCO_2$ 监测等方法确认高级气道位置，并对气道位置进行连续的监测。妥善固定通气导管，防止导管滑脱，同时给予必要的气道清洁和管理。

（二）呼吸氧合（breathing，B）

如建立高级气道后仍无法维持足够的通气氧合，可给予球囊辅助通气或呼吸机支持，通气的目标是维持正常的通气［动脉血二氧化碳分压（$PaCO_2$）35～45mmHg］和氧合指标，$ETCO_2$ 维持于 30～40mmHg。呼吸机参数应根据患者的血气分析、$ETCO_2$ 及是否存在心功能不全等因素进行设置和调节，避免出现过度通气。对于 CA 患者先给予 100% 吸入氧浓度，然后根据患者的脉搏血氧饱和度（SpO_2）调整吸入氧浓度，直至可维持 $SpO_2 \geq 0.94$ 的最小吸氧浓度。如患者存在外周循环不佳导致的 SpO_2 测量误差，应参考血气分析的结果进行吸氧浓度的调节。

（三）循环支持（circulation，C）

患者 ROSC 后应严密监测患者的生命体征和心电图等，优化患者的器官和组织灌注，尤其是维持血流动力学稳定。主要处理措施包括：①连续监护患者的血压，建议维持复苏后患者的收缩压不低于 90mmHg，平均动脉压（mean arterial pressure，MAP）不低于 65mmHg。②对于血压值低于上述目标值，存在休克表现的患者，应积极通过静脉或骨通路给予容量复苏，同时注意患者心功能情况确定补液量，也应及时纠正酸中毒。在容量复苏效果不佳时，应该考虑选择适当的血管活性药物，维持目标血压。③连续监测患者心率及心律，积极处理影响血流动力学稳定的心律失常。

（四）鉴别诊断（differential diagnosis，D）

复苏成功后，应尽快完善患者的临床资料，进行必要的实验室和辅助检查，有条件的还可尽快完成相关影像学检查和评价，尽快明确患者的诊断，特别注意鉴别是否存在诱发 CA 的 5H 和 5T 可逆病因，其中 5H 指低血容量（hypovolemia）、缺氧（hypoxia）、酸中毒（hydrogen ion）、低钾血症（高钾血症）［hypokalemia（hyperkalemia）］和低体温（hypothermia）；

5T 指张力性气胸（tension pneumothorax）、心脏压塞（tamponade，cardiac）、中毒（toxins）、肺栓塞（thrombosis，pulmonary）和冠脉血栓形成（thrombosis，coronary），并对 CA 的病因和诱因进行积极的治疗和处理。

二、CA 后期的超生

研究表明，从 CA 患者的生命体征平稳的"复生"阶段到器官功能恢复的"超级生命支持"的"超生"阶段，CA 患者复苏后脑损伤、心功能障碍、全身缺血（再灌注损伤）（多器官功能损伤）及原发病的严重程度与其预后密切相关，积极处理复苏后器官功能障碍和原发病可提高 CA 患者的出院存活率及减少神经系统后遗症，因此超级生命支持对 CA 患者的最终预后至关重要。

（一）急诊冠脉血管造影

ACS 是成人 CA 患者，尤其是 OHCA 的常见病因之一。CA 患者 ROSC 后应尽快完成 12 导联或 18 导联心电图检查，以帮助判断是否存在 ST 段抬高。研究表明对怀疑有心源性病因或心电图有 ST 段抬高的 OHCA 患者，无论昏迷抑或清醒都应尽快行急诊冠脉造影。对怀疑有心源性病因的 OHCA 且昏迷的特定成人患者（如心电或血流动力学不稳定），即使心电图未见 ST 段抬高，急诊冠脉造影仍是合理的。早期的急诊冠脉造影和开通血管治疗可显著降低心源性 CA 患者的病死率及改善神经功能预后。

（二）目标温度管理（target temperature management，TTM）

TTM 治疗是公认的可改善 CA 患者预后的治疗手段之一。复苏成功后，如果患者仍处于昏迷状态（不能遵从声音指示活动），应尽快使用多种体温控制方法将患者的核心体温控制在 $32\sim36℃$，并稳定维持至少 24 h，复温时应将升温速度控制在 $0.25\sim0.5℃/h$。目前用于临床的控制低温方法包括降温毯、冰袋、新型体表降温设备、冰生理盐水输注、鼻咽部降温设备和血管内低温设备等，医务人员应根据工作条件和患者实际情况灵活选择。由于院前给予冷冻生理盐水快速输注降温可增加低体温治疗并发症的发生率，已不推荐该方法在院前条件下常规使用。TTM 治疗期间的核心温度监测应该选择食管、膀胱或肺动脉等处，肛门和体表温度易受环境因素影响，不建议作为温度监测的首选部位。TTM 治疗过程中患者会出现寒战、心律失常、水电解质紊乱、凝血功能障碍和感染等并发症，应进行严密监测和对症处理，避免加重病情。TTM 治疗存在需要有详细的实施方案和专业的团队才能进行，建议制订各医疗单位的 TTM 治疗预案并进行专业培训，以提高治疗效果和减少并发症。研究表明 TTM 复温后的发热可加重 CA 患者的神经功能损伤，因此 TTM 结束后 72 h 内应尽量避免患者再次发热。

（三）神经功能的监测与保护

复苏后神经功能损伤是 CA 致死、致残的主要原因，应重视对复苏后 CA 患者的神经功能连续监测和评价，积极保护神经功能。目前推荐使用的评估方法有临床症状体征（瞳孔、昏迷程度、肌阵挛等）、神经电生理检查（床旁脑电图、体感诱发电位等）、影像学检查（CT、MRI）及血液标志物〔星形胶质源性蛋白（SB100）、神经元特异性烯醇化酶（NSE）〕等。有条件的单位可以对复苏后 CA 患者进行脑电图等连续监测，定期评估神经功能，也可结合工作条件和患者病情，在保证安全的前提下进行神经功能辅助评估。对于实施 TTM 患者的神经功能预后的评估，体温恢复正常 72 h 后才能进行。对于未接受 TTM 治疗的患者，应在 CA 后 72 h 开始评估，如担心镇静药、肌松药等因素干扰评估，还可推迟评估时间。因此，在评价患者最终的神经功能预后时应特别慎重和周全。

（四）ECMO

对于部分难治性心搏骤停（refractory cardiac arrest，RCA）患者，如传统 CPR 无效可考虑采用 ECMO 和 ECPR。CA 患者主要使用静脉-动脉（V-A）模式 ECMO 治疗，目前尚无足够证据支持 CA 患者常规使用 ECMO。由于 ECPR 的实施需要建立大血管通路和专用设备，目前仅推荐用于为救治 CA 可逆性病因（如 ACS、肺栓塞、难治性 VF、深低温、心脏损伤、心肌炎、心肌病、充血性心衰和药物中毒等）赢得时机及为等待心脏移植的复苏后患者提供短期机械心肺支持治疗。由于 ECPR 治疗操作和维护过程较为复杂，可能引起多种并发症，应由具有资质和接受过专业培训的团队进行。ECPR 在 CA 和复苏后治疗中应用指征一直存在争议，尤其是如何正确选择患者以避免无意义的治疗。ECPR 对于 RCA 患者的治疗效果还与无灌注时间（CA 到开始胸外按压时间）和低灌注时间（胸外按压时间和质量）密切相关。

三、CA 后期的延生

人的生命发生危急时，经过积极救治没能成功，或经过一系列生命支持也无生还可能而注定即将死亡，那么在死亡之后适当的时间内把尚有足够活力的器官（心脏）移植到其他人的身上，则死亡者的生命将会借助别人的身体得到不同程度的延续，即器官捐献与器官移植，也可以称为生命接力，可谓 CA 后期"延生"的内涵。

（一）中国心脏死亡器官捐献概念

中国心脏死亡器官捐献（CDCD）属于中国公民逝世后器官捐献三大类中的"中国二类（C-Ⅱ）"，即国际标准化心脏死亡器官捐献（donation after cardiac death，DCD）或无心跳器官捐献（non-heart beating donation，NHBD）。DCD 是一种医学上有效、伦理学可以接受的减少器官供求差距的良好方法。DCD 分为控制性 DCD 和非控制性 DCD 两种。控制性 DCD 即在按标准抢救无效后，根据器官捐献准备状况有计划地进行撤除生命支持手段并行器官捐献，大部分发生在手术室；非控制性 DCD 是发生在突然的、没有事先准备下的死亡及捐献，如在急诊室的死亡。

（二）中国心脏死亡诊断标准

根据《中国心脏死亡器官捐献工作指南（第 2 版）》，心脏死亡的判定标准，即呼吸和循环停止，反应消失。由于循环停止后心电活动仍可能存在，判定死亡时不应完全依赖于心电监测，可采用有创动脉血压和多普勒超声协助确认。DCD 器官获取时，需要快速而准确地判断循环的停止。但为确认循环停止的不可逆性或永久性，应至少观察 2 min 再宣布死亡。死亡诊断必须由非移植团队的相关专业医师完成。

（三）中国心脏死亡器官捐献要素

器官移植是治疗终末期器官功能衰竭的最有效手段，目前技术成熟的器官移植有肝移植、肾移植、心脏移植和肺移植等。捐献的器官必须在尽可能短的时间内移植给合适的受者，超过一定的时间范围，器官的活力将部分丧失或全部丧失而不再能够用于移植。所以，从生命出现危急、决定实施器官捐献之时起，到目标器官植入受者体内并重新获得血液循环为止，这段时间的尽可能缩短及在此期间对器官功能的有效保护，对术后移植物功能的发挥具有极为重要的意义。研究发现，与其他原因导致脑死亡患者相比，CA 后脑死亡者捐献器官的短期和长期功能并无明显区别，近年来 CA 后脑死亡患者成为器官捐献者的数量逐年上升，因此成人和儿童 CA 患者复苏后治疗失败死亡或脑死亡均可作为潜在的器官捐献者接受器官供体的评估；对于复苏失败的 CA 患者，时间允许的情况下可作为肝肾捐献者。由于器官捐献和移植还涉及大量法律与伦理问题，CA 患者作为器官捐赠者的评估、器官移植等过程应在具有专业资质的人员和机构实施。

《2016 中国心肺复苏专家共识》着重强调 CA 前期的预防、预识、预警的"三预"方针，贯穿了 CPR 系统观这一主线；着重把握 CA 中期的标准化、多元化、个体化的"三化"方法，铸造了 CPR 整体观这一主体；着重关注 CA 后期的复生、超生、延生的"三生"方略，凸显了 CPR 发展观这一主题。《2016 中国心肺复苏专家共识》全方位、全过程、全立体地诠释了中国特色 CPR 的内涵与外延，对指导 CPR 的理论研究和临床实践有重要意义。

第三章　心肺复苏培训指南

第一节　心肺复苏培训"三培"方针

《中国心血管疾病报告 2017》明确指出，我国目前心血管疾病患者多达 2.9 亿人，心脑血管疾病已经成为我国城乡人口死亡的首要病因；我国已经进入老龄化社会，心血管疾病年轻化趋势明显，今后将面临心血管疾病的严峻挑战，CA 存在潜在高发的情况。因此，我国的 CPR 培训应该紧紧围绕"健康中国"战略，以心血管疾病的综合防治为根本出发点，创新构建新时代有中国特色的 CPR 培训体系，着力解决我国 CPR 培训不平衡、不充分的突出问题。因此，我国 CPR 培训总体方针是，培育健全的体系、培植科学的准则和培养健康的文化。

一、培育健全的体系

健全的 CPR 培训体系包括针对不同对象的学员和导师教育培训体系、公众科普培训体系，以及与之相配套的评价和质量控制体系。CPR 教育培训体系是指针对医务人员和非医务人员，就 CPR 科学和技能进行系统性、规范化培训，实施考核评价并规范化认证的教学体系，包括学员课程和导师课程。公众科普培训体系是指针对广大公众，以 CPR 科学普及和基本技能传授为目标的认证或非认证课程体系，形式多样，不拘一格。评价和质量控制体系是教育、普及培训系统的重要支撑及保障，既体现培训的规范和效果，也是培训质量持续改进的动力和依据。健全的培训体系的构建需要专业学术团体、组织的积极推动和建设，更需要包括广大医务人员在内的全民积极参与，以不断提升我国 CPR 科学发展和技术进步为目标，以最终提高我国对各类 CA 患者的抢救成功率为宗旨。

（一）专业推动

CA 是一种起病隐袭、急骤，严重危及生命的临床综合征。CA 的抢救和临床救治涉及心血管、急诊医学、神经、重症医学等多个临床学科，涵盖了医学、社会学、伦理学、卫生经济学、应急学等多个专业学科，直接或间接地反映出社区管理、志愿者发展、城市应急救护和医疗卫生的发展水平。因此，严格意义上说，CPR 培训是一个涉及卫生、经济、文化、社会和法律等多个领域的综合课题，需要足够的社会顶层设计与科学规划，以及专业的学术团体和组织进行专业科学的推动与指导，并创新性地将前沿的 CPR 科学技术和理念转化为规范的培训课程及资源，通过受训学员和公众的实践，实现对科技的转化应用，并最终产生实际效果。因此，结合中国国情，专业推动需要拥有专业公信力、广泛动员力和持续推动力的专业学术团体牵头负责，获得政府部门监管、认可，带动并联合广大学术组织和个人积极参与并进行科学创新。

1. **专业公信力**　指在全国范围内进行专业推动的学术团体应该具备并完成以下职

能：①定期编撰、修订 CPR 科学和实践的根本性、指导性文献，为 CPR 培训提供科学依据；②建立全国性的培训指导机构或专家委员会，负责建立科学、规范的 CPR 课程体系，并对课程的实施、评估提供科学与技术的指导；③建立完整的教育培训体系，包括国家、地区和单位三级培训机构及其导师团队，开展规范化认证培训；④建立科学、规范并与教育培训体系相匹配的培训评价与质量控制体系，能够全面组织开展培训认证和管理工作；⑤采用直接组织或专业认证的方式对公共普及培训提供专业的技术指导和质控保障；⑥建立并保持一支高水平的国家级 CPR 培训导师团队，为各级 CPR 培训提供重要的核心师资资源。

2. **广泛动员力** 中国地大物博，地区差异显著。广泛的动员力是指 CPR 的培训指导能够覆盖中国的完整区域，特别是重点扶持和帮助广大经济、医疗卫生欠发达地区；能够应用多种手段和技术完成对各级医务人员及大众的基础培训与持续教育；能够调动各地区、部门相关人员和广大人民群众的积极性及主动性，在科学、准确和实用的原则下，创新性地开发形式多样、有益实用的 CPR 培训素材和形式，在经过专业团体的认证后，更加广泛地传播和普及，真正实现 CPR 的全民普及教育。

3. **持续推动力** 持续的推动力既需要建立科学完善的 CPR 培训体系，又需要专业团体孜孜不倦和持之以恒地推广普及，保持 CPR 培训的可持续发展。因此，专业团体应该在持续推动 CPR 的科学和技术研究及培训转化的同时，适当引导社会公益基金及产学研转化项目对中国 CPR 培训形成必要的支撑和帮助，尤其对于经济欠发达地区的 CPR 培训，以及以消除区域差异化为目的的 CPR 培训，更应该实现全程、精准和持续的支持，确保我国 CPR 培训事业的持续性和平衡性。

（二）全民参与

我国是世界上人口最多的国家，然而 CPR 培训的普及率不足 1%。要切实提高全民普及率，仅有专业推动是无法完成的，"全民参与"才是提升我国 CPR 培训普及率的终极策略。

全民参与不是"一窝蜂"的无序运动，更不能停留于空喊口号。全民参与需要政府、行政部门重视 CPR 培训，将 CPR 培训纳入公民基本素质教育目录，鼓励并支持各种 CPR 培训与普及的活动、传播和推广。专业团体应该主动、广泛地动员、团结及指导各类、各级学术团体、社会组织、志愿者团体等积极参与到全民 CPR 培训和普及活动中来，提供科学的教育、培训素材和必要的技术、师资支持，激发广大组织的积极性和创造性，开发各种形式、活泼生动和全民普及的教育材料，利用各种机会、渠道及方式进行广泛、全面、生动和持续的教育普及。全民参与的目标：人人关注、个个学会、积极传播，使 CPR 培训成为广大市民日常生活的必备知识和技能，并以此推动及促进整个健康观念的树立和保持。

经过培训认证的急救志愿者在我国的灾难医疗应急与日常急救反应体系中发挥越来越明显的作用，并将在不久的将来成为我国急救反应和灾害应急体系构建的重要组成部分。与目前国际发展趋势相一致，高水平的急救技能和现代化科技装备将是志愿者在院外 CA 急救中发挥作用的重要保证。因此，我国的急救志愿者能否获得高质量的 CPR 和急救技能的培训及认证将成为今后急救志愿者事业健康发展与成功的关键因素。

对于 CPR 社会公益培训和普及部分，社会捐赠、公益基金和医疗器械厂商的公益支持等社会资源也是全民参与的重要组成部分。因此，在严格遵守国家法律法规的前提下，在保证培训的公益性和科学性的原则下，鼓励和吸纳有社会责任感的团体和个人加入 CPR 培训，能够加快我国 CPR 培训普及率的步伐，提高 CPR 培训的质量。

（三）持续改进

现代 CPR 科学的建立已历经半个多世纪，CPR 培训也随之快速发展。但时至今日，在 CPR 实践过程中，仍有不少问题亟待解决，CPR 科学仍需持续完善，CPR 培训的方法及技巧仍在不断改进和完善。国外的先进经验证明，要保证 CPR 培训的效果，营造科学、优秀的 CPR 抢救文化，必须建立起长期、有效的 CPR 培训评价和质量控制体系，并进行持续不断的改进，才能达成 CPR 培训的终极目标，并持续推动 CPR 科学和培训的进步与发展。

建立持续有效的 CPR 培训质控体系，首先，需要建立 CPR 培训中心的认证管理体制。专业的 CPR 培训需要一定的装备、师资和场地要求来保障 CPR 科学和技能的有效传授，这是高质量 CPR 培训的最基本要求，应该在国内有条件的各级医疗机构和社会团体（如急救中心、红十字会、志愿者协会等）普遍实行。其次，要实现对 CPR 培训导师的分级培训、认证制度，建立国家、区域（省市级）、主任导师和导师的四级导师架构体系，并实行持续、动态管理，逐步实现全国性的导师信息化动态管理，确保 CPR 培训的同质性。再次，对于专业的医护人员和部分公众培训对象，为保证培训的效果，建议 CPR 认证培训的合格证书应该设立有效期，获得认证的人员在资格证到期后应该及时复训、考核以获得新一期的认证，并通过信息化技术手段，实现认证统一管理。建议医务人员的合格证有效期为 2～3 年，非医务人员为 2～4 年。研究证实，无论是基础还是高级的 CPR 培训，复训的周期应更短、更频繁，这样才有助于学员在实战中有更好的实际表现。目前仍没有最佳复训周期的推荐，有独立培训中心的单位可采取灵活的培训和复训策略，优化复训时间，以期提高实际临床抢救能力。此外，对参加培训的医务人员，培训中心应与其保持联系，及时将 CPR 科学的更新和修订告知受训者，使其保持 CPR 的科学水准。各级培训中心的负责人和主任导师应该定期或不定期对各级培训的效果进行抽查及评价，保持培训的质量。最后，应该针对认证课程实施有效的质量评价和控制管理。对于认证课程，必须对学员的学习成果和最终的实践能力进行评价。课程的学员认证评价应采用规范、统一的理论考核及标准的操作考核表格进行，导师应该根据学员的实际表现对其是否具备临床实施 CPR 的能力进行最终评价，确认是否获得认证资格。此外，学员应该对课程开设的条件、质量、导师及个人收获进行评价，对教学质量和条件做出反馈。培训中心的主任导师和负责人应该定期或不定期对评价的结果进行统计分析，发现培训中的问题，持续改进提高，不断提升培训的质量。

二、培植科学的准则

科学是具体的事物及其客观规则，具体的实事求是，诸多的实践经验，实证之学，科学的内容是具体的世界观与具体的方法。CPR 培训必须严格贯彻科学的准则，包括科学的内容、科学的方法和科学的思维。

（一）科学的内容

CPR 培训内容的科学性包括 3 层含义。首先，必须来源于目前公认的 CPR 科学共识与临床指南，切合中国的社会实际和医疗卫生发展水平，兼顾理论与操作，并以学员能够正确实施 CPR 作为最基本的资质考核要求。其次，CPR 培训应该强调实用性原则，培训的目标就是实战。因此，培训的内容和形式应该紧贴实践及临床，在掌握基本原理和技术的同时，能够结合学员和区域的实际情况，帮助学员选择最佳的复苏流程和技术，实施高质量的 CPR。最后，培训应该注重 CPR 技术的针对性，特别是对于专业医务人员来说，应该强调 CPR 技术必须根据不同的环境、病因和患者个体进行必要的调整，培训中应该提供必要和丰富的特殊 CPR 实施方案，使学员能够针对不同的具体情况，科学选择 CPR 方案，并准确实施，以提高复苏的成功率。

《共识》在充分汇集国内外最新 CPR 科学和综合预防策略的基础上，结合中国的具体实践，提出中国 CPR 的生存环，并以 CPR 的"三预方针""三化方法""三生方略"完整阐述了在中国实施 CPR 的科学理念和方法，从科学性、实用性和针对性 3 个层面翔实地提供了解决中国 CPR 问题的中国方案。

首先，"三预方针"是我国 CPR 培训的基本方针和根本出发点，是公众培训的重点和核心。今后我国医疗要面对的老龄化社会和心血管疾病"两座大山"，给我们带来的困难和挑战将是空前巨大的，完全照搬国外的救治和培训模式将导致灾难性的后果。在中国要解决 CA 的问题，关键而重要的一环就是预防，尤其是公众普及和社区教育培训。因此，"三预方针"应该是我国 CPR 培训的首要关键环节，要将"预防为主"的根本方针深植于 CPR 受训者的理念之中。要针对公众个体、医护人员、社区、急救中心、医院等个人和机构，将 CA 的"预防、预警和预识"的具体知识及方法转化为可实际操作、实施的技能与流程，教会个体在实际生活当中灵活应用，切实实施，构建全社会的 CA 综合防治网络，通过转变个人生活方式，掌握关键急救技能，家庭预防措施到位，社区综合防治策略有效，急救中心、医院抢救治疗体系完善、高效，实现我国对于 CA 的早防早治，并通过慢病管理和健康生活方式的早期干预措施，实现 CA 发生率的有效降低。

其次，"三化方法"是我国 CPR 培训的核心技能，是公众培训和专业培训的关键技术。"标准化"是所有 CPR 培训的基本技术要求，"多元化"和"个体化"则是对专业人员培训的重点内容。徒手 CPR 是最经典的 CPR 基本技术，也是标准化方法的核心内容。所有参加 CPR 培训的人员均应掌握科学的、高质量的 CPR 实施技术，在完成培训后能够独立实施高质量的 CPR。在掌握标准化 CPR 技能的基础上，专业人员（医务人员或有资质的相关人员）应该进一步掌握 CPR 的相关装备和新技术，在医疗实践中结合患者的实际状况、环境、病因等具体情况，合理、有效使用 CPR 的流程、装备和技术，最大程度实施高质量的 CPR 抢救，"多元化""个体化"地为患者提供最佳的 CPR 策略和救治。

最后，"三生方略"既是对 CPR 后期临床处理的科学指导，又强调对 CPR 相关伦理的探讨和思考。因此，对专业人员的培训，既应强调对"复生、超生和延生"策略的科学实施，也应对"延生"概念中提出的 CPR 终止、器官移植及生死观念等伦理、哲学问题进行深入的思考和研讨，应该针对中国社会、伦理、生死观等特点，与临床实践紧密结合，在合理疏导和安慰逝者家属心理的同时，引导正确、高尚的社会价值观方面做出尝试和努力。而对于公众培训，"三生方略"中涉及的相关伦理和人生观等方面的问题也应该进行初步的引导，应该与"社会主义核心价值观"教育、"文明乡村"行动等社会公益和教育活动紧密配合，引导和教育公众对"生与死"的认识，不断向文明和科学进步。

科学的内容需要在 CPR 培训中不断丰富、完善和更新，更需要在培训、实践和检验之后，通过科学的总结和分析促进 CPR 科学的进步及发展。因此，科学的内容是 CPR 科学和培训相互作用、相互完善的结果，也是推动二者不断发展的原动力。

（二）科学的方法

培训的科学性还强调培训的同质化，课程培训的形式应该确保培训后学员掌握相关知识和技能没有显著差异。CPR 培训的培训面广，培训对象不一，对技能及知识的掌握范围和层次也不完全相同。要保证同质化教学并进行有效的质量控制难度很大。大量研究已经证实，以视频为主导，学练结合，小班教学的标准化教学模式，能够最大程度提供标准化知识和技能的培训，且学员收效最大，是目前国际上大规模标准化认证培训的首选方式。我国的 CPR 认证培训应该建立以标准化视频为基础的小班型（一定的导师学员比例）学练结合的课程体系，保证认证培训的教学质量和效果。随着信息技术的发展和人们学习方式的改变，网络课程教学和基于网络课程的混合式教学模式也逐渐成为临床技能教学的新宠。学员通过网络的标准视频课程接受理论教学和思维培训，再进入培训中心或在家庭使用简易模型进行技能操作练习，最后在培训中心预约考核，完成整个教学过程。这种新的培训方式机动灵活，方便快捷，普及推广迅速，已成为未来 CPR 认证培训的重要补充和方向。因此，建议我国 CPR 的认证培训采用以上两种主要形式。今后，随着移动通信终端、互联网技术的发展，CPR 培训形式还可以进一步拓展和丰富，使受训人员参加、掌握更加便捷。

医务人员的认证培训应该始终坚持科学化、规范化的方向，不断融入最新的医学教育理念，使培训的质量和效果最优化。团队概念的理念应该贯穿培训始终，强调对医务人员在抢救团队中领导能力和判断能力的提高，鼓励有条件的单位和培训中心采用高端智能模拟人和模拟病房进行高仿真的 CPR 模拟培训。高仿真的模拟人及训练环境有助于提高学员的团队合作、临床决策和临场技术发挥的能力，尽快掌握学习的知识和技能。虚拟现实（virtual reality，VR）技术为医学教育提供了新的手段，可以预见在不久的将来，全虚拟的仿真 CPR 培训系统可能为 CPR 培训带来全新的变革。此外，工作坊、场景教学等传统教学手段和方法也应充分加以运用，增加受训人员的学习兴趣。

CPR 培训的目标是知识和技能的掌握，高端的教学装备和豪华的培训场地不是有效培训的必要条件。各级培训中心应该结合自身的实际情况和医疗卫生装备条件，合理选择教学手段和方法，注重教学质量和效果本身，切忌盲目追求超过实际水平的培训装备和条件。

（三）科学的思维

科学的思维是正确行动的先导，CPR 培训应该在培训普及的各个层面注重科学思维的培养和建立。

CA 是一种临床综合征，因此 CPR 培训应该着重强调 CA 的"大复苏"观和高质量 CPR 的理念与实践，并将"大复苏"观的核心理念贯穿整个培训过程。所谓"大复苏"观，是指对于 CA 的临床救治除了按照目前国际通行的"生存链"概念强化各个抢救环节外，还应该构建不同层次的综合防治体系，更要强调预防为主的理念。CA 虽然发生突然，但不是完全没有先兆和规律，尤其院内发生 CA 前均有多种临床表现和提示，因此强化预防的理念是有效减少 CA 发生，最终高效救治 CA 的最佳策略。质量是生存的关键，要时刻强调：高质量且有效的基础生命支持是一切进一步复苏及抢救的基础和保证。而最基本的 CPR 培训的核心理念和考核目标就是经过培训的施救者能够实施"高质量"的 CPR。

CPR 培训还应该强调实战性思维，应该让受训者准确掌握 CA 患者的早期预警征象，发作时的临床表现，抢救时的基本步骤和主要技术方法，积极寻求专业帮助或团队支持等贯穿 CA 全程的专业知识、技能和原则。既要争分夺秒，积极施救，又要让受训者懂得根据 CA 现场的实时条件和状况，科学、合理地利用和调动手边的一切资源，为 CA 患者提供最有利、有效的 CPR 抢救措施，应该避免盲目、错误的施救行动。

三、培养健康的文化

CPR 培训的终极目标是提高临床对 CA 的抢救成功率,使大众远离这一心血管急性事件。

单纯从科学与技术的层面不足以完全解决和应对 CA 带来的所有问题及挑战，应该从全体人民内心的精神和修养层面提供引导与培育，使施救者获得一种精神力量的驱动和支持，使全社会在应对 CA 时能够做到"想救、敢救、能救、会救、懂防"。因此，从根本上说，CPR 培训要获得最终的成功，需要培养大众健康的文化。具体来说，需要将 CPR 培训提升至"健康中国"战略的最前沿和重要一环的高度，唤醒大众，提升公民素质，教育科学施救，倡导健康生活，最终实现个人和社会的健康人生目标。

（一）提升公民素质

公民素质是指一个国家的人民在改造自然和改造社会过程中所具有的体魄、智力、思想道德总体水平。它是国家综合国力的重要体现，是国际竞争的重要方面，也是国家经济和社会发展的基础。具体体现为视自己和他人为拥有自由权利、有尊严、有价值的人，勇于维护自己及他人的自由权利、尊严和价值的意识，这种意识还包含公民对国家和社会的责任感。进一步说，"追求健康，敬畏生命，正确面对疾病和死亡"等关乎个人生存的最基本公民素质在国人当中仍十分薄弱，需要全社会不断地接受教育和引导。

中国已经迈入中国特色社会主义新时代，应该紧扣这一时代主题，大力倡导美好、和谐的社会主义精神文明风尚。在 CPR 培训中应该明确而有力地宣扬：新时代的人民群众是应该具有健康而高尚公民素质的现代公民，既是健康向上的个体，掌握 CPR 的基本急救和健康技能，又能乐于助人，愿意并能够在他人出现危难和疾病时伸出援手，科学施救。

《中华人民共和国民法总则》第 184 条于 2017 年 3 月 15 日第十二届全国人民代表大会第五次会议通过，并于 2017 年 10 月 1 日正式颁布实施。该法律条文规定："因自愿实施紧急救助行为造成受助人损害的，救助人不承担民事责任。"这一善意救助者责任豁免规则被称作"好人法"，其用意是鼓励善意救助伤病的高尚行为。除了有法律的保障，中国一直倡导"扶危济困"的良好社会道德风尚，建设高尚、美好的新时代社会风气人人有责。

这些基本的事实和内容应该在 CPR 培训中被明确提出并强调，培训的课程要教育广大人民群众应该具备现代公民素质，学习掌握健康知识和基本急救技能，在法律的保护和道德的支持下"想救、敢救"。

（二）教育科学施救

作为科学施救的第一步，个人的安全和防护至关重要。与其他急救措施一样，CPR 时需要与 CA 患者密切接触，存在被患者体液传染肝炎、获得性免疫缺陷综合征（艾滋病）、梅毒等高危传染性疾病的风险和可能。因此，CPR 培训必须特别强调施救者的个人防护问题。相关课程必须教会学习者确认现场环境安全，学会使用个人防护装备，正确处理抢救后受到污染的医疗废物等急救安全基本知识。对于专业人员还应增加应对中毒、狭窄空间等特殊条件下 CPR 的特殊注意事项，确保施救者的安全。

一旦有人出现 CA，需要调动足够的医疗资源进行积极抢救。科学施救的第二点强调的就是及时寻求专业医疗团队的帮助。培训大众时，应该强调及时拨打 120 急救电话并寻求周围的急救力量。对专业人员，应该重视专业复苏团队的呼救，及时启动院内的应急抢救流程。在整个 CPR 培训过程中强调团队复苏的重要性和必要性。

我国已迈入老龄化社会，老年人心脑血管疾病高发，同时交通事故等各种外伤导致的 CA 伴胸肋骨骨折等频频可见，因此，科学施救还应该学会利用各种抢救的装备和器械。随着我国各大城市 AED，及完全具有我国自主知识产权的腹部提压心肺复苏仪的逐步普及和推广，应该教育广大市民在 CPR 时首先想到寻找就近的腹部提压心肺复苏仪及 AED，并及时应用。

各级培训课程必须包含腹部提压心肺复苏仪及 AED 使用的内容和环节，并确保学员掌握腹部提压心肺复苏仪及 AED 的使用。如有可能，应该结合当地的腹部提压心肺复苏仪及 AED 设置情况教授学员快速获得腹部提压心肺复苏仪及 AED 的方法和途径，如使用手机 APP 软件，展示腹部提压心肺复苏仪及 AED 设置特点图片、布局的地图等。

科学施救最根本的核心内容就是及时、正确识别 CA 患者，实施高质量的 CPR。源于实施传统的 STD-CPR 时受到胸外按压禁忌证的限制，同时在实施 STD-CPR 过程中 30%～80% 并发肋骨或胸骨骨折，骨软骨交界分离导致肺、胸膜及心脏损伤，从而限制了对 CA 患者高质量 STD-CPR 的实施，影响了 CPR 的成功率，如此种种，腹部提压心肺复苏术（active abdominal compression-decompression-cardiopulmonary resuscitation，AACD-CPR）应运而生。AACD-CPR 是对存在胸部按压禁忌证患者实施 CPR 的有效补充和延伸，是强化《2015 美国心脏协会心肺复苏与心血管急救更新指南》所强调的高质量 CPR 的有力保障，将二者互为补充、相向而行，是落实《共识》的具体行动，是中国 CPR 智慧方案的重要部分。在这个基础之上，充分调动社会、医疗单位等资源，应用腹部提压心肺复苏仪等各种新技术和新手段实施高水平的救治，勇于尝试和创新，通过科学的观察和研究不断探索 CPR 的新科学、新技术，持续推动 CPR 科学的发展、进步和转化。CPR 培训的核心就是让受训者在面对 CA 时不但"能救"，而且"会救"。

（三）倡导健康生活

应当明确，当代中国在经济社会和物质文明充分发展的背景下，心血管疾病的高发与不良生活方式及心理健康状况密切相关。而急性心血管事件（如 CA）的发生又与慢性疾病和亚健康状态的持续存在息息相关。因此，从源头上讲，CPR 培训必须向学员阐明慢性疾病与心血管急性事件（如 CA）之间的紧密关系，不良生活和健康习惯与 CA 发生的紧密相关性。将 CA 的防治与社区慢病管理和健康生活教育相融合，形成互动，在全社会形成健康生活的整体氛围。教会每一位学员重视现代生活背景下高压力、快节奏、轻健康的不良生活方式和心理状况对慢性疾病的形成及急性心血管事件发生的影响。从改变日常生活习惯、健康管理理念入手，从源头上实现对 CA 的综合防治，并与国家的"健康中国"战略紧密契合。使受训者"懂防"，这既是新时代中国特色社会主义健康文化建设对 CPR 培训提出的新的时代要求，也是我们倡导的"三预方针"教育的初心和终极目标。

第二节　心肺复苏培训"三训"方案

CPR 培训要遵循"三训"方案：专业的技能是培训的内容和目标；多维的技艺是培训的方向；灵活的技法则是培训的技巧和方法。

一、训练专业的技能

掌握 CPR 的技术和方法，具备应对 CA 发生的勇气和能力，是 CPR 培训认证课程所要达到的基本目标。"专业"的技能培训对于公众来说，就是尽可能掌握足够多的科学和知识，从容应对 CA 的发生，按照标准流程开始 CPR，尽量实施高质量的 CPR，即掌握标准技能。而对于专业人士（医务人员、专业救援队等），还应该逐步掌握多元化的 CPR 和急救技能，能够结合临床，针对不同的患者和条件实施个体化 CPR。

（一）标准技能

标准技能就是经过循证医学的充分论证，对 CA 患者进行抢救的最有效、最基本的操作要求，是 CPR 培训的基本内容，包括：早期发现 CA 并立即启动应急反应系统；及早 CPR，着重于胸外按压；及早实施电除颤。具体包括：院外 CA 的流行病学概况、早期 CPR 的关键环节、如何识别 CA、如何启动紧急医疗救护系统、如何实施高质量的 CPR（胸外按压和人工通气）、电除颤的基本知识、AED 的使用和操作、成人 CPR 技术、儿童和婴儿 CPR 技术及气道异物梗阻的识别和解除。

从技术实施效果来说，标准技能还包括具备实施高质量 CPR 的能力，并通过标准化技能测试考核。目前，全球统一的 CPR 标准技能的要求是：正确执行处理成人 CA 患者的流程（识别、呼救、判断、复苏）；快速（频率 100～120 次/分）、用力按压（深度 5～6cm）；胸廓充分回弹；尽量减少按压中断；通气有效但避免过度通气；正确使用 AED，以及正确应用海姆立克急救法进行气道异物梗阻患者的急救。优质的 CPR 培训必须使受训者最终能够按照标准独立实施 CPR，有条件的培训中心还可以将客观评价 CPR 质量的系统引入培训考核评价之中，确保培训的实际质量。

标准技能是其他 CPR 技能培训的前提和基础，因此，也是各种、各级 CPR 培训认证课程的必修课和必考项目。

（二）多元技能

作为医务人员，特别是需要经常进行 CPR 抢救（急诊、呼吸、危重症、麻醉、心血管等专业）的医护人员（以下简称为高频复苏人员），单一的标准技能是远远无法满足临床实际需要的，必须经过多元技能的 CPR 培训。多元技能是指除了标准的徒手 CPR 技术之外，多元化的复苏方法学、与 CPR 密切相关的抢救技能，以及与 CA 预防相关的临床技术和技能等。

单纯按压 CPR 是最易普及和实施的 CPR 方法，推荐在各种普及型和初次 CPR 培训中教授。随着现代医疗科技和装备水平的提高，以高质量 CPR 为目标，解决特殊条件下人力不足或人力无法实施的 CPR 新技术、新装备得以进入日常的临床应用中。但限于循证医学的推荐，以及临床应用当中存在的诸多实际问题，使得这些在实验室或部分领域表现优异的装备未能在临床发挥应有的效能和价值，CPR 新技术发展和进步的空间有限。加强与新技术及装备制造商的沟通和合作，科学、合理地实现 CPR 新技术装备（特别是国产化装备）的产学研一体化发展，将最佳的新技术装备使用方法和技巧有效传授给操作者，在临床应用中不断完善和发展，才能持续推动新技术装备的进步和发展。当然，对新技术装备的培训必须是全面而客观的，对技术装备的局限和不足也应该向受训者透明化介绍，规避医疗风险，规范医疗行为，最终也将促进新技术的合理应用和发展。以机械按压技术和装置为例，人机配合是决定装备应用效果好坏的决定性因素，如何缩短上机时间，合理避免并发症是该项技能培训的核心和关键。而在特殊条件下（如长时间复苏、转运途中、野外、导管室等）的合理成功应用，也应该成为开阔学员思路、推动技术发展的重要培训内容。其他的多元复苏方法学还包括AACD-CPR、体外膜肺心肺复苏法、开胸直接心脏按压法、膈下心脏抬挤复苏法等。此外，临床上还出现了多种用于 CPR 质量监控的技术装备，能够直接反映 CPR 的效果，提升 CPR 训练和实际操作的质量，也应该在 CPR 培训中适当介绍，拓展学员的视野。此外，CPR 质量是 CPR 培训永恒的重点和话题，应该将个人、团队或单位持续改善 CPR 质量的思路和方法介绍给学员，并触动学员结合自身的条件和实际，积极思考并制订各自的 CPR 质控和持续改进策略，将培训所学应用于临床实践，真正实现培训的目标。

多元技能的另一项"重头戏"就是 CPR 相关的多元化技术，包括：患者的系统化评估、气道管理、器官功能支持〔呼吸机、循环支持、连续性肾脏替代治疗（continuous renal replacement therapy，CRRT）等〕、恶性心律失常的识别和处理、临时心脏起搏、目标温度控制、脑功能监测与评价、脑复苏、脑死亡和器官移植等项目。这些内容既可以安排成为系统化课程提供给学员，也可以通过各种独立的课程或工作坊等形式向专业人员进行传授。这些基础但又与最终的复苏预后密切相关的技能应该通过 CPR 培训教授给高频复苏人员，以期全方位提高医疗团队和机构的 CPR 抢救能力。此外，对于 CA 前事件（ACS、脑卒中、休克、心律失常、生命监测异常等）相关知识的学习和普及同样重要，也应该划归多元技能之一。ICD 已经被广泛认可为 CA 高风险患者最有效的预防措施，关于 ICD 的相关知识和技能也是需要培训、教育的多元技能。

多元技能与 CPR 及患者预后密切相关，其合理应用仍在不断深入探索，部分技术仍存在争议。因此，对多元技能的培训应该秉持科学、开放与包容的态度，既要全面介绍并客观评价新技术在 CPR 领域的应用，又要适当鼓励尝试与应用，不断探索新的技术和方法，丰富 CPR 的策略和手段。

（三）个体技能

个体技能是指施救者能够根据不同患者的具体特点和发病情况，综合采取有针对性的早期干预策略，并在 CPR 时对相关高危因素进行相应的处理，确保 CPR 的成功。

掌握个体技能，首先要了解不同 CA 患者个体的差异，熟悉他们各自的特点，在 CPR 时充分考虑这些相关因素，对 CPR 流程和实施进行适当的修订和补充，从而提高复苏成功率。对于婴儿和儿童，CA 的病因多与呼吸相关，因此 CPR 的策略应该以呼吸恢复和支持为重点；而成人 CPR 的核心是自主循环的重建；我国已步入老龄化社会，老年人发生 CA 多为非可除颤心律且预后不良，要引起高度重视，注意患者可能有多种基础疾病，存在多个高危因素需要及时去除，胸外按压时容易出现肋骨骨折，需要及时调整按压深度及寻求 AACD-CPR 等多元化的复苏方法；孕产妇出现 CA 要充分考虑胎儿因素，及时决策终止妊娠等问题；运动员出现 CA 多与遗传因素及运动性伤害有关，抢救的及时性至关重要；特殊工种的 CA 患者要充分考虑工况条件，采用恰当的抢救措施和策略。

不同病因导致 CA 的发生机制不同，在 CPR 的方法学实施时除了标准技能的应用外，更应考虑对相关高危因素的处理和解决。院内最常见的 CA 原因就是缺氧，因此应该强化对缺氧的认识和早期干预的培训；淹溺的抢救存在较多误区，需要在培训中单独培训讲解，尤其对于基层的医务人员和公众。此外，如电击伤、电解质紊乱（高低钾、镁）、创伤、张力性气胸、心脏压塞、ACS、卒中、肺动脉栓塞、中毒、低温等特殊情况也应该结合培训对象及实际需求进行必要的培训和教学。

从标准技能、多元技能再到个体技能，专业的技能培训的目标是使高频复苏人员具备高水平、规范化、个体化的 CPR 实施技能，为 CA 患者选择并实施最佳的复苏策略和流程，最大限度地提高 CPR 的成功率。

二、训练多维的技艺

掌握了各种 CPR 技能，只是具备了为 CA 患者提供高水平 CPR 的基础，但能否在复杂多变的临床环境中将 CPR 过程中的人员、装备、技能、环境等因素进行有效的整合与完善，形成相对全面的体系，实现最佳的复苏抢救过程，则需要 CPR 培训提供多维的技艺训练。

（一）时间技艺

CA 之所以成为最富挑战的临床综合征，最关键的决定性因素就是时间。从发现 CA 开始，CPR 的每一个步骤都是在与时间赛跑，把握时间维度的技艺就是把握 CPR 抢救的整个核心。

要实现 CPR 过程高效运作，在时间上占据主动，必须实施团队复苏策略。团队复苏的意义在于保证高质量 CPR 的同时，通过团队成员实现多元技能的充分实施，减少决策和技术错误。因此，团队复苏训练应该成为 CPR 培训的必修课。尤其对于高频复苏人员，应提供高水平的团队复苏演练，重点培训学员的团队领导力和临场决策分析能力。

在 CA 发生和抢救的前、中、后各时间段，CPR 的策略和重点也显著不同。因此，在 CA 全程管理中心对时间技艺也应有更深层次的培训要求。不同的 CA 时程，导致患者复苏时的状态明显不同，在 CPR 的方法学和用药等干预策略上也需要优化调整，ROSC 后所要采取的复苏后策略也存在差异，预后自然也不同。这些都需要受训学员能够将前期的各种技能和知识进行融会贯通，结合自身单位条件和环境等做出 CPR 的策略优化和调整。

随着 CPR 科学和技术的进步，越来越多经过长时间 CPR 的患者预后得以显著改善。人类不断突破 CPR 的技术极限和挑战。因此，能够在长时间 CPR 过程中综合各种因素，合理选择多元的 CPR 技能以保证高质量的 CPR，同样成为今后 CPR 培训的方向和突破，因为对时间的挑战，就是人类科学和技能对 CPR 的终极挑战。

（二）空间技艺

CA 发生突然还表现在其发生地点的不可预知性，任何地方都有可能发生 CA。CPR 培训首先应该强调专业人员在 CA 可能发生的地点进行必要和充分的准备，有预案和能力应对 CA 的发生。在部分特殊的场地，可能发生的导致 CA 的原因不同，应该引导学员思考特定空间下制订特殊的复苏策略和流程。有条件的课程应该结合学员所处的空间特点制订特殊的培训内容和训练项目。例如，在普通病房和麻醉恢复室，窒息应该是最需要重点预防和应对的 CA 病因；在口腔科诊室，预防异物脱落造成窒息和麻醉意外则是预防 CA 的首要考虑，同时应该有口腔诊台 CPR 操作的尝试和演练；在血液透析室发生 CA 时，除按照标准流程进行 CPR 外，同步还应该有血液透析设备相关的操作流程，并且考虑血液容量、电解质水平等相关的 CA 高危因素或可逆病因；在灾害事故现场，确保空间安全十分重要，在 CPR 实施时应该考虑环境及患者本身可能携带的高危物质对施救人员的影响，在复苏的方法学上应该充分考虑多元化复苏策略等；狭窄空间医学是近年兴起的新兴学科，在狭窄空间内实施 CPR 同样面临诸多挑战，需要专门应对的相关复苏策略和方法；大型活动医疗保障现场 CA，应该把抢救人员生命放在首要位置，同时兼顾社会影响和媒体的压力等综合因素，制订特殊的 CPR 流程。

对于特殊职业及空间从业人员的培训，应该在标准技能的基础上紧贴空间的特点和实际，有针对性地开展模拟培训和训练。在飞行的航空器或移动的车厢（如高铁、公交车厢等）内部的 CA 处理既坚持标准的复苏方法，应对狭窄的空间，又牵涉启动紧急迫降（或站点停靠）、医疗对接等实际贯穿 CPR 抢救全程的流程问题，应在相关培训中明确。而在机场、车站（含高铁、地铁、公交等）、广场、大型游乐场、商场等公共场所的现场救护同样涉及多人员、多流程等管理和医疗的实际问题，最好也能在特殊对象的培训中进行强调和明确。

情景（空间）模拟是现代 CPR 培训重要的基本方法之一，其目的就是让学员尽快进入并熟悉现场场景，并在今后的实践中能够在实践记忆的基础上从容面对。CPR 培训必须将情景模拟教学贯穿应用到整个教学培训活动当中，而对专业人员的培训更应该突出院内真实抢救场景的高仿真或实景模拟训练。通过模拟在提高复苏团队实际技能的同时，还可以检验环境、装备等系统化结构的合理性与存在的问题，帮助机构从系统优化层面改善 CPR 质量。

（三）世（人）间技艺

面对 CA 的突然发生，面对各种特殊的环境和条件，并不是所有人都能泰然处之、从容应对，CPR 培训需要首先让所有学员建立起良好的心态，使其具有足够的勇气将所学的 CPR 技能正常发挥，应用于抢救。因此，除了保证学员掌握正确启动应急反应系统（拨打 120 电话或院内急救流程），知晓法律保障条款等免除后顾之忧外，还应该通过循序渐进和足够的实操训练，牢固掌握 CPR 技术，从而建立起足够的自信心，敢于在第一时间实施高质量的急救。这就要求导师在实操训练中及时、明确和简洁地给予学员各种反馈（正面鼓励或纠正错误），帮助学员掌握操作技术，提高操作水平和技巧。团队复苏已经成为现代 CPR 抢救的基本形式，因此通过 CPR 培训培养 CPR 的实战化团队，是 CPR 培训的另一个重要职责。开展团队培训不仅是对多人复苏的具体分工和单个技能的多人实践，而且应该注重高效团队的运作培训，重点培训学员的领导能力、沟通能力和临床决策能力，要按照团队运作的 8 项要求（互通、互知、互享、互敬、明责、明令、明谏、明晰）进行实战化培训、演练。口头汇报是当前团队模拟培训最常用的教学小结方法，也是快速提高学员水平和促进团队自我进步的重要方法，应该在 CPR 培训中广泛使用，鼓励学员掌握并在临床实践的案例总结中灵活应用。

CA 的抢救关乎生死，一定涉及相关的法律、道德和伦理等特殊情况和棘手问题。例如，CPR 应该持续多长时间，如何向猝死的患者家属告知噩耗，如何与 CA 患者家属沟通器官捐献的相关事宜，院外猝死的特殊患者如何规范处理等。CPR 培训不应该忽视这些 CPR 世间技能的培训，应该明确给出相关问题的原则性意见和建议，可以采用专题探讨、模拟演练或是案例分析的形式开展相关的培训和交流，提升学员应对这些 CPR 相关世间问题的能力。

三、训练灵活的技法

训练灵活的技法是指 CPR 培训过程中，在按照标准化课程认真施教的基础上，以问题为导向，全时策划实施，不断创新教学理念和方式，以培训质量为生命，开展全方位的全民 CPR 培训。

（一）问题导向

CPR 培训的目标是切实提高区域的 CPR 抢救成功率，因此 CPR 培训应该以问题为导向，结合当时、当地的具体情况，有针对性地开展能够解决实际问题的培训。

目前，培训中心在组织课程开展时一般采用认证培训和普及培训两种基本形式。①认证培训：适用于需要获得 CPR 及急救等相关执业或能力资质认证，颁发合格证书的培训，如医务人员、医疗陪护、各单位急救员、警察、消防员、安保人员、空乘人员、导游等专业人士和潜在的第一目击施救者。建议采用小班教学，严格按照一定的导师学员比例进行教学，要求同时进行理论和技能考核以评价学员实际能力，并通过颁发证书认可其资格，多采用课程形式举办。②普及培训：适用于急救和 CPR 理念的推广，以及基本急救、CPR 技能的传授，形式多样，规模大小不定，对导师学员比例没有要求，更强调对参与者基本急救和 CPR 意识的唤醒，多采用单项活动或公开课的形式举办。两种基本的培训形式不可或缺，但不可将普及培训与认证培训相混淆，更不可简单替代认证培训。

大型的项目和公益活动能够集中调动大量的社会及媒体资源，提高公众的关注度和参与度，是目前唤醒公众急救意识、CPR 普及培训推广的较好的形式，值得推荐。项目的实施最好能够将普及培训与认证培训相结合，注重活动的连续性，并配套长期的认证培训作为有力支撑，才能达到最佳的培训效果。

总体上说，当前我国 CPR 抢救成功率不高，主要问题是：公众 CPR 科学和技能知晓率低，早期识别 CA 能力差，作为第一反应人进行现场急救的意愿和能力不足；医务人员普遍缺乏规范的 CPR 培训，高频复苏人员的 CPR 技能有待大力提升。因此，大力倡导公众学习 CPR 科学和技术，多种形式并进，快速、持久地在全社会形成 CPR 学习热潮，是当前的首要任务。与此同时，加快我国科学、规范的 CPR 培训体系建设，开发适合多层次需要的丰富的认证培训课程，为全民培训提供充足的科学化、规范化培训资料，不断提升 CPR 培训的水平和质量，也是现阶段最重要的建设任务。在未来的 3 年内，打造合格的公众 CPR 培训导师队伍，为全社会提供以标准技能为基础，将"预防为主的理念，倡导健康生活"贯穿培训课程的规范化公众和专业课程体系，初步建立有效管理的 CPR 培训认证体系，将成为 CPR 培训的基本目标。

对于专业人员而言，建立相对全面和完善的科学、规范的现代化专业 CPR 培训体系，需要持续相当长的一段时间，我们的总体建设目标是形成教学、科研和临床相互结合、影响，能够推动我国 CPR 科学自主创新，并与全球先进地区同步发展的现代化专业 CPR 教育培训体系。当前的培训目标是初步建立规范化专业人员 CPR 认证培训体系，在全国范围内实现我国医务人员的 CPR 规范化、专业化培训，特别是对西部、卫生发展及经济欠发达地区，整体提升我国医务人员的总体 CPR 科学和技能。在这一基础之上，利用各种现代化教育手段和方法，持续、高水平推进专业人员的 CPR 培训体系的建设，最终在 5 年内实现总体的建设目标。

在基本实现全国性规范化培训体系的基础上，CPR 培训将以区域问题为导向，以科学的流行病学调研的科学实施为基础，结合当地的具体情况与实践，优化培训内容和重点，以降低区域 CA 的总体发生率和提高区域 CA 的抢救成功率为终极导向，开展区域性针对性 CPR 培训。

（二）全时导向

全时导向是指 CPR 培训应该充分利用各种时机、各种条件及各种形式开展公众普及的培训和教育，同时也能将系统、复杂的培训内容有效分割、组合，化整为零，利用各种碎片化合成教学的方式为大家提供无时间、空间限制的学习形式和机会。此外，对于专业人员特别是高频复苏人员而言，医学科技及 CPR 科学在不断进步和发展，CPR 的相关知识、技能也在不断更新和优化，因此，保持 CPR 培训内容的"新鲜度"和"时代感"也是 CPR 培训的重要内容与责任。

传统 CPR 培训通过集中、系统的知识讲授和技能训练，让学员通过当次培训就能够很好地掌握相关的科学和技能，是目前 CPR 培训认证课程的主要教学形式。但 CPR 科学和技能涉及多个学科领域，系统、完整地讲解需要足够的学时才能实现。在现代快节奏的生活、工作压力下，长时间、系统化讲授并不是最佳的培训形式。将 CPR 培训的核心理念、内容有效分解为若干知识点和段落，利用现代理念和方式将 CPR 培训的知识点、理念、关键技术，制作短小精悍的海报、视频、卡通、微信、微视频、大型开放式网络课程（MOOC）等教学素材或公益广告等，通过全媒体和全教育平台全时投放，配合传统的大型公益活动、宣传等，才能够在全社会形成最立体、全面的培训氛围，短期内实现对公众最大范围的普及教育目标，将大家吸引到传统的认证培训课堂。

专业化 CPR 培训，尤其是针对高频复苏人员的高级培训，涉及的科学和技能更加丰富、全面，即使是传统的集中教学也难以在较短的时间内（至少 1.5d）给予学员充分的学习和练习。因此，进一步优化课程设置，化整为零，采用更加机动且自主的混合式教学方式及学分制学习方式，更利于繁忙的专业人员完成更全面的技能学习，也能更加丰富和"新鲜"地提供最新、最前沿的 CPR 科学课程，这也是今后课程优化发展的方向。与此同时，更多 VR 技术应用于医学教育领域，今后的 CPR 培训将有更多的 VR 技术辅助和实现，使得 CPR 培训更加实战化和智能化。在新技术条件下，团队演练可能被 VR 技术的培训游戏所替代，CPR 培训将更加不受时间和空间的限制。

（三）创新导向

CPR 普及培训的方式需要不断创新，课堂式的教学方式已经无法满足广大医护人员及公众学习的热情和要求。作为专业培训，应该以各级培训中心为主导，在保证 CPR 科学和技术的科学、有效掌握，保证培训质量的原则下，创新课程的实现形式和方法。例如，采用 MOOC 课程等现代化教育手段开展混合式教学；利用学分制短课程方式使专业人员在繁忙的日常工作间隙灵活完成课程培训并获得认证；应用现代信息化技术（如 VR 技术）等实现对 CPR 临床决策能力、领导能力的培养和训练等。随着智能化模拟人和远程医疗技术的进步，远程教学及操作考核也将成为 CPR 教学的可行途径和方式，尤其适用于目前已开始布局城市的急救站（急救小屋）等城市急救综合服务站点及缺乏师资资源的偏远地区。

公众 CPR 培训受众较多，文化层次不一，区域风俗生活习惯迥异，充分发挥各地培训中心和基层导师的智慧和才华，开发多种形式、题材和风格的培训材料，有针对性地创新性开展 CPR 培训十分必要，但应该得到专业学术组织的大力支持和科学认证。例如，将 CPR 的基本技术编成歌曲、舞蹈，甚至广场舞的形式，以便于在中老年人群中推广；CPR 急救教学卡通能够很好地吸引少年儿童的注意力，取得很好的教育效果；部分地区将古老的地方非物质文化遗产，如皮影戏，作为 CPR 培训的载体，深受当地群众的欢迎，也推动了传统文化的传承。这些民间创新的丰富教学、培训形式应该得到专业学术团体的指导和认证，并提供优质的平台及更大范围的传播和推广，展示中华民族丰富多彩的 CPR 培训形式和方法，真正营造全民培训、全民科普的良好社会文化氛围。

由中国研究型医院学会心肺复苏学专业委员会及中华医学会科学普及分会组成的中国 CPR 培训专家指导委员会制定了中国 CPR 专业课程。①总论：中国 CPR 共识与美国 CPR 指南；中国 CPR "三立" 工程创新导图；中外 CPR 方法与机制之思辨；胸外按压 CPR 与 AACD-CPR。②模块一：CA 前期的预防、预识、预警 "三预" 方针（CA 前期血供重建术预防、CA 前期高危心电图预识、CA 前期血流动力学预警）。③模块二：CA 中期的标准化、多元化、个体化 "三化" 方法（CA 中期高质量的 CPR 标准化技能、CA 中期 AACD-CPR 多元化技术、CA 中期特殊人群 CPR 个体化技艺）。④模块三：CA 后期的复生、超生、延生 "三生" 方略（CA 后期低温调控复生方案、CA 后期呼吸支持超生方策、CA 后期移植伦理延生方案）。⑤模块四：CA 全期的时间、空间、世间 "三间" 方技（时间维度 CPR 实训方法技能：心脏起搏+电击除颤；胸外按压 CPR+AACD-CPR；人工气道建立+骨髓腔通道建立。空间维度 CPR 实训方法技能：头颈位 CPR+肢腹位 CPR；胸腹肢立体 CPR+溺水 CPR；团队复苏+CA 救助网络应用。世间维度 CPR 实训方法技能：个人启动 EMSS+止血包扎固定转运；

家庭自助应急预案+海姆立克急救法；社区"525"CPR普及+平安站建立）。CPR理论、实操、导师体系考核。

中国CPR培训专家指导委员会还制定了中国CPR公众培训课程。①总论：《2016中国心肺复苏专家共识》普及；《中国心肺复苏培训专家共识》普及；中国CPR公众培训"三导向"思维；中国CPR公众培训"三维度"实训；中国CPR公众培训"三工程"导图。②模块一：时间维度CPR实训方法技能（心前区叩击+AED；胸外按压CPR+AACD-CPR；开放气道+人工呼吸）。③模块二：空间维度CPR实训方法技能（头颈位CPR+肢腹位CPR；儿童CPR+孕妇CPR；电话指导CPR+溺水CPR）。④模块三：世间维度CPR实训方法技能（个人启动EMSS+止血包扎固定转运；家庭自助应急预案+海姆立克急救法；社区"525"CPR普及+平安站应用）。CPR理论、实操考核。

第三节　心肺复苏培训"三者"方向

CPR培训最基本也是最重要的任务，就是将最新的CPR科学和技术经过培训成为公众及专业人员的日常实践，实现科学成果的转化应用。因此，CPR培训的根本方向就是培训CPR科学成果的转化应用者，同时也使得这些真正掌握科学知识和技能的学员进一步成为CPR的精准普及传播者，最终通过大家的不断实践和探索，不断总结并摸索我国CPR实施和发展的科学规律及正确方略，成为理论创新的引领者和贡献者。

一、成果转化运用者

要真正做到CPR培训全民总动员，关键是接受了CPR培训的每一个人都要积极成为CPR科学和技术最新成果的转化应用者，需要熟悉并理解CPR相关科学知识，懂得将相关知识转化为日常实践；掌握CPR的标准和多元技能，并能够教会不懂CPR操作的其他人员；通过培训知晓新时代中国特色的CPR急救和健康文化，乐于与他人分享、共勉。

（一）科学转化者

科学转化为实践需要对科学有充分、准确的认识，能够将刻板、生涩的理论及科学结论变成可供临床实践的行为和指导，需要建立优秀的教学资料，设立的课程能够以不同的语言将CPR的科学讲清楚，让各种类型和层次的学员学明白。因此，建立科学、完善的CPR培训课程体系至关重要。

此外，建立一支高水平、强大的导师队伍，通过言传身教，极大地提升CPR科学转化的效能，同样是CPR培训成功的关键。作为CPR课程的培训导师，除了能够牢固掌握学员课程的所有知识和内容外，还应该掌握作为导师的必备素质和能力，并能通过课程掌握基本教学技巧，高质量开展CPR培训。导师必须掌握的核心能力包括：掌握并能够正确传授中国CPR专家共识或指南的科学知识和技能；掌握标准视频小班的教学方法，能够指导与提升学员的CPR技能；能够客观评估学员对CPR科学和技能掌握的程度，准确考评；能够按照教学规程独立完成课程教学；具备不断更新和自我提升CPR科学及技能的能力。导师资格的认证也需要通过完成标准化的导师培训课程，经过相关考核且经过实际教学评估合格后才能获得。随着教学经验和能力的积累，可以逐步申请更高级别的导师资格。设立四级导师结构体系能够有效保证CPR培训的质量和可持续发展。

（二）技能传播者

对于 CPR 科学，只是知道和了解是远远不够的，经过 CPR 培训的学员必须具备实施 CPR 的技能，这是基本要求。而一旦掌握 CPR 的技能，就能够正确展示 CPR 动作的要领和技术，就具备 CPR 技能教学的能力。因此，在 CPR 培训中应该融入 CPR 技能教学技巧的示教和理念，使学员在练习中掌握这一基本的教学技能。再通过导师对 CPR 技巧的解析和补充，丰富学员教学的素材，使每一位经过 CPR 认证培训的学员都能成为 CPR 技能的传播者。

要想成为技能传播者，个人的实践体会至关重要。因此，保证学员在技能培训时有足够的时间和机会练习，在不断重复的练习和导师的指导中对 CPR 操作有所感悟和体会，将增加学员技能传授的经验和自信。

要使技能的教授和传播事半功倍，提供以标准视频为基础的操作练习资料工具，让学员边看边练，已经被证实是最有效的技能训练方式。因此，CPR 培训必须要为各层次的 CPR 技能培训提供数量和形式足够充分的 CPR 技能练习教学资料（视频、技术图解等），使得教学更加容易。

（三）文化倡导者

CPR 培训中所倡导的文化，既包括复苏急救的文化，又强调全民健康的文化。复苏急救的文化涉及个人道德、社会道德、健康医疗、伦理法律等多个层面和领域，需要培训课程在设计和教学时就通过教材、教学资料（视频、海报等）、导师的传授、练习考核等多维度、多细节进行体现和强调，并贯穿培训和日常科普的始终。具体来说，这些复苏急救的文化包括见义勇为、全力以赴、讲求科学、精益求精、团结协作、持续改进、尊重生命等。健康文化更强调个人自我的健康管理，针对 CA 的有效预防和控制，包括：健康生活方式，远离心血管疾病；注重家庭健康，扶助家庭成员；保持身心健康，避免亚健康状态；急救与预防并重，科学应对意外事件等。

二、精准普及传播者

CPR 培训的基本要求就是科学和准确，强调的是掌握高质量 CPR 的实施技能，对于专业人员更强调在标准化施救的基础上实现多元化、个体化复苏。因此，CPR 培训自身的特点决定了其另外一个重要的方向，就是培训精准普及传播者。我们身处"大数据、全媒体和互联网+"的时代，为知识和信息的传播提供了前所未有的便利及速度，但也带来了新的问题和挑战。各种不规范、不严谨甚至是错误的 CPR 培训内容和方法在不同的传播媒介出现，给规范的 CPR 培训带来冲击，使部分公众被误导，接受的培训知识和技能被混淆。因此，在 CPR 的培训中应该强调有精准的传播源，构建精准的传播途径，针对精准的传播受众，进行精准的培训。

（一）精准传播源

传播源是传播的核心，正确的知识和信息是保证正确传播的先决条件。因此，中国的 CPR 培训应该明确精准的传播源。《2016 中国心肺复苏专家共识》是当前我国唯一自主编写的 CPR 科学指导和参考，吸收了国内外最新的 CPR 相关科学成果和共识的精华，更结合了中国的具体临床实践，是目前中国 CPR 培训最为重要的精准传播源。此外，AHA、欧洲复苏委员会（European Resuscitation Council，ERC）等多个 CPR 或心血管急救专业委员会的共识和指南，也是当今世界 CPR 培训的重要传播源，权威代表了各个国家和地区的 CPR 培训科学和知识。这些指南和共识均以所在国家和区域的医疗卫生条件、政策等为基础制定，在学习时应该带有批判性思维，了解相关的区域化背景。然而，共识和指南作为专业文献难以为公众接受，专业人员也无法快速掌握。因此，需要权威的专业学会将这些科学来源进一步凝练转化为适用于广泛培训的教学资源（课件、视频、卡通、公益广告、海报、科普文章等），单独或联合国内外优秀专业学会，为 CPR 培训的科学传播提供官方精准传播源。

在当代中国社会，作为科学普及的重要内容，民间团体、单位、志愿者组织和个人都有极大的兴趣自行制作各种 CPR 培训的传播源，这些"新传播源"形式活泼、多样，富有创意，深受公众特别是年轻人的欢迎。但是，很多传播源因为缺乏专业指导，存在科学和技术的缺陷，容易误导大众，成为"劣传播源"，这就需要权威的专业学会提供专业的技术指导，转劣为优。此外，还应对经过技术指导、专业合格的传播源进行认证和推荐，引导公众接受认证传播源的培训，以建立科学、丰富的民间精准传播源库，拓展培训资源。

（二）精准传播途径

CPR 培训不同于其他的商品推介和技能培训，既要求广泛的动员力和立体的传播性，又必须建立科学的、可靠的培训实体空间和质控体系。因此，对于适用于普及传播的资源，强调的是全时、全媒体和立体化，利用所有可以利用的传播途径，将精准传播源进行足够的投放传播。当然，在建立足够的精准传播资源库的基础上，应该有选择性地精准传播。例如，公益广告大多适合官媒和公共场所的大屏，民间传播源适用于区域内针对不同的人群选择性推广。对于专业认证的培训，必须依托经过认证的培训中心组织开展，同时辅以现代化网络教学体系及官方培训网站实施。

（三）精准传播受众

应该针对不同的培训对象建立不同的培训层次，完善相关的课程体系。从培训层次来说，主要分为医务人员和非医务人员培训。医务人员是指获得临床执业资格的医、护、技等专业技术人员。非医务人员是指除医务人员之外，需要掌握 CPR 基本技能和知识的人群，广义上说这个范围应该包括全体公民。应该针对这两个不同的层次培训对象，设计不同的内容和课程体系，以适合他们的实际需求。

针对医务人员的培训应该强调医院环境和条件下 CPR 的综合防治知识和技能，重点强化基于团队合作的高质量 CPR 的实施，以及围心脏停搏期全过程的诊治和管理。而非医务人员的培训首先应该强调勇于施救的理念及法律保障，要明确我国在《中华人民共和国民法总则》中已经存在对公民自愿实施紧急救护的法律免责条款。培训的重点是对院外 CA 患者的早期识别、呼救和规范的复苏技术实施（包括胸外按压、人工通气、腹部提压心肺复苏仪和 AED 的使用）。除了以上培训内容应该规范和统一外，非医务人员的培训可针对不同的培训对象和实际需求，采用更为灵活的教学内容安排及丰富的教学手段实施。例如，对于特殊职业人员（煤矿、电力、运输、公安、消防、安保、导游、空乘、列车员、救生员、单位安全员、机场工作人员等），应该结合其工作环境和职业特点，有针对性地开展特殊条件下的复苏培训，并适当增加和扩展 CA 相关的急救救护知识及技能的培训；广大教师和学生是急救意识和 CPR 技能的最佳推广者，应该将 CPR 培训纳入基本素质教育的内容，并且针对不同院校（大、中、小学）各自的特点，采用不同的教材和培训方法，因材施教，同时应鼓励各级学生积极参与到 CPR 的普及教育和培训中，带动家人主动学习；社区相关的工作人员应该掌握社区 CA 综合防治体系构建的方法，针对社区的工作人员、服务人员、养护机构工作人员、物业管理、安保、义务安全员、义工等进行系统培训。社区医疗卫生机构除了自身医务人员的培训外，还应该重点对慢性心血管疾病等 CA 高危患者及其家属进行 CPR 培训和 CA 预防的教育，强化慢性病管理，积极参与社区 CA 综合防治体系的构建，并提供智力和技术支持。

三、理论创新引领者

作为科技和实践的重要"桥梁"，有组织的、优秀的 CPR 培训是推动 CPR 科技发展的关键环节和重要推动力。而 CPR 的培训生命力在于提升个人的综合能力，构建一支强大的导师团队。每位学员都是潜在的导师，都是 CPR 科学技术传播的"种子"。换言之，CPR 培训还应该坚持理论创新引领者的培训方向，尤其对于广大医务工作者，应该通过系统、完善的培训使他们投身 CPR 科技的探索与科研，分析、总结 CPR 的新科技和新理念，逐步成为复苏科学理论、科普理论、传播理论的传播者、实践者和创新者。

（一）科学理论

对于医务人员，CPR 培训不应止步于受训者掌握 CPR 的科学和技术，还应通过培训的深入和完善，使受训者能够认识科学及技术产生的科研过程和存在的问题，了解相关科技的不足和问题，在实践中观察、总结新科技的效果和影响的同时，思考并探索更好的复苏策略和方法，为复苏科学新的理论和技术的产生提供持续的科学来源。

CPR 培训的实际效果将反映在区域 CPR 成功率及 CA 发生率的变化，因此，要准确评价 CPR 培训体系的效果需要跟踪进行区域 CPR 的流行病学研究，并对培训效果进行客观评价。此外，新的培训方法和手段层出不穷，鼓励采用不同的新技术和理念进行培训改革和优化，并通过培训科研课题进行验证，最终通过培训体系优化转化，真正提高我国的 CPR 培训水平。

（二）科普理论

科学普及本身就是一门科学和艺术，也需要理论的指导与创新。不同于单纯的医学科普或健康科普，CPR 培训中的科普既是对健康观念、意识的教育和改变，也需要影响受教者的行为和文化，更重要的（最基本的）是传授救命的方法和技能。可以说，一个好的 CPR 培训的科普涵盖了绝大部分的科普形式和方法，因此在 CPR 培训的同时必须整合并创新科普理论和实践。作为 CPR 培训的导师，既是 CPR 科普理论的学习者和实践者，也是科普理论的创新者，要从不断的培训实践中发现、总结、验证新的科普理论，从科普的对象、方法、形式、媒介、效果、评价等各维度和层次进行科普理论的发展及创新，目标就是在更有效的时间内，将 CPR 全面立体的理念、科学、方法用与时代发展相协调一致的思维及形式带给更多的公众和群体。

（三）传播理论

CPR 培训及科普的本质就是 CPR 相关科学和技能的传播。因此，要从更高的层面完成 CPR 培训的设计和推动，需要从传播学的高度去总结、研究及发展培训和普及的系统构建、方法突破与有效实施。

传播是人类的一项基本社会功能，因此传播学是与政治学、经济学、人类学、社会学、心理学、哲学、语言学、语义学、神经医学等众多学科都有交叉的交叉性、边缘性和综合性的社会科学学科。传播是人类的特权和标志，是文化载体和"社会水泥"，人类文明和社会进步的助推器。传播学是研究人类一切传播行为与传播过程发生发展规律，以及传播与人和社会的关系的学问，是研究社会信息系统及其运行规律的科学。传播学研究传播过程，即传者、媒介、受者、传播内容、传播效果。传播学研究的重点是人与人之间信息传播过程、手段、媒介，传递速度与效果、目的与控制，也包括如何凭借传播的作用而建立一定的关系。

　　每一位导师，特别是高级导师（区域和国家级主任导师），应该在 CPR 培训和科普的实践中，在培训体系的设计和完善中，学习和把握相关的核心传播理论，更应该在实践中丰富和完善相关的传播理论，在更高的理论层面提升 CPR 培训的体系构建和品质保障。同时，将不断创新和总结的 CPR 培训传播理论应用于培训体系的构建及优化，课程开发的思想指导及理论支撑，为 CPR 培训的系统化提升提供重要的理论基础。

第四章 心肺复苏应用技法

第一节 高质量心肺脑复苏技能

一、高质量 CPR 的实施

心脏性猝死仍是威胁人类健康的重要急症。CA 患者的生存预后与早期及时发现并启动急救反应密切相关，而 CPR 质量的重要性与此等同。动物和临床研究都证实 CPR 质量能够显著影响生存预后。目前的 CPR 技术仅能提供 1/3 左右的正常血供，高质量实施 CPR 至关重要。低质量的 CPR 不但无法挽救患者生命，甚至带来更多的危害。因此，强调在 CPR 过程中实施高质量的 CPR，是提高心脏性猝死患者抢救成功率的关键。

（一）高质量的 CPR

CA 后自主循环的恢复（ROSC）取决于心肌的供氧和血流灌注情况。冠脉灌注压（CPP）是 CPR 时心肌灌注的首要决定因素。CPR 同时产生最佳的 CPP 是 CPR 的首要生理学目标。然而，在实际工作中大部分患者的此项指标难以获得，因此大家更多地关注其他的与 CPR 预后明确相关的指标。大量的研究已经证实，高质量的 CPR 应该包括以下几个方面：快速、有力的按压，尽量减少按压中断，胸廓充分回弹，避免过度通气。

胸外按压是 CPR 的关键，决定整个 CPR 的质量。快速指的是胸外按压的频率应保持在 100～120 次/分，有力则是指胸外按压的深度在成人至少是 5cm 而婴儿和儿童至少为胸廓前后径的 1/3。尽管对于最佳的成人按压深度仍存争议，需要因人而异，但胸外按压的频率已被明确锁定在 100～120 次/分。要保持良好的心肌灌注，维持一定的 CPP，需要持续按压，尽量减少按压的中断。临床中我们用胸外按压分数（chest compression fraction，CCF）即胸外按压占整个 CPR 过程的时间比来评价按压中断的程度，理想的 CCF 值应该超过 80%。要有效提高 CCF，就必须有效减少心律分析、除颤前后停止按压的时间，同时提高抢救团队的合作效率，保证持续高质量胸外按压的同时，减少各种不必要的停顿和操作。胸外按压时胸廓回弹不充分，是我们临床复苏中最常见的问题之一。胸外按压时胸廓不能充分回弹会导致回心血量和心排血量的降低，并减少脑组织和心肌的灌注，影响复苏预后。因此，胸外按压时应该避免身体倾斜，保证胸廓充分回弹。CPR 过程中的氧供非常重要，但只要保证高质量的胸外按压，给予基本的有效通气，即便是窒息原因引起的 CA 患者，也可获得足够的氧供。而临床中我们最常见的问题不是氧供不足，而是通气过度。研究证实，过快（超过 12 次/分）过猛（大潮气量或正压通气）的通气能够导致复苏过程中的血流动力学改变，引起不良反应，降低复苏成功率。因此，建议在心肺复苏时能够选择小潮气量（刚好可见胸廓起伏）、低通气频率（6～12 次/分）且能与按压同步的通气策略。

（二）高质量的 CPR 的实施

无论国内外，临床实践当中的 CPR 的质量与我们所熟知的理论知识（如 CPR 指南）间还存在着巨大的差距。那我们该如何去弥合两者间的差距呢？或者说，如何才能实施高质量的 CPR。

1. **建立科学完善的培训体系**　培训能够显著提高医务人员 CPR 的质量，让学员更快、更好地掌握 CPR 的技术。但医学培训和教育一直是我们最大的短板，针对大众的医学普及培训更是凤毛麟角。可喜的是，美国心脏协会心血管急救的标准培训课程已经成功引入国内 6 年时间，极大地改变了国内 CPR 培训的理念、模式和效果，正在使越来越多大中城市的医务工作者和普通市民接受规范化的 CPR 知识和技能的培训。这种以视频和模拟教学为基础，强调高质量复苏理念和临床实践能力的培训模式已经为大量研究证实是最有效的 CPR 技能培训的方式之一。然而，这种培训的规模仍远远不能满足实际的临床需求，尤其是在中小城市和广大的农村、偏远地区。更令人遗憾的是，国内很多只重形式、不懂内涵的 CPR 培训仍占主流，绝大多数的一线医务人员仍然缺乏基本的复苏知识和技术的更新和培训，这也成为阻碍我国 CPR 水平提高的重要瓶颈之一。站在更高的层面，建立全面、科学的 CPR 教育和培训体系，让中国的医护人员及普通大众真正掌握正确的 CPR 知识和技术，通过培训使他们能够及早识别 CA，敢于在现场实施有效的 CPR，是我们需要真正迈出的第一步。在北美地区，执业医师、护士已经被要求每两年必须参加 CPR 知识和技术的更新和复训，培训获得的合格证书是执业资格延续的必要条件，这种做法值得我们借鉴。而从事急诊、危重症和心血管专业的医务工作者，培训的周期应该更短。最新的研究就表明，为期 3 个月的 CPR 培训周期能够使医务人员显著提高并维持 CPR 操作的质量。

2. **强调并应用团队复苏的理念**　无论在院前或院内，团队抢救是 CPR 最重要的组织形式。团队复苏能够显著改善 CPR 的质量，尤其是增加 CCF。CPR 时的团队理念精髓是在充分保证按压和通气的前提下，利用各种可利用的工具和资源，通过明确的分工和紧密的团队配合，实施高质量的 CPR。团队复苏的目标就是 CPR 的质量，要根据患者、环境、病因等的不同，通过团队努力，使上述体现 CPR 质量的各项指标最佳化。但很多人错误地将团队复苏理解为运用各种手段、药物，穷尽其技术进行各种抢救的尝试(包括气管插管等)，这完全背离了团队复苏的宗旨和目的，不但耽误了抢救的时间，还严重降低了 CPR 的质量。此外，抢救后的及时总结作为团队复苏的另一项重要工作，往往被忽视甚至是省略。无论抢救成功与否，及时的分析、小结有助于团队成员不断提高 CPR 的质量，提高抢救成功率。团队复苏还为 CPR 时实施质量监控提供可能，团队成员可以相互督促，提醒，改善技术质量，足够的人力使得各种最新的监测和反馈技术能够及时应用于临床，帮助团队更加客观、准确地评估实时 CPR 质量。当然，成功、有效应用团队复苏需要建立在良好的培训和组织基础之上，因此要重视急诊模拟医学教育的建设和发展。

3. **重视 CPR 实施的质量监测与反馈**　最简单、直接的监测技术就是施救者本人或团队成员通过观察，凭借训练和抢救的经验评估 CPR 的质量，再联合患者面色改变、大动脉搏动、瞳孔改变等情况综合评价 CPR 实施的质量，并通过相互提醒提供信息反馈。但这样的监测显然不够客观、准确，事实上也效果不佳。随着大家对 CPR 质量的重视，大量的质量监测技术已经成功转化为临床可用的成熟产品，而这些监测和反馈技术在临床实践和培训中都被证实能够显著改善 CPR 的质量，提高患者的生存预后。目前监测 CPR 质量的方法和技术主要包括3类：第一类是能够直接反映 CPR 效果的技术。CPP 是最经典的指标，也是 CPR 质量评价的"金标准"，但在临床实践中常难以获得，通常建议以舒张期的有创动脉血压作为参考和替代。呼气末二氧化碳波形图是国际复苏指南的重点推荐，能够很好地反映人工循环时的心排水平，还可确定高级气道的放置位置和 ROSC，是较好的监测指标，但前提是需要建立高级气道。心电图波形分析也是经典的评价指标之一，反映的是心肌灌注及电活动的状态，作为除颤时机的判断指标更为合适。脑部血氧饱和度监测提供了一种全新的无创监测 CPR 质量的方法，可以了解 CPR 过程中实时的脑灌注及脑组织供氧情况，但还需要进一步的临床验证。第二类也是目前最常用的就是 CPR 实施技术的监测，包括按压深度、频率，胸廓回弹、CCF 等指标，系统还可提供实时的语音或图文的反馈提示。该类技术主要通过测量按压位置的加速度改变或胸部阻抗等参数的改变来测算，精度和准确度也在不断提高。而且这类数据能够完整被记录，还可用作复苏后的小结和质量分析的研究。第三类技术虽不能直接反映复苏质量，却能显著改善 CPR 的质量。例如，心电滤波技术能够将按压干扰波形从心电监测的波形中滤除，在无须停止按压的情况下，即可判断心律失常类型，可显著提高 CCF，提高除颤成功率。血氧饱和度监测易受环境温度、患者外周循环等条件影响，并不是良好的质量监测指标，但联合与心电图协同，却能很好地判定复苏后 ROSC。随着科技的发展，CPR 的质量监测技术和手段会更加准确和多样，最新的技术已经让智能手机成为 CPR 质量监测的工具，常规进行质量监测必然会成为今后的发展趋势。

4. 持续提高 CPR 的质量　持续质量改进（continuous quality improvement，CQI）在卫生领域广泛应用，能够显著提高医疗质量。同样，CPR 质量的提高同样需要 CQI。CPR 抢救结束应该及时进行小结，重点对患者的实际情况和抢救人员的 CPR 表现进行回顾分析，提出今后可以改进的环节和措施，这是快速提高团队 CPR 质量的重要手段，能够显著提高患者的出院生存率。如果能将 CPR 的抢救记录、CPR 质量的监测数据充分分析，再结合现有培训、临床流程设计可能存在的问题等综合考虑分析，进行系统性改进和提高，并坚持不断优化与改进，才可能真正推动 CPR 质量的不断提高，完善生存链的各个环节，最终提高我国 CPR 的抢救成功率。

（三）高质量 CPR 实施的影响因素及策略

在临床中，多个因素都会影响高质量 CPR 的实施，甚至可能导致复苏失败，应该引起高度重视。现将临床上常见的影响因素及其对策总结如下。

1. 部门或单位缺乏对 CPR 系统构建的认识和实践　CA 是一种临床综合征，病因复杂，发病急骤，抢救困难。因此，任何单位和个人都应该制定标准一致的抢救流程及各种应急预案并强调统一执行。很多单位缺失基本的抢救流程和绿色通道，医务人员仅凭个人经验实施抢救，造成抢救混乱，无法形成高效的团队复苏。针对 IHCA，要牢固树立预防为主的战略思维，建立快速度反应团队等机制有效处理 CA 前期的各种危象，预防 IHCA 的发生。

2. 忽视抢救复苏现场环境的优化、改进，阻碍 CPR 的高质量实施　在 CA 高发场所和院内急救场地，应该重视抢救复苏环境的建设和优化，利于团队复苏的展开执行，为高效团队复苏实施提供便捷的环境保障。例如，在院前条件下，应充分考虑院前急救人员数量的有限，以及复苏场所的局限和运动性，应该为院前复苏团队配备轻便、全能和生命支持装备，抢救包箱设计科学、合理，药品、装备满足复苏要求，且易于取拿使用。有条件的地区甚至应该考虑配备机械复苏装置，便于保证复苏质量的同时，满足患者的快速转运，节省复苏人力的需求。院内抢救室应该设计合理，场地大小适合，便于复苏团队操作，设备、装备完好待机，取用方便。复苏按压背板、脚踏等复苏辅助装备看似可有可无，但对于高质量的 CPR 来说却不可或缺。近来的研究发现，胸外按压时脚踏的缺失能够影响整体复苏预后，使患者出院生存率显著下降。为保证患者存活，IHCA 的平均时间往往超过 40 min，因此预留足够的胸外按压人手或配备机械按压装置并及早采用很多时候会成为决定患者生死的关键。因此，与心肺复苏的技能一样，CPR 抢救的现场环境同样需要不断、持续优化。

3. 现场抢救缺乏高效复苏团队的调动，复苏流程不畅　团队复苏一直是近年来 CPR 的重要推荐实施模式。大量研究已经证实团队复苏可保证复苏质量的必要性和有效性。目前在国内，CPR 的技能培训多停留在单人 CPR 技术的练习，缺乏团队意识。无论是在医学院校阶段，还是毕业后的继续教育，团队复苏培训一直缺乏。有经验的抢救团队往往是在实战当中不断的成功和失败中成长、形成，但这样的培养模式周期太长，代价过高。广泛引入团队抢救复苏模拟培训教育，并在医学生阶段早期接触、培养，能够加快我国复苏团队的成长，大力提高我国 CPR 的临床实施的质量。

4. 缺乏持续质量改进的精益复苏文化，团队、个人知识技能发展停滞　CPR 能力和抢救水平的提高需要不断在系统改进和经验总结中完成。目前，由于缺乏持续改进的意识和相对完备的客观抢救记录，临床上缺乏对 CPR 病例的全面、客观分析，真正总结患者抢救成败的各种要素和原因，特别是复苏团队在抢救过程中对复苏科学、技能实施的质量，团队合作对复苏效果的影响，以及复苏可以优化的环节及对策分析等。缺乏在实战中的经验分析及不断改进，必然限制复苏团队及个人在复苏知识技能方面的进一步提升。

5. 无视 CPR 对象和场地的特殊性，缺乏个体化复苏预案和装备　CPR 病因众多，患者因素多样，除了常规的复苏流程和技能，应该强化临床中心肺复苏特殊性或个体化的认识和优化。专业的急救人员应该熟悉各种病因引发 CA 的不同处理方法，充分运用当地的医疗卫生政策、条件和资源，制定个体化、精准的 CPR 策略。针对手术室、透析室、诊室、影像检查部门等潜在发生 CA 的特殊区域，制定有针对性的预防、复苏预案、流程，配备一定的装备（如 AED 等），定期开展特色性联合演练，有助于提升 CPR 质量，改善患者生存预后。

质量就是生命，对从事 CPR 的医务人员来说最贴切不过。临床实践一再提醒我们：指南并不完美，临床应因人而异。临床指南五年一次的修订周期已经明显落后于各种新理论、新技术及其临床证据的更新与进步，而单纯用一个标准来统一指导不同人种、人口和地区等不同条件下临床患者的抢救本身就会带来诸多问题，再加之循证医学的论证要求，很多在大型动物实验中被验证的科学不得不再等待几年甚至几十年的时间"转化于"临床，直至大规模的前瞻性随机对照多中心临床研究来再次证明其"科学性"，才使得这些陈年的新技术和理论重见天日。或许在对《指南》不断抱怨又期盼的矛盾中，我们真应静下心来认真思考，我们自己手头还有哪些工具和资源可以充分加以利用，在不断提高自己的每一个患者的 CPR 质量的同时，如何在实践和探索中不断推动我国的 CPR 的临床和科研水平。

（四）高质量 CPR 的主动强化策略

CPR 即将迈向首个甲子，各国最新的指南也纷纷尘埃落定，复苏科学几十年的进步与发展，虽然不断带给我们希望与惊喜，却似乎没能像大家所期望的那样，在总体上改变 CA 救治的现状。正如大家所熟知的，及时发现和识别 CA 患者，及早心肺复苏和除颤，缩短 CA 发生到抢救的时间，仍然是目前提高心肺复苏成功率的根本保证。在强化 CPR 的普及推广和 PAD 的基础上，切实提高了第一目击者实施 CPR 和除颤的比例之后，我们还能如何进一步优化整体复苏策略，提高 CPR 的成功率？从最新的 AHA 的心肺复苏指南更新到最近报道的一些研究成果似乎都提示了今后 CPR 发展的一些新趋势——主动、强化的心肺复苏策略。

1. **主动复苏策略**　CA 之所以难以诊治，就在于其不可预知性。目前的防治策略仍然是在发病后的及时发现和及时救治，从整体的战略上仍处于被动。主动的复苏策略，强调的是预知性识别、预防和应对可能发生 CA 的各种高危因素，预防 CA 的发生或赢得早期复苏的机会和时间。

（1）院外心搏骤停（OHCA）的主动复苏策略：OHCA 虽然难以预测，但部分高危患者却可以通过早期筛查预测 CA 发生的风险。针对这类患者，欧洲心脏学会就已发布针对心脏性猝死和室性心律失常患者的防治指南，提出对 CA 高危患者的筛查和防治策略。作为生存链的关键环节之一，急诊医疗服务体系（emergency medical system, EMS）在 OHCA 的主动复苏方面也大有可为。弗吉尼亚联邦大学所在地——里士满市的 EMS 总结整理了过去几十年的院前出车记录，发现 OHCA 发生的时间和地点存在一定的规律性。于是当地 EMS 将急救车辆的巡逻待诊地点和时间调整，与历史发生 OHCA 的峰值时间和地点相一致，使 EMS 的反应时间和急救半径显著缩短，提高了当地的 CPR 抢救成功率。这在医疗大数据和互联网+风行的今天，或许值得借鉴。新的 AHA 指南更新也将院前调度电话指导识别 CA 和实施 CPR 纳入较高的推荐级别，并推荐了利用新的通信技术召集附近的急救志愿者和自动体外除颤仪（automated external defibrillator, AED）等主动性调度的新策略。有备无患，主动复苏会成为今后 OHCA 防治策略的研究和实践方向。

（2）院内心搏骤停（IHCA）的主动复苏策略：2015 年 AHA 的复苏指南更新将生存链一分为二，其中 IHCA 生存链的首要环节便是预防。不同于 OHCA，IHCA 多继发于缺氧、休克、心律失常和颅脑损伤等病因，在出现 CA 前一段时间会出现明显的血流动力不稳定或生命体征的进行性改变。目前应对 IHCA，新指南建议采用建立早期预警系统和快速反应系统（机制），组建院内 RRT 或 MET。组建 RRT 和 MET 的目的是为了早期对病情恶化的患者进行干预，预防 IHCA 发生。RRT 和 MET 能够显著降低 IHCA 的发生率和死亡率，尤其是在普通病房。美国圣地亚哥医疗集团将高级复苏培训项目应用于院内相关医护人员的培训，旨在提高对 CA 前高危因素的辨识和处理，预防 IHCA 的发生，同时开展高质量 CPR 的能力培训和团队训练。该项目实施后，院内非 ICU 住院患者 CA 发生率从 2.7 每千住院患者降至 1.2 每千住院患者，CA 患者出院生存率从 21%大幅提高至 45%。该项目的主动复苏策略显著提高 IHCA 患者生存率的同时也使得该医疗集团迅速跃升为美国优质医疗机构行列。

2. **强化复苏策略**

（1）强化的高质量 CPR 策略：一直以来心肺复苏指南都强调高质量 CPR 的实施，并不断优化相关技术指标。但现实抢救条件下，真正落实这一关键环节，面临诸多挑战。最近的几项研究证实，无论院内院外，医务人员 CPR 的时间往往与患者的生存预后密切相关。总体上说，院前条件下，较短的 CPR 时间与神经功能良好的出院生存预后相关。但神经功能良好的出院患者中最长的复苏时长可达 47min。尽管延长 CPR 时间能够让部分患者恢复自主循环，但 OHCA 患者的神经功能完好出院生存率却随着 CPR 时间的延长而显著下降。在传统 CPR 的前 10～15min，75%的患者自主循环恢复后，神经功能尚能恢复，超过这一时限，恢复比例会降至 2%。但也有研究发现，对于目击的可除颤心律的 OHAC 成人患者，院前 CPR 时间至少应为 40min。而对于 IHCA 患者，较长时间的 CPR 能够提高患者生存预后。这些看似矛盾的结论背后其实反映的还是同一个问题，无论院内、院外，需要医务人员实施足够时间的高质量 CPR 才能确保患者的出院生存率。传统的徒手 CPR 能否确保几十分钟的高质量实施呢？研究者在前述的研究中已经明确指出，新的替代 CPR 策略应该在 CA 后马上使用，而不是等到传统 CPR 失败后才考虑。机械 CPR 无疑是最佳的替代复苏策略，但受累于不太理想的循证医学证据，在近 10 年的指南中仅获得基本肯定的建议。机械 CPR（包括 ECPR）在长时间保证高质量 CPR 的表现方面已不会再有疑问，但不可忽视的是，任何机械 CPR 要获得最终的良好预后，如何与传统 CPR 形成良好的配合，缩短使用前安装时对按压中断的不利影响是今后机械复苏装置研发和使用必须要正视和解决的问题。最新的研究发现，团队中心的 CPR 方式能够显著提高 OHCA 的生存预后，高质量 CPR 是关键，其中也包括减少按压中断和避免过度通气，强化的高质量 CPR 策略应该包括高效的传统团队复苏和高度整合的机械 CPR。

（2）强化的复苏后治疗策略：强化的复苏后治疗策略强调对 CA 患者尤其是 OHCA 患者及早行冠脉造影及介入治疗（急诊 PCI）并积极实施 TTM。复苏后低温治疗其实从现代 CPR 诞生之日就与人工呼吸、胸外按压和除颤相生相伴。只不过限于对治疗性亚低温认识的曲折过程，使得这一治疗策略总是在争议中起伏。尽管目前的心肺复苏指南已将其列入复苏后治疗的标准策略，但仍有部分学者纠结于循证医学的证据。最新的研究证实，亚低温的应用与 OHCA 患者神经功能良好的生存预后有关，包括对于非可除颤心律患者。临床实践中可应用于更广阔的患者，无论何种起始心律、无论是否目击、无论是否持续存在休克。问题的关键在于，低温治疗只是 CA 患者救治生存链中重要的一环，忽略了其他的重要因素而单纯依赖低温的"神奇"作用显然是不科学的。

复苏后及时的再灌注治疗是近年复苏后治疗的重要发现，但限于对医疗体系和社会保障等运行机制较高的要求，国内目前没有意识到复苏后治疗策略所能带来的重要价值。在欧洲，高效的 EMS 能将 OHCA 患者在机械按压装置的支持下快速转运至医院导管室，在快速完成急诊冠脉造影和介入治疗后又迅速诱导治疗性亚低温，加强的复苏后治疗能够使昏迷的 OHCA 可除颤心律患者的生存率翻倍（27%～47%）。在美国的明尼苏达，作为区域性强化的高级复苏策略，OHCA 患者会在机械 CPR 装置（LUCAS 或 ECPR）的辅助下被快速转运到大学医学中心，在机械复苏支持下行急诊 PCI 再灌注治疗，50% 的患者最终神经功能完好且存活出院。基于复苏后及早期冠脉介入治疗的显著益处，专家们已经呼吁重视这一强化的复苏后策略，欧洲冠脉介入学会还发表了专家共识，建议对 OHCA 患者实施积极的有创性冠脉治疗策略，成为生存链的重要一环。总之，主动、强化的 CPR 策略是未来 CPR 研究和实践的方向。不断加强从生存链的每一环节，从系统层面设计和构建一个全国、区域或是医院的 CA 综合防治体系仍然是我们今后努力的目标和方向。脚踏实地做好 CPR 的临床科研，获得准确的科研数据，结合我国国情和研究结果，融入先进的理念，逐步推进新的复苏策略的实施和优化，才能不断提升我国 CA 患者的抢救成功率。

（五）腹部提压 CPR 与高质量标准 CPR

源于实施传统的标准心肺复苏（STD-CPR）时受胸外按压禁忌证限制腹部提压心肺复苏方法（AACD-CPR），因 STD-CPR 过程中 30%～80% 并发肋骨或胸骨骨折、骨软骨交界分离，甚而损伤肺、胸膜及心脏，限制了对 CA 患者高质量 STD-CPR 的实施，影响了 CA 患者的 CPR 成功率。而 AACD-CPR 弥补了上述不足，且随着临床研究与实践的深入，AACD-CPR 与 STD-CPR 协同救治 CA 患者，为完成高质量 CPR 发挥了至关重要的作用。

临床研究表明，高质量的 STD-CPR 包括快速、有力的按压；尽量减少按压中断；胸廓充分回弹；避免过度通气。其中胸外按压是 CPR 的关键，决定了整个 CPR 的质量。由于

STD-CPR 过程中胸肋骨骨折的发生率高，施救者遇到此类 CA 患者时，将不能保证胸外按压的频率（100～120 次/分）、胸外按压的深度（成人 5～6cm）与胸廓充分回弹，故无法产生最佳的 CPP，进而可降低 STD-CPR 的质量。为了化解干扰临床实施高质量 STD-CPR 这一瓶颈，在相应的环境与条件下，AACD-CPR 就成为人们的选择。

AACD-CPR 是我国自主研发的创新性复苏技术，依据"腹泵""心泵""肺泵"和"胸泵"的原理，采用腹部提压心肺复苏仪对腹部进行提拉与按压，通过使膈肌上下移动改变胸腹内压力，而建立有效的循环和呼吸支持。实施时通过底板吸盘吸附于患者中上腹部，以 100 次/分的频率连续交替对腹部实施向下按压（按压的压力为 40～50kg）和向上提拉（提拉的拉力为 20～30kg），达到同步建立人工循环和通气，以实现 ROSC。其适应证包括：①开放性胸外伤或心脏贯通伤、胸部挤压伤伴 CA 且无开胸手术条件；②胸部重度烧伤及严重剥脱性皮炎伴 CA；③大面积胸壁不稳定（连枷胸）、胸壁肿瘤、胸廓畸形伴 CA；④大量胸腔积液及严重胸膜病变伴 CA；⑤张力性及交通性气胸、严重肺大疱和重度肺实变伴 CA；⑥复杂先天性心脏病、严重心包积液、心脏压塞及某些人工瓣膜置换术（胸外按压加压于置换瓣环可导致心脏创伤）；⑦主动脉缩窄、主动脉夹层、主动脉瘤破裂继发 CA；⑧纵隔感染或纵隔肿瘤伴 CA；⑨食管破裂、气管破裂伴 CA；⑩胸椎、胸廓畸形，颈椎、胸椎损伤伴 CA；⑪STD-CPR 过程中出现胸肋骨骨折。鉴于 STD-CPR 通常并发胸肋骨骨折，而影响胸外按压深度及胸廓回弹幅度，不能保证高质量的 CPR，AACD-CPR 弥补了 STD-CPR 的不足，尤其在创伤、灾害及窒息等特殊条件下的 CA 抢救中和临床遇有 STD-CPR 禁忌证时已逐步显现出特别的优势。依国际 CPR 指南的胸外按压与通气比例 30：2 实施 CPR 时，胸外按压 30 次后给予 2 次人工通气，这种胸外按压中断期予以通气的方式，人为使人工通气和胸外按压被独立开来，使其在进行人工呼吸时因胸外按压中断没有人工循环支持，导致通气与血流相脱节，通气/血流（V/Q）异常，影响肺内气体交换，不能保证 CPR 时的氧合，导致复苏成功率降低，此时，AACD-CPR 通过腹部提压实现了不间断人工循环状态下给予通气的目的。

AACD-CPR 在协同 STD-CPR 为患者开放气道时，应用 AACD-CPR 与其配合，按压腹部使腹腔内压力上升致膈肌上移，增大胸腔内压力的同时，使气道压力瞬间加大，迅速产生较高的呼出流速排出气道和肺内储留的异物，产生海姆立克效应，帮助患者开通气道，配合传统 CPR 中的 A（airway）效应——开放气道。AACD-CPR 在协同 STD-CPR 为患者进行人工呼吸时，应用 AACD-CPR 与其配合，提拉与按压腹部促使膈肌上下移动，通过改变腹腔、胸腔内压力，促进肺部完成吸气与呼气过程，达到体外腹式呼吸的效应，以利于协助患者建立人工呼吸支持，配合传统 CPR 中的 B（breathing）效应——人工呼吸。AACD-CPR 在协同 STD-CPR 为患者进行胸外按压时，应用 AACD-CPR 进行胸腹联合提压与其配合，提拉与按压腹部可驱使动、静脉血液回流增加，尤其是增加腹主动脉压同时，提高了 CPP 与脑灌注压，增加了心排血量，建立人工循环，配合传统 CPR 中的 C（circulation）效应——人工循环。AACD-CPR 在协同 STD-CPR 为患者实施体外电除颤时，应用 AACD-CPR 与其配合，尤其是当放置除颤电极贴片时，胸外心脏按压无法进行而中断，启用 ACCD-CPR 可维持有效的人工循环与呼吸，即 D（defibrillation）效应——体外除颤。

CQI 在卫生领域广泛的应用已显著提高了医疗质量，CPR 质量的提高同样需要 CQI，这其中能够针对影响高质量 STD-CPR 的问题，以 CPR 临床问题为导向并寻求解决之法应为上策，AACD-CPR 无疑是确保高质量 STD-CPR 的重要举措。

二、心肺复苏过程中机械通气策略

CA 导致的心源性猝死仍然是目前全球面临的主要健康问题。虽然经过半个多世纪的研究与努力，CA 患者的存活率仍仅有 3%～17%。CPR 作为 CA 的主要救治方法，主要包括胸外心脏按压、气道开放及通气、电除颤等几个环节，每一环节对于复苏成功都很重要。机械通气作为 CPR 过程中一项替代人工通气的有效手段，已应用于院内和院外 CA 患者的救治。然而对于应选用何种机械通气模式进行通气，呼吸参数如何设置，通气效果如何监测，对复苏效果的影响等问题，目前仍存在较多的争议，国内外也尚无统一实施标准，通过回顾总结特提出 CPR 过程中机械通气策略。

（一）机械通气与评估

1. 机械通气的评估　CPR 中辅助通气的首要目的是维持足够的氧合，其次是排出体内多余的 CO_2。因此，较常用的监测和评估比较指标主要为动静脉血气结果（其中主要有动脉 PaO_2、动脉 $PaCO_2$ 及 S_VO_2 等），为方便实时监测，脉搏血氧饱和度（SpO_2）及呼气末二氧化碳分压（$P_{et}CO_2$）使用较普遍。需注意的是 $P_{et}CO_2$ 除了反映动脉血 $PaCO_2$ 外，机体心功能较差时因肺灌注严重减少，也会使 CO_2 排出减少。因机械通气可能对血流动力学造成一定影响，所以一些血流动力学的指标，如 CPP、心排血量、动脉血压等也常常会使用。此外胸腔内压、气道压、潮气量、颅内压等一些与通气相关的观测指标有时也会用到。而 ROSC 率、短期、长期存活率等指标则有助于从总体水平上来评估通气对复苏效果的影响。

2. 机械通气的吸入氧气浓度　充足的氧输送是维持机体足够氧合的必备因素。氧输送依赖于血流和动脉氧含量。而按压是保证血流的最重要措施，而使动脉血氧含量最大化的重要举措则是尽可能吸入多的氧。虽然许多研究指出复苏后的患者立即给予高浓度氧吸入可能有害，但对于 CPR 过程中低灌注的状态下，机体的氧输送尚不能超出氧需求，目前绝大多数专家认为 CPR 过程中应给予最大的氧浓度。

3. 潮气量　多项研究发现过度通气在 CA 患者的救治过程中很常见。过度通气不仅无用而且有害，可能与 CA 患者预后不良相关。CPR 过程中过度通气同样会增加胸腔内压，使回心血流减少，心排血量下降，还会降低 CA 患者的生存率；此外，对于未建立高级气道的患者，过度通气易引起患者胃胀气及反流误吸等相应并发症。研究显示麻醉状态下血液灌注正常的成年人使用 8～10ml/kg 的潮气量即可满足机体正常的氧合及二氧化碳清除的需要。CA 患者复苏过程中心排血量仅为正常时的 25%～33%，因此经肺摄取的氧气和排出的二氧化碳均大幅度减少，故较低的分钟通气量即可维持机体有效的氧合和通气。因而多项研究及指南推荐成人 CPR 过程中的潮气量为 500～600ml（6～7ml/kg）即足够。

4. 通气频率　对于已建立高级气道的患者，指南推荐 6～8s 进行一次通气（即 8～10 次/分），为方便记忆，2015 年最新指南将通气频率改为 10 次/分，且无须中断按压来同步通气。然而目前尚没有临床试验证实通气频率 10 次/分较其他频率更能改善 CA 患者的生存率或功能预后。

（二）机械通气模式与应用

1. 容量控制间歇正压通气（IPPV）模式　容量控制 IPPV 模式是目前实验研究和临床实际中使用最多的机械通气模式。IPPV 一般情况下均能保证机体的有效通气，但由于 CPR 时持续地胸外按压，不可避免地会出现向下按压胸廓与呼吸机送气同时进行的情况，使得气道峰压急剧升高，当超过高压报警预设值时，呼吸机将自动切换为呼气，此时也可能无法保证有效的通气量。故 CPR 过程中使用容量控制 IPPV 模式进行通气时，应适当调高高压报警预设值，结合中外两项临床研究结果，笔者建议高压报警设置应大于 $50cmH_2O$。CPR 时因按压放松胸廓回弹在气道内产生负压，易触发呼吸机送气，从而可能导致患者出现过度通气。故有研究建议在 CPR 过程中将呼吸机触发功能关闭，或者将压力触发水平调至 $20cmH_2O$ 以上。田昕等的研究显示，在 CPR 过程中即使将他们使用的呼吸机调至最大流量触发水平（20L/min），仍有近 94%的患者可以轻松触发呼吸机，故建议流量触发功能应该关闭。不过有临床研究显示，CPR 过程中使用便携式呼吸机（ATV）进行通气较人工通气能更有效地避免过度通气。

由于正压通气可能限制静脉血流入心脏，可致心排血量下降等缺点，CPR 过程中容量控制 IPPV 模式应用的有效性一直存在一定的争议。Yannopoulos 等为了解答复苏过程中进行正压通气是否合理甚至有害这一问题，在一项动物复苏实验中比较两组动物，一组在 CPR 过程中使用标准 IPPV 模式进行机械通气，另一组仅进行气道开放，不进行主动通气，发现未进行正压通气组的动物复苏后 24h 出现严重的缺氧和呼吸性酸中毒，神经功能结局明显较正压通气组严重。而 Markstaller 等的实验发现，未行正压通气，仅进行胸外按压的 CA 动物复苏后出现了明显的肺膨胀不全，不仅影响了血气交换，也使得机体的血流灌注更加糟糕。

2. **压力控制正压通气模式**　虽然压力控制通气（PCV）和容量控制通气（VCV）模式均是临床应用较广泛的两种通气模式，但由于 CPR 时胸外按压易造成气道压力反复、急剧的变化，使用 PCV 模式进行通气时，如果按常规设置来预设压力值难以保障有效通气量；而如果靠调高压力预设水平来保证通气量则将大大增加肺脏气压伤的概率，所以 PCV 模式在 CPR 实验和临床实际中的应用较少。Kill 等在一项猪的复苏实验中通过便携式呼吸机来比较使用容量控制 IPPV 模式（Tv=7 ml/kg, f = 10/min）和使用压力控制双水平正压通气模式（Pinsp 15～19 mbar, f = 10/min, PEEP = 5 mbar）对复苏过程的影响，发现两种模式对 CPR 过程中血气交换和血流动力学的作用相似。

3.**胸外按压同步通气（CCSV）模式**　是 Kill 等提出的一种新的 CPR 的通气模式。CCSV 采用压力控制通气，按压时触发送气，放松胸廓回弹时进入呼气阶段，从而减少了因正压通气对静脉回流入心脏的抑制。Kill 等的研究表明实验动物 CPR 过程中使用 CCSV 模式较 IPPV 和双水平通气模式通气模式有更好的氧合和血流动力学。但目前关于 CCSV 的所有研究均由 Kill 等报道，其离临床实际应用尚有一定的距离。

4. **IPPV/PEEP**　在 IPPV 模式中加用 PEEP 可能会因为增加胸腔内压，使得回流入心脏的静脉血减少，心排血量下降，血压降低；也可以间接地增加颅内压力，使得脑灌注压下降。然而 McCaul 等在一个使用了较大剂量肾上腺素的大鼠窒息性 CA 模型实验中发现，复苏过程中 IPPV 模式进行通气并持续施用呼气末正压通气（PEEP）（$5cmH_2O$），能够改善大鼠的复苏成功率，其对呼吸和心血管系统的有利作用可能与 PEEP 本身的机械作用有关，而非因其对机体氧合的改善。

5. **CPAP/ PSV**　持续气道正压（CPAP）通气模式是指在 CPR 胸外按压过程中以一定的流速持续经 Boussignac 气管导管给氧，可使肺内形成一定的正压，也称作恒流充氧通气。CPAP 通气模式其实是一种被动的通气模式，多项动物研究显示其能较好地改善氧合和血流动力学，简单有效。Kleinsasser 等提出了一种 CPAP 联合 PSV 的通气模式，通过胸外按压时胸廓回弹触发通气。他们发现对比单纯 CPAP 模式和 IPPV 模式，复苏过程中使用 CPAP/PSV 模式进行通气能明显改善实验动物肺的血气交换和氧摄取量。

6. 阻力阀装置（ITD） 是一种吸气阻力装置，可防止机体在 CPR 按压放松阶段吸入气流，增强因胸廓回弹生成的胸腔内负压，使回心血量增加；此外，研究显示 ITD 还可降低颅内压，增加脑灌注。一项纳入 4345 人的临床研究显示，在同样使用标准 CPR 对 CA 患者进行复苏时，使用与未使用 ITD 患者的生存率并无明显差异。而另一项包括 1653 人的临床研究发现，对 OHCA 的患者使用主动胸外按压-减压心肺复苏术（ACD-CPR）和 ITD 联用与标准 CPR 相比患者生存率更高，此外研究还发现 ACD-CPR/ITD 组 ROSC 患者出现肺水肿的比例明显高于标准 CPR 组。因此，ACD-CPR/ITD 对 CPR 质量的影响是由于 ITD 所致还是复苏方式不同所致，ITD 辅助复苏的利与弊，尚需更多的研究进行观察和验证。

（三）机械通气与正压

通气模式或方法的优缺点，均离不开胸腔正压这一概念。或增加气道正压，如 CPAP、PEEP 的应用，或降低气道正压，如 ITD 的应用，不同实验人员得到的许多实验结果也存在一定的矛盾性。所以，目前我们也并不能确定哪种通气方法在复苏过程中使用最佳。胸腔正压除了上述危害性的一面外，也存在有利的一面。一定的气道正压能防止小气道闭合和肺的萎陷，增加功能残气量，改善氧合和通气；也能挤压肺血管，增加前进的血流，提高主动脉压。Cordioli 等的研究发现使用指南推荐的胸外按压频率，即使使用正压通气，仍可在胸廓回弹时诱导持续的胸内负压。而 Gazmuri 等的一项实验发现，通过调整呼吸频率和潮气量，使分钟通气量达到指南推荐的 10 倍，却并未发现对复苏过程中的 CPP 产生影响。Athanasios 等的一项临床研究发现复苏成功患者复苏过程中的平均气道压明显高于复苏失败的患者。因此，笔者认为合适的正压通气生成的胸腔内压并不会对血流动力学产生太大影响，通过调整 CPR 通气、按压的模式和方法，将胸腔内压限制在一个合理的范围，尚需我们进行更多的实验研究来发掘和探索。

（四）小结

目前，在 CPR 过程中尚没有最佳的机械通气策略推荐。但初步的建议可以归结为：CPR 时建立高级气道进行机械通气时，可采用容量控制通气模式，IPPV 通气，选择最高氧浓度，小潮气量（6~7ml/kg），低频率（10 次/分）及合理的参数（高压报警=50cmH_2O，呼吸机触发功能关闭，或者将压力触发水平调至 20cmH_2O 以上）。

回顾现有的众多关于通气方法的临床或动物研究，除了不同实验结果间的相互矛盾外，同一实验不同组间的差异往往并不是特别显著。笔者认为除外实验方案等不同外，对于成人 CA 患者而言，在 CPR 过程中按压和除颤较通气处于更为优先的位置，这是因为研究显示在某些情况下即使不进行主动通气，也能保证一定的动脉氧含量：CA 的最初几分钟，心脏和大血管中可保持一定的氧含量；之后很快进行胸外按压，肺泡内残留的氧气可以在短时间内维持氧合；按压放松后胸廓回弹产生的负压可以产生被动通气；CA 中常见的喘息现象也可以提供额外的通气；即使按压产生的被动通气和喘息的潮气量低于正常，但其和 CPR 时肺的低灌注可以在一个相对低的水平维持恰当的通气/血流比例。此外，可能是大多数的研究都是选择的较短时程的 CA 模型，机体缺氧并不十分严重，通气的作用也就无法体现。而对于一些窒息性 CA、长时程 CA 模型来说，通气的作用就更能体现。

因此，如何在心肺复苏同时选择最佳的机械通气策略，仍然是今后值得深入探讨的问题。如何平衡按压和通气间的关系仍是解决这一问题的关键所在。

三、治疗性亚低温脑复苏技术

（一）治疗性亚低温技术的历史回顾

治疗性低体温，也叫目标体温管理，是一种旨在减少患者因 CA 复苏后神经系统损伤的治疗性干预措施。据古埃及、希腊和罗马人的记载，低温很早就被人类用于疾病的诊断和治疗。古希腊人就曾将病患身体浸没泥浆后观察，泥浆最先干燥的地方代表组织温度较高，可以此确定为疾病的部位。西医的先哲——希波克拉底也曾建议在严重创伤的患者周围以冰雪覆盖，这样能够减少出血。在古代中国，名医华佗曾经使用低温治疗发热，他强制把发热的患者裸身浸没于家中花园的石槽内，直到食槽上方数尺的地方出现蒸汽。公元 1672 年，Robert Boyle 尝试将伤寒发热的患者浸于冰冻盐水或海水中治疗。到了 1814 年，拿破仑军队的总外科医师 Baron Larrey 在拿破仑战争时期发现受伤的士兵如果被放置在离营火较近的地方，往往比没接受保暖的士兵更容易死亡。19 世纪末，现代医学之父——加拿大医生 William Osler 爵士在约翰霍普金斯医院使用低温的方法治疗伤寒高热患者，降低了 17% 的死亡率。真正将低温应用于临床的报道出现在二十世纪四五十年代，美国的神经外科医生 Temple Fay 尝试对严重颅脑损伤的患者使用亚低温治疗，显著提高患者的生存和神经功能预后。美国的心胸外科医生 Wilfred Gordon Bigelow 通过研究发现，将患者核心体温降至足够低，就能够保护心脏外科手术时患者的脏器和神经功能。以此理论指导下的第一台低温条件下的开胸手术于 1953 年成功实施。1959 年，来自美国约翰霍普金斯大学医学院附属医院的 Donald W. Benson 和 G. Rainey Williams 发表了他们对 CA 后患者实施亚低温（32～34℃）后显著改善生存预后的研究结果，这是人类首次将亚低温技术成功地临床应用于 CA 患者。但由于对低温治疗技术认识不够全面、深入，在其后的几十年间，由于很多研究者盲目将 32℃ 以下的中、深度低温应用于临床，加之缺乏重症监护病房这样的现代医疗监护条件，临床进行低温治疗的副作用和并发症频发，造成病患死亡率和伤残率的大幅增加，治疗性低温技术随后被业界束之高阁，除了相对成熟的低温体外循环技术外，该项技术在临床的应用发展停滞。直到世界复苏医学之父——Peter Safar 教授从二十世纪七八十年代开始，带领他的团队开展了一系列治疗性低温的基础和临床研究。他们发现 32℃ 以下的低温条件能够诱发动物和人类严重的心律失常甚至心室颤动，随着温度的降低，低温在多个系统脏器的副作用会充分显现，导致治疗的失败。他的团队通过大量的实验数据证明在 CA 的灵长类动物或人类复苏成功的半小时内，给予 32～34℃ 的亚低温治疗能够显著改善生物的生存和神经功能预后。基于这些充分而有力的证据，Peter Safar 教授在 1979 年在美国国立卫生研究院（National Institutes of Health，NIH）的部分资助下成立了国际"脑复苏临床研究"联盟，并在动物研究的成果基础上开展了多个治疗亚低温相关的临床研究。直到 1997 年，Stephen A. Bernard 报道了他的团队应用亚低温治疗技术成功改善 CA 后 CPR 成功患者的生存预后及出院时神经功能。这是治疗亚低温技术在临床应用沉默 38 年之后，再次被临床医生们重新认识并唤醒的标志。随后，越来越多的临床证据证实了治疗性亚低温的确切保护效果，而其在临床中的应用也日趋成熟和完善。2002 年，随着两篇标志性的论文在同一期的《新英格兰医学杂志》（*The New England Journal of Medicine*）上发表，正式确立了治疗性亚低温在 CPR 后脑保护治疗中的作用和地位，由此，治疗性亚低温作为标准的器官缺血/缺氧及再灌注损伤后的保护性治疗措施之一被列入各种临床治疗指南。目前，治疗性亚低温已成为 CA 患者复苏后的常规治疗措施之一。

（二）治疗性亚低温的保护作用机制与临床应用现状

1. **亚低温的保护作用机制**　与意外低温不同，治疗性亚低温通过控制性降低机体体温，对机体产生保护作用。低温治疗具有多重保护效应，可同时作用于脑缺血级联损伤反应的多个靶点，减少因心搏骤停引起的全身性的缺血-再灌注损伤。治疗性亚低温的主要保护作用机制：①降低机体代谢，减少脑组织对氧气和葡萄糖的消耗。②保持脂膜流动性，抑制破坏性酶反应，降低再灌注期脑低灌注区的氧需，抑制脂质过氧化，减轻脑水肿和细胞内酸中毒等。③减少细胞色素 C 释放和抑制 caspase 活性，从而减轻神经细胞凋亡、减少脑梗死面积。④可能通过抑制 Ca^{2+} 依赖性中性蛋白酶（calpain）而减轻神经细胞凋亡。⑤抑制羟基、过氧化氢等活性氧的产生，其机制尚未明确，但可带来神经保护作用。⑥抑制缺血后由 NF-κB 激活、细胞因子释放、白细胞浸润、小胶质细胞活化及内皮黏附分子表达等所激发的炎症反应过程。⑦纠正再灌注期脑血流失调，在脑充血期和低灌注期均有调节作用。⑧减轻脑白质损伤和抑制星形胶质细胞增殖。

2. **治疗性亚低温的方法学**　常见的治疗性低温的诱导方法：①表面低温，冰袋、装有循环冷却剂的冰毯、冷空气体表冷却、冰帽等；②血管内低温，血管内通过导管进行血管内冷却、颈动脉冷却液体灌注、一侧颈动脉体外冷却血液灌注和 4℃ 生理盐水灌注冷却降温等；③选择性头部低温，冰帽、冰水鼻腔灌洗、鼻咽喷射诱导脑部低温技术等；④体外循环低温技术，ECMO、血液透析等；⑤其他技术，如药物诱导低温、体腔冷冻液体灌洗等技术。

3. **治疗性亚低温的适应证**　①CA 经复苏恢复自主循环后仍昏迷（如对语言命令没有有意义的响应）的成年患者：初始心律为心室颤动的 OHCA 患者；IHCA（初始心律为任何心律）复苏后患者；OHCA 复苏后非心室颤动心律的病患；②各种原因引起的高热：如中暑，中枢性高热；③各种严重的颅脑及神经系统损伤：严重创伤性脑损伤、严重脑卒中、脊髓损伤、新生儿缺血缺氧性脑病；④急性心肌梗死。

4. **治疗性亚低温的禁忌证**　①CA 复苏后患者：年龄<18 岁，复苏后清醒患者或格拉斯哥昏迷评分（GLS）>5 分，患者 CA 前已昏迷，心肺复苏总时间超过 1h，复苏后自主循环恢复超过 6h，创伤性 CA。②出血倾向：出、凝血功能异常，活动性出血，无法控制的消化道出血。③大手术：72h 内将进行大手术，或 2 周（14d 内）进行过大手术。④全身感染：感染性休克、疑似脓毒症。⑤严重心血管功能障碍：持续出现心律失常，顽固低血压或平均动脉压低于 60mmHg 超过 30min，严重心源性休克。⑥特殊情况：孕妇，疾病终末期患者，患者放弃抢救、治疗并签署相关文件。

5. **治疗性亚低温的临床实施**　治疗性亚低温实施过程较长，对机体的影响较大，临床处理不当会对机体各系统脏器功能造成显著的伤害，因此临床实施治疗性亚低温时一定要首先制定科学、完备的临床实施方案。治疗性亚低温的实施最好在具备全面监护和生命支持能力，具有多学科专业背景人员集中的重症监护室进行。总体来说，治疗性亚低温的实施主要包括实施前准备、低温诱导、低温维持和复温 4 个阶段。

（1）**低温实施前准备**：在实施治疗性亚低温前首先要严格对照治疗的适应证和禁忌证严格甄别适于应用该项技术的患者。此外对患者应进行全面的评估，包括全血细胞计数和分类，水电解质、酸碱平衡，各脏器功能，凝血功能，胸部 X 线检查，全面的神经系统检查，心电图、心脏彩超等心血管系统的评价，有条件应该完成头颅 CT 检查，最好能够进行连续的脑电图监测和记录。实施治疗性低温的全程，需要为患者建立高级气道（最佳为气管内插管），实施机械通气，建立有创血压监测和中心静脉通路；常规进行心电图、血流动力学、血氧饱和度和中心静脉压的连续监测。

整个亚低温治疗期间，关键与核心就是能够进行连续、准确的核心体温监测，首选中心静脉体温（Swan-Ganz 导管），食管体温和膀胱内体温也较可靠，鼓膜温度能够反映脑部温度，但肛门直肠温度不推荐为最佳选择，因为与真正的核心体温相比，其变化较慢且易受体表降温装置的影响。切记在治疗性低温实施过程中核心体温要严格控制于 32℃ 以上，否则可能诱发致命的心律失常。此外，亚低温实施前应该做好镇静和麻醉的准备，主要目的为控制低温实施过程中的寒战、抽搐等不良反应。目前，尚无统一的镇静、镇痛和肌松的最佳方案。常用的镇静药物和肌松药有咪达唑仑、芬太尼、泮库溴铵或维库溴铵等。当然，如有专用的亚低温治疗装置和温度管理系统，应先行做好系统的调试和准备。

（2）低温诱导阶段：在完成准备工作给予患者镇静和麻醉后，亚低温治疗应该尽快实施，目前公认的最佳的亚低温治疗的目标温度为 32～34℃。大量研究已经证实，尽快将患者体温降至目标温度不但能使患者获得最佳的保护效益而且能够减少相关的并发症。目前，最常用的亚低温诱导方式包括冰冻盐水输注，即给予冷却（4℃）乳酸盐林格液（或生理盐水）30ml /kg 体重（1 例体重 70 kg 的患者，大约为 2 L），30min 内外周静脉输注。此外，在极有影响的临床试验中，降温也可通过在头、颈、躯干和四肢周围放置大量冰袋来实现（在澳大利亚临床试验中），或通过使用覆盖全身的冷空气垫来实现（在欧洲临床试验中）。其他体表降温的方法包括使用水循环降温垫和预冷（冷藏）的降温垫。中心降温可通过使用血管内降温导管（由金属或充盈冷生理盐水的封闭球囊制成），或通过静脉输注低温液体的方式来实现。上述许多技术，使用了专为目标体温管理设计的商业化开发的设备，很多已成功应用于临床。

从目前的数据可知，目前能够最快诱导低温的设备为腹膜腔冰水灌洗技术，其降温速率能够达到-11℃/h，部分血管内低温和表面低温温度管理系统可达到-5～-2℃/h，而传统的表面低温方法只能达到-1～-0.5℃/h。因此，低温诱导阶段因低温诱导方法的不同而时间长短不一，但最好能够在 6～8h 达到目标温度。此外，随着患者逐渐达到目标低温，更要严密监测患者心电图的变化，注意水、电解质的变化，常规每 5～3 分钟监测温度，每小时监测患者生命体征（血压、脉搏、呼吸和血氧饱和度）、出入量、神经功能评估、寒战的症状和体征。

（3）低温维持阶段：要保持温度的稳定，要避免核心体温大幅的波动。目前多采用商用温度管理系统，能够智能化根据患者核心体温情况实时调整低温治疗。目前最新的指南建议亚低温治疗维持的时间为 12～24h，但最佳的低温持续时间仍存争议，普遍采用的时间是 24h。在维持低温的 24h 中要注意观察以下指标：①温度，每小时监测。②血流动力学参数，中心静脉压（CVP）和静脉血氧饱和度（SvO$_2$）监测容量，心排血量（CO）；维持平均动脉压 90～100mmHg。③氧和与通气，目标值（PaO$_2$>100mmHg, PaCO$_2$=35～45mmHg）；没有自主呼吸。④肾功能，每小时尿量；每 12 小时复查电解质、尿素氮和肌酐。⑤代谢，血糖维持于 5～7mmol/L；每小时监测血糖。⑥血小板，如有活动性出血或血小板计数<30×10^9/L，可输注血小板。⑦体位，通常头部抬高 30°。⑧良好镇静，防止寒战，镇静药、肌松药维持应用，确保无自主呼吸。⑨液体管理，避免低血容量，及时处理低血压。⑩皮肤，观察有无冻伤或出血证据。在维持低温的 24h 内，如出现以下情况，亚低温治疗应提前终止，根据临床判断需要停止：反复出现的影响血流动力学的心律失常；顽固性休克；有出血证据的凝血功能障碍；顽固性酸中毒。

（4）复温阶段：当 24h 的亚低温治疗完成，可停止亚低温治疗，开始复温。与低温诱导过程相反，复温过程要求平稳而缓慢，平均复温温度最好不宜超过 0.5℃/h，否则可能导致严重的组织损害，导致亚低温治疗失败。复温可采用被动复温的方式，即仅保留部分低温装备，让患者体温逐渐自动回升，或采用温度管理系统管理复温。建议复温的速率应保持在 0.1～0.25℃/h。复温过程中应该继续维持镇静、麻醉，保持机械通气，稳定血流动力学和血气，保持水、电解质平衡，评估可能发生的脓毒症征象。复温过程应避免体温高于正常，患者的体温应保持在正常范围（核心体温 36.5～37.5℃）直至 48h，因为过热可使转归恶化。复温后，停用镇静药、镇痛药和麻痹药，并且提供标准重症监护，包括在适当的时候拔管。

6. 治疗性亚低温的并发症及预防策略

（1）治疗性亚低温的并发症：治疗性亚低温的不良反应或直接与降温装置相关，或由低温本身引起，但一项大型的临床研究证实，实施亚低温治疗的 CA 复苏后患者与传统治疗组发生相关并发症的概率无显著性差异。最常见的不良事件或并发症：寒战；心律失常；血流动力学不稳定；出血；肺炎；脓毒症；水、电解质平衡紊乱；肾衰竭；非抽搐性惊厥发作；急性胰腺炎；肺水肿。

（2）亚低温并发症防治的策略：寒战是亚低温治疗过程中最常见也是危害最大的并发症。寒战除了妨碍降温进程外，还会导致耗氧量增加，过分用力呼吸，心率加快和全身应激样反应。因此，从低温诱导开始至亚低温治疗全程，需要给予患者充分镇静与麻醉，杜绝寒战的发生。低温可诱发代谢紊乱，包括低钾血症、低镁血症、低磷酸盐血症和高血糖症。常规检测电解质和血糖水平十分必要。白细胞减少和血小板减少症有可能发生，但通常不需要干预。在罕见的情况下，严重的血小板减少症、凝血功能障碍或胰腺炎有可能发生，发生这些事件时，合理的做法是提高温度水平，直到这些副作用消失，必要时可输注血小板处理。在低体温期间可发生非抽搐性惊厥发作，合理的做法是进行连续脑电图监测，一旦发生则对其进行治疗。此外还应采用标准的重症监护措施来监测和处理患者。如果在低温期间患者出现血流动力学不稳定状态，复温有可能无益，可改用补液、正性肌力药物和升压药物治疗来支持血压。

（三）治疗性亚低温技术的发展前景

随着治疗性亚低温越来越广泛地应用于临床，这项新技术也不断给人们带来新的希望和信心，但对于该项治疗措施本身而言，仍然有很多问题亟待解决。首先，什么人适合应用亚低温技术？尽管最新的指南推荐 CA 经复苏后成年患者均可应用该项技术，但大多数的临床证据都指向初始心律为可除颤心律的院外患者最为受益，其他类型的患者是否适用还需要大量、可靠的临床数据证明。而在其他疾病领域的应用也需要更多的临床研究去探索和证实。其次，亚低温治疗的时间窗如何确定？大量的基础研究已经证实，及早应用亚低温治疗才能使患者最大获益，因此，国外很多院前急救体系已经将复苏亚低温治疗纳入日常工作常规，一旦院外复苏成功，马上进行降温处理。更有学者建议，在 CPR 同时就应开始降温。问题接踵而至，应该采用何种方法快速降温？新的降温技术和方法学不断涌现，便捷、高效成为新技术的共同目标，而药物降温的理念和方法学再次引起大家的关注。亚体温治疗维持多久为最佳？这个问题同样没有定论，不同的时间窗，不同的原因，不同的方法学，不同的患者，不同的低温诱导速度都可能影响治疗时程的确定。复温的速度能否更快呢？这个问题同样充满争议，已经有研究报道称，复温的速率与患者的预后无相关性，但实际临床中大家仍持谨慎的态度。总之，治疗性亚低温技术在今后很长一段时间都将是应用研究和临床实践的热点和难点，多种低温方法学的综合应用，覆盖 CPR 全程的亚低温治疗将会成为今后发展的趋势和方向。

第二节　腹部提压心肺复苏技术

一、腹部是心肺复苏不可或缺的部位

人类对心肺复苏方法的改进是随着对死亡发生机制的不断认识而发展的；古人因 CA 患者存在体温下降现象，而采取保温和加温复苏法；因死亡患者的状态与睡眠近似，而运用如针刺人中、嗅易挥发乙醚等唤醒和刺激复苏法，均反映了古人对 CA 发生机制"形而上"的朴素认识。近代人认识到 CA 患者存在呼吸停止、循环停止和心室颤动三大机制，先后发明了口对口人工呼吸、胸外按压和体外电除颤复苏法，也构成了现代复苏术的三大要素，但 CPR 的成功率依旧很低。

选择胸部和选择腹部作为复苏的部位一直是近年来人们关注的热点之一；目前选择胸部进行提压一直是再造人工循环的主流策略，但是选择腹部作为提压的部位亦有其自身特点，理论上胸部与腹部两者联合应用应较其中的任何一种方法更有优势。实际上东汉张仲景（公元 145～208 年）在《金匮要略》救自缢死中就谈到胸部与腹部联合应用问题，强调"徐徐抱解，不得断绳，上下安被卧之（平卧体位），一人以脚踏其两肩，手少挽其发常弦弦勿纵之（头后仰，开放气道），一人以手按据胸上，数动之（连续胸外心脏按压）。一人摩捋臂胫、屈伸之（伸展胸廓，助以呼吸）。若已僵，但渐渐强屈之，并按其腹（腹部按压），如此一炊顷，气从口出，呼吸眼开，而犹引按莫置，亦勿苦劳之（复苏有效后，强调了不可中断按压）"。本文将探讨腹部作为 CPR 提压部位的突出特点，和与胸部提压进行联合应用的潜在优势。

（一）胸部与腹部提压人工循环的机制

1. 胸部提压机制　传统的心泵理论认为，心脏被按压时，由于心脏各瓣膜的单向开放功能，使血液在心脏内沿正常的血流方向前进；放松按压及向上提拉时，胸廓因弹性而扩张，胸内压力由正压转变为负压，此时大静脉内的血液被"吸"入胸腔而返回心脏，反复按压和放松，以及向上提拉，可推动血液单向流动而建立人工循环。后来出现的胸泵学说则认为，CA 后放松或提起胸廓时，胸内静脉压力低于胸外静脉压力，使血液回到肺部；当挤压胸壁使胸腔内压升高时，血液被挤出胸部；逆向血流则被心脏瓣膜和全身的静脉瓣所阻止，全身静脉塌陷也可防止血液逆流。目前多数学者认为，在胸外按压中这两种机制可能都同时在起作用，即复合机制。

2. 腹部提压机制　腹部提压进行人工循环的原理首先用腹泵学说来诠释，当 CA 后，腹部按压可使腹内压力增高，腹腔内各血管床的压力也随之增加，因上腔静脉入口处和下肢静脉均有静脉瓣阻隔，而下腔静脉入口处无静脉瓣，腹腔内血管床的血液被挤入下腔静脉，再入右心；按压动作可在动静脉之间产生压力差，二尖瓣叶因顺血流方向而单向开放，使血流前向流动；当放松或提拉腹部时，腹内静脉压力低于腹外静脉压力，将血液"吸"回腹部；当挤压腹部使腹腔内压升高时，血液被挤出腹部；逆向血流则被心脏瓣膜和全身的静脉瓣阻止，全身静脉塌陷也可防止血液逆流。

其次，提拉腹部时，腹腔内容积增大，腹腔压力随之减低，膈肌可最大限度地下移，使胸腔容积和胸腔负压进一步增加，从而加强了血液回流；按压腹部时，腹腔内压力的增大可使膈肌上移，胸腔内容积随之减少，增加了胸腔内压，促进了血液从胸腔的流出，还可起到类似"胸泵"的作用。再者，提拉腹部时造成的膈肌下移，与按压腹部时造成膈肌上移，使位于膈肌之上的心脏受到规律性挤压和放松，还可起到类似"心泵"作用。另外，腹部提压和胸部提压一样，也有一定的人工呼吸作用，提拉腹部时，腹腔压力下降，膈肌下移，胸腔容积增加，进一步增大胸腔内负压水平，肺由此而膨胀，使空气进入肺泡，患者完成吸气动作；而在按压腹部时，腹腔压力迅速升高，膈肌向上移动，胸腔容积随之减小，胸腔内负压减小，肺受压回缩排出肺泡内气体，患者完成呼气动作。

（二）腹部人工循环的优势

1. 腹部对人工通气的干扰小于胸部　当选择胸部为靶点，处于同一躯体节段——胸部节段中的心、肺、肋间肌与膈肌，出现了"循环与呼吸不能兼得的复苏困境"；启动循环（胸外按压）时不能进行人工呼吸（人工通气），启动呼吸（人工通气）时不能进行循环（胸外按压）操作，故在西方的心肺复苏指南与共识中，为解决这种"空间阵地"两难全的"复苏困境"先后进行了多次修订：①通过胸外按压和人工通气 5:1、5:2、15:2、30:2 等多种比例尝试与调整，寻求人工呼吸和人工循环的最佳兼顾点。②依据对 CA 疾病的概率分析，对常见的、疑似心源性病因的复苏模式由 ABC 改为 CAB，变"呼吸优先"为"循环优先"。③试图通过"通气过程中同步按压"复苏方法，打破"要么按压，要么通气"的传统模式，协调发挥"胸泵"与"心泵"作用，但存在通气压力相对于胸外按压较低，只能实现部分通气，且存在肺损伤的风险，而只用于胸外按压同时进行呼吸机通气的患者在某些时点的耦合。而选择腹部作为 CPR 的靶点，可避免胸部复苏时"无法同时启动循环与启动呼吸"的困境，进行腹部 CPR 时，可照常进行口对口人工呼吸、机械辅助通气等多种通气方式，腹部复苏通过运动腹部器官进行人工循环、人工通气，通过运动胸部器官进行人工呼吸，二者并不发生冲突，可使人工通气与人工循环可同时或同步进行。此点优于胸部 CPR，可在不影响人工循环的情况下进行人工呼吸，实现了循环与呼吸并举的 CPR。

2. 腹部气道漏气现象小于胸部　通常认为建立通畅的气道是心肺脑复苏的重要措施，但是通畅的气道可减弱胸外按压的效果。在胸外按压的按压期，气道漏气可降低胸部按压对血流的前向推动作用；在胸外按压的放松期，气道漏气同样可减少胸部的静脉回流；据此曾研制了吸气阻抗阈控活瓣，可在按压放松期自动关闭气道，以增加静脉回流量，其潜在缺点是间歇阻塞气道可阻碍呼吸气体交换，但在 CA 患者增加静脉回流和心排血量方面显得更重要，且这种气道间歇性完全阻塞术的出现，也是同时兼顾"循环与呼吸"复苏思维的体现。而选择腹部作为心肺复苏的靶点时，呼吸肌肉的运动仅限于部分膈肌，故在一定程度上可避免胸部按压时"严重气道漏气"对胸腔内压和静脉回流的不利影响，且进行腹部 CPR 时，也可以采用间歇阻塞气道技术，消除按压时"气道漏气"的不利影响。

3. 腹部对电除颤等治疗的影响小于胸部　直流电除颤是目前复苏成功的重要手段。一般来讲，正在进行监护的患者出现明确的室性心动过速或心室颤动，因心肌缺血不太显著，应立即除颤；而在原因未明的猝死患者中，因心肌缺血已很显著，一般先进行 1～2min 的胸外按压和药物治疗，然后再进行电击，这种治疗有可能提高电击转复的成功率；总之，电击是挽救生命的重要措施，应尽早应用。目前主流的 CPR 措施是胸外按压，故在心脏复苏流程的制定中，尤其是初始阶段，给患者以电击除颤，必须考虑短时间停止胸外按压，因两者的作用部分相同——均为胸部。此时如采用腹部复苏，或由胸部转换到腹部，按压和除颤相互干扰很小，如果腹部按压装置有绝缘设置，腹部按压和心脏除颤可同时进行。其他如经胸壁心脏起搏术、心内注射等治疗是干扰胸外按压的因素，若采用腹部人工循环，二者可同时进行。

4. **腹部治疗性体位变换易于胸部**　CPR 时的体位对复苏效果有重要影响；在自主循环未恢复之前，增加脑血流的供给是主要矛盾，患者的头部应低于躯干水平面；自主循环恢复后，减轻脑水肿为主要矛盾，将患者的头部应抬高 10°～30°，以增加脑部静脉的回流，是目前 CPR 常用的做法；西方早期的复苏方法中，有一种为抬高、舒展和屈曲上肢的心肺复苏法，以及将患者放到马背上，进行颠簸，国人坊间也有类似方法，尤其是解救溺水患者时，需将患者扛在肩上，施救者高抬腿进行跑步以颠簸患者。借助颠簸对腹部和部分胸部进行冲击按压，同时发挥"胸泵和腹泵的作用"，此时患者上半身都处于"悬垂"状态，由于重力作用，大量的血液进入脑部，可优先保证脑部的供血；且利于清除气道内的堵塞物，起开放气道的作用。这提示在 CPR 时要注意发挥体位的作用，历史的经验告诉我们，CPR 不应只关注胸部，还应关注腹部，也要发挥四肢和体位的辅助作用，将人体的几个部位和相关因素置于不同的时间和空间中考量，其部位的最佳组合和因素的有机配合，将进一步提高 CPR 成功率。

5. **腹部实质脏器损伤小于胸部**　胸部按压术有多种并发症，主要是对操作不得要领、注意事项不熟悉或未经严格训练所致。据统计 30%～80%因胸外按压并发肋骨或胸骨骨折，骨软骨交界分离，甚而损伤肺、胸膜及心脏，其中老年患者尤为多见；按压下胸部或剑突处常引起肝、胃、膈肌及横结肠挫伤或撕裂伤，并在肺血管及脑血管内发现脱落骨髓及脂肪等栓子并发症的报道；虽然避免或减少并发症的关键在于平时加强普及教育操作手法的训练，但由于胸廓是保护躯干实质脏器的重要器官，胸廓按压对心脏、肺、主动脉、肝、脾的损伤是很难避免的。腹部按压主要部位为其中心地带，此处为小肠聚集部位，实质脏器肾和胰则位于较深部的腹膜后，相对来讲，不易发生脏器损伤。

（三）腹部人工循环应用要点

1. **经腹人工循环的适应证**　临床上优先使用腹部复苏的情况：①开放性胸外伤或心脏贯通伤、胸部挤压伤伴 CA 而又无开胸手术条件；②胸部重度烧伤及严重剥脱性皮炎伴 CA；③大面积胸壁不稳定（连枷胸）、胸壁肿瘤、胸廓畸形伴 CA；④大量胸腔积液及严重胸膜病变伴 CA；⑤张力性及交通性气胸、严重肺大疱和重度肺实变伴 CA；⑥复杂先天性心脏病、严重心包积液、心脏压塞，以及某些人工瓣膜置换术者（因为胸外按压加压于置换瓣环可导致心脏创伤）；⑦主动脉缩窄、主动脉夹层、主动脉瘤破裂继发 CA；⑧纵隔感染或纵隔肿瘤伴 CA；⑨食管破裂、气管破裂和膈肌破裂伴 CA；⑩胸椎、胸廓畸形、颈椎、胸椎损伤伴 CA；⑪积极胸外心肺复苏措施失败者。实际上，优先进行经腹心肺复苏的 CA，部分与美国心脏协会曾推荐的开胸心脏按压术适应证相近；因为开胸 CPR 的疗效确是优于胸外 CPR，但现场不能立即开展，会延误抢救时间，故美国心脏协会曾要求对非外伤性患者必须坚持胸外 CPR，实际上为避免胸部按压造成的进一步损伤，经腹 CPR 是一种最优选择；而目前争论的焦点是胸外和（或）腹部 CPR 支持到何种程度可考虑开胸 CPR，此问题尚待进一步探讨。

2. **经腹人工循环的禁忌证**　主要有腹部外伤、膈肌破裂、腹腔脏器出血或破裂、腹主动脉瘤、腹腔巨大肿物（如妊娠、肠梗阻、腹腔脏器癌肿、腹水、巨大卵巢囊肿）等状况。另外，研究表明高度肥胖者腹部提压效果较差；呼吸抑制单纯行呼吸复苏时，如患者意识尚未消失，患者可能会出现耐受不良。

3. **颈髓损伤时 CPR**　颈椎与颈髓损伤是急救中常遇到的问题，颈髓损伤时可出现迷走神经相对兴奋状态，即去交感神经状态，临床表现常为显著低血压和心动过缓，提示外伤后血压低、心跳不快反而缓慢的患者，要想到颈髓损伤的可能。此类患者如出现 CA，理论上应强调阿托品类抑制迷走神经药物的使用；但在急救过程中，人们还常纠结于颈椎损伤时如何进行 CPR，因胸外按压会造成颈部的移动，有可能加重颈椎的移位和颈髓的损伤，是先上颈托和脊柱板后，再行胸部 CPR？还是用手法固定颈椎，优先进行胸部 CPR？实际上，先上颈托延迟进行胸部按压 CPR，可使颈部有良好的固定，胸前按压对颈椎移位的影响较小；手法快速固定颈部，可立即实施优先 CPR，但固定效果有限，胸前按压可能加重颈髓损伤；此时，可先选择腹部进行 CPR，同时上颈托，颈托固定好后，可考虑转为胸部 CPR。

（四）腹部与胸部并用可能效果更佳

1. 胸腹部提压同步协同　既往研究已表明，胸腹部提压同步时，如采用绷带束缚腹部，或连续腹部按压，或在同步胸外按压及通气复苏术的同时增加腹部压，均可增加主动脉压和颈动脉压及颈动脉血流。可能有以下几种机制：①压迫腹部可减少胸外按压时右心房血液向下腔静脉反流；②因腹部受压限制了膈肌下移，防止胸内压力分散，可增高胸内主动脉和胸外主动脉的压力阶差，增加主动脉的血流量；③压迫腹部可压迫腹主动脉，减少下半部的供血，增加上半部的供血，亦可增加右房压，可导致心肌灌注压的下降。

2. 胸腹部提压交替协同　胸腹部提压交替时的协同机制：①因下腔静脉缺少静脉瓣，在胸外按压时下腔静脉血液可反流回腹部及下肢，交替予以腹部提压，发挥"腹泵"作用，可减轻胸部按压产生的下腔静脉反流现象，是产生前向血流的第三机制；②交替压迫腹部，不但能增加右心系统的静脉回流，而且腹部加压时压迫腹主动脉，可产生主动脉内逆向血流，被动使主动脉瓣关闭，还可提高动脉内舒张压，起类似"主动脉内气囊反搏"的作用；③胸外按压后立即腹部按压，可维持部分已增加的胸内压，还可增加颈动脉血流量。临床观察亦表明，与标准 CPR 相比较，胸腹联合按压可明显增加动脉内平均压、心肌灌注压及脑血流灌注压。

3. 胸腹部提压与能量守恒定律　人工循环的效果可用物理学的能量守恒定律来诠释。所谓能量守恒定律是指各种形式的能（机械能、电能和热能）可以由一种形式转换为另一种形式。根据此定律,胸部和腹部按压和提拉作用于相应部位产生的能量等于推动血液循环的总能量，前者等于作用力与按压距离的乘积；而作用力又等于加速度和质量的乘积；故胸部和腹部按压和提拉时推动血液循环的总能量与按压与提拉的加速度、胸部或腹部的总质量和按压与提拉的距离成正比，即人工循环的效果决定于这三个要素：按压与提拉的加速度、复苏动作所涉及的胸部和腹部的总质量，以及复苏动作的活动距离。据此产生了一些新的复苏方法，如主动提拉胸部和腹部的吸盘式按压法（加大按压的幅度和距离），冲击式按压法（提高加速度）等，胸部与腹部协同按压或提拉，可增大复苏动作的总质量，从而产生更多的推动循环的能量，复苏效果可能优于单独按压一个部位。

总之，CPR 是一个发展中的系统，从过去以胸部为主的人工循环，再到以腹部为主心与肺复苏并举的个体化精确 CPR，乃至胸部、腹部、脑部有机整合进行立体化 CPR，这恰好是一个循环，也符合唯物辩证法中的"否定之否定规律"，故不应只关注作为 CPR 传统按压部位的胸部，还应强调腹部在 CPR 中重要作用。

二、腹部提压心肺复苏"腹泵"机制

CA 是直接威胁人类生命的急症，全球每年因心血管疾病死亡的人数超过 1.35 亿，院外每 10 万人中就有 20～140 人发生 CA，而幸存者仅为 2%～11%。CPR 是恢复心脏规律舒缩和泵血功能的主要抢救方法，自 20 世纪 50 年代 Kouwenhoven 和 Peter 开启现代 CPR 的新纪元起，以胸部为主阵地的标准胸外按压 CPR 方法一直沿用至今。虽然经过了 50 余年的临床实践，CA 患者复苏的成功率仍不理想。如何提高 CPR 成功率已成为急救医学领域亟待攻克的难题。

近年来，随着对 CA 急症本质的深入了解，已逐渐认识到标准胸外按压 CPR 存在以下不足：一是胸外按压的局限性，如合并气胸、肋骨骨折的患者禁行胸外按压；二是胸外按压的缺陷性，如胸外按压可能并发胸肋骨骨折；三是胸外按压的片面性，如胸外按压不能兼顾呼吸。上述不足制约了标准胸外按压在临床上的应用，是影响 CA 患者 CPR 成功率的重要因素。因此，弥补标准胸外按压 CPR 的缺陷，另辟蹊径拓展 CPR 新方法，深入研究其机制具有重要的理论价值和临床意义。

（一）标准胸外按压 CPR 的窘境

标准胸外按压 CPR 有其特定的禁忌证，因此在一定程度上限制了其临床应用范围。对于合并有胸部外伤、肋骨骨折的 CA 患者，胸外按压可能加重骨折，导致骨折断端进一步损伤肺脏与胸膜，且此时胸廓复张受限，难以保证正常的按压力度和幅度，影响"心泵"和"胸泵"作用的发挥，继而可降低 CPR 效果。因此，对于这部分具有胸外按压禁忌的 CA 患者而言，单一的胸外按压方法不能完全满足临床需求。

由于在实施按压时需要足够的力度（45～55kg）和幅度（>5cm），有约 1/3 的被救者发生肋骨骨折。另一方面，标准胸外按压 CPR 只能建立循环而不能兼顾呼吸，按照国际心肺复苏指南的胸外按压与通气比例实施 CPR 时，在胸外按压人工循环终止后再给予人工通气，这种在按压的中断期予以通气的方式，使人工通气和胸外按压被人为地独立开来，在进行人工呼吸时没有人工循环支持，导致通气与血流脱节，通气/血流比（V/Q）异常，影响肺内气体交换，不能保证 CPR 时的氧合作用，导致复苏成功率降低。

如何突破标准胸外按压心肺复苏的禁区，走出胸外按压与通气难以配比的窘境，创建持续人工循环状态同时给予人工通气的 CPR 新方法，找出其内在规律并建立新的理论机制，以解决临床 CPR 中的实际问题已成为必然选择。

（二）AACD- CPR 对策

为弥补标准胸外按压 CPR 的上述缺陷，我们探索了通过提拉与按压腹部的方法即腹部提压 CPR 来建立 CA 期间的循环呼吸支持。腹部参与人体的呼吸和循环等基本生命活动，腹腔内的血流占人体总血流量的 1/4，而膈肌是肺部呼吸的主要动力器官；依托上述腹部循环与呼吸的生理基础，从具有胸外按压禁忌证的 CA 患者的临床实际需求出发，笔者团队研发出了腹部提压心肺复苏仪。AACD-CPR 时，将腹部提压心肺复苏仪的吸盘置于患者肋缘与剑突下方腹部正中的腹壁吸附固定，操作者的提拉力度控制在 20～30kg，按压力度控制在 40～50kg，以 100 次/分的频率进行 AACD-CPR。动物实验和部分临床案例研究表明，AACD-CPR 可产生良好的血流动力学及呼吸支持效应。

Babbs 曾针对其提出的腹部按压 CPR 提出"腹泵"机制，认为在腹部加压时腹腔内压力升高，压迫肝脏促使肝内血液迅速排空，这种排空作用使肝静脉血流汇入下腔静脉，血压提升。腹部放松时，腹腔内压力减小，腹腔大静脉开放，下肢血液顺利回流，适当的腹部压力可产生 6L/min 的心排血量。当实施腹部按压时腹腔内压力升高，腹部脏器及容量血管受压，使腹部器官中含有的人体 25% 的血液回流入心脏，增加动脉压力及冠脉灌注压。Geddes 等通过 CA 猪腹部按压实验，证实腹部按压 CPR 较传统胸外按压可增加 60% 的冠脉灌注。

腹部按压亦有不足之处，如每次腹部按压放松时，膈肌自然下降回原位，不能最大限度地主动增加膈肌移动幅度，影响了有效的循环和呼吸。国外学者对"腹泵"机制的研究主要集中于腹部按压时血流动力学的变化，尚无对腹部主动提拉与按压时血流动力学及通气/血流比的研究，尤其是腹腔内压力变化引起的循环和呼吸变化对心肺脑整体复苏产生影响的病理生理机制缺乏系统性研究，故深入探讨 AACD-CPR 的基础理论及运行机制具有较大的理论与临床意义。

（三）"腹泵"机制研究构想

本课题组前期对 AACD-CPR 方法进行了一系列临床观察，发现该方法主要是通过腹部提压改变腹腔内压力而产生临床复苏效应，继而对腹腔内压力变化引发复苏效应的"腹泵"机制进行研究，为提高临床 CPR 成功率提供了重要的理论依据。"腹泵"以腹腔内压力变化为动力源，而腹内压力的变化是否引发跨膈肌压（胸内压与腹内压力之差）的改变，跨膈肌压改变是否与膈肌移动程度相关，膈肌移动能否带动"胸泵""心泵"作用发挥，"胸泵""心泵"与本研究重点探索的"腹泵"机制之间有何内在联系等，这些 AACD-CPR 的疑惑仅靠目前狭义的"腹泵"尚远远不能解释。

本课题组试图从腹部提压 CPR 产生的跨膈肌压与增加心排血量、增加回心血量、增加脑灌注、增加肺通气及降低重要脏器损伤的"腹泵"机制五个方面进一步揭示腹部提压心肺复苏如何通过跨膈肌压的桥梁作用履行"腹泵"的使命，发挥类似于传统胸外按压时的"胸泵"和"心泵"作用。我们所构想的对腹部进行按压和提拉实施 CPR 时的"腹泵"机制（图 4-1）为：按压腹部时腹内压增加，跨膈肌压力变化，驱使膈肌上移，抬挤心脏，增加胸内压的同时提高心排量，并促使腹部器官中占人体血液供应 25%的血液流入心脏；提拉腹部时腹腔压力迅速减低，跨膈肌压力变化，膈肌最大限度下移，扩大胸腔容积，增大胸腔负压，促进血液回流。腹部按压和提拉过程中膈主动脉阻力增加，冠脉灌注压及脑灌注压增加，即运送更多含氧丰富的新鲜血液流入心脏，并能促使下腔静脉血液回流入右心房。另一方面，使膈肌上下移动，跨膈肌压力变化，导致胸腔压力变化即膈肌下移时胸腔负压增大，有利于空气进入肺部，膈肌上移时有利于肺部气体排出，实现体外人工吸气与呼气。由于跨膈肌压对于 AACD-CPR 中的"腹泵"机制至关重要，探讨其压力数值的变化对探讨"腹泵"机制具有重要意义。

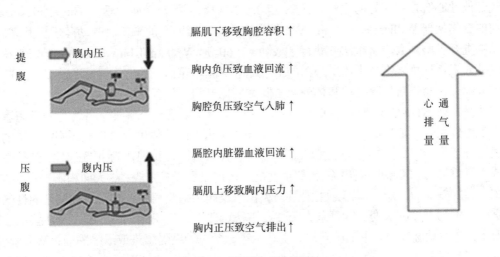

图 4-1　"腹泵"机制假设

（四）结语

2013年9月《中华急诊医学杂志》发布了首部《腹部提压心肺复苏专家共识》标准与指南，为 AACD-CPR 奠定了学术基础。"腹泵"机制基础研究的深入开展，为临床实施 AACD-CPR 提供了科学依据，且有助于探索以腹部为阵地的腹部心肺脑复苏并重的新方法，研制新的腹部 CPR 装置。开拓 AACD-CPR "腹泵"机制的研究，必将为临床胸部创伤性 CA、呼吸肌无力及呼吸抑制的全麻患者等继发性 CA 患者，尤其是存在胸廓畸形、胸部外伤、胸肋骨骨折、血气胸等胸外按压禁忌的 CA 患者的救治奠定坚实的理论基础，以此突破现今标准胸外按压 CPR 之瓶颈。在融合以胸部为阵地的胸外按压 CPR "心泵""胸泵"多泵理论的同时，不断探索完善 AACD-CPR 的广义"腹泵"机制，对于从学术上建立以腹部为阵地的腹部心肺复苏学和从临床上实现心肺脑复苏并重的复苏技术，弥补特殊情况下标准胸外按压 CPR 的不足，提高心肺脑复苏成功率，具有重要的理论指导与实际应用价值。

三、胸部按压 CPR 与腹部提压 CPR

半个多世纪以来，以胸部按压为主的 CPR 一直延续至今，成为 CA 患者"起死回生"的主角。AACD-CPR 进一步针对在实施 STD-CPR 过程中 30%～80% 并发肋骨或胸骨骨折、骨软骨交界分离，甚而损伤肺、胸膜及心脏，限制了对 CA 患者高质量 STD-CPR 的实施，影响了 CA 患者的心肺复苏成功率。随着临床研究与实践的深入，对 AACD-CPR 与 STD-CPR 的缘由、机制、方法、应用等诸多方面进行深度解析与梳理，以期能够更加准确、辩证、全面地把握二者之"精髓"，互为补充相向而行提升临床 CPR 生存率。

（一）STD-CPR 与 AACD-CPR 的缘由

关于 CPR 胸外按压的起源最早可以追溯到 1700 多年前，我国东汉名医张仲景在《金匮要略》中就提到对自缢者的解救办法，指出应在使其平卧后进行胸外连续按压。国外的最早记录是 1874 年，德国的 Moritz Schiff 通过动物实验注意到用手挤压犬的心脏时它的颈动脉会出现搏动现象，1901 年挪威的 Kristian Igelsrud 通过开胸心脏按压成功复苏了 CA 患者。胸外按压法由 Marshall Hall 于 1857 年提出，1861 年又经 Silvester 改为胸外按压手臂抬举法。1878年，德国的 Boehm 通过动物实验证实，胸外按压可能为体循环提供足够的血液，提示它是一种较开放性心脏按压更好的方法。1958 年，美国约翰·霍普金斯大学的 Guy Knickerbocker 与他的合作伙伴 William Kouwenhoeven 等发现当电极紧贴犬的胸部时其动脉压会升高，即对该动物进行了胸外人工挤压法并获得了成功。1960 年，William Kouwenhoeven 等发表论文阐述胸外人工挤压可以维持生命所必需的血液循环原理。至此，胸部按压成为 STD-CPR 的重要组成部分，与口对口呼吸法和体外电击除颤共同开启了现代 CPR 的新纪元。

然而，在 STD-CPR 挽救生命的同时，我们不得不认清一个事实，那就是 CA 患者复苏成功率依然很低，尤其是生存率更低。全球 OHCA 患者的总体生存率仍然不高，美国的神经功能良好率为 10.8%，中国（北京）仅为 1.0%。究其原因，我们认为主要是：①开放性胸外伤或心脏贯通伤、胸部挤压伤；②胸部重度烧伤及严重剥脱性皮炎；③大面积胸壁不稳定（连枷胸）、胸壁肿瘤、胸廓畸形；④大量胸腔积液及严重胸膜病变；⑤张力性及交通性气胸、严重肺大疱和重度肺实变；⑥复杂先天性心脏病、严重心包积液、心脏压塞及某些人工瓣膜置换术；⑦主动脉缩窄、主动脉夹层、主动脉瘤破裂；⑧纵隔感染或纵隔肿瘤；⑨食管破裂、气管破裂和膈肌破裂；⑩胸椎、胸廓畸形，颈椎、胸椎损伤等情况时胸外按压无法实施。同时，在实施按压时需要足够的力度（45～55kg）和幅度（5～6cm），在此条件下被救者极易发生肋骨骨折，骨折后继续按压则易导致骨折断端伤及肺脏与胸膜同时胸廓复张受限，难以保证标准的按压力度和幅度，影响了 CPR 效果。一项由卢布尔雅纳法医研究所通过尸检分析 2148 例非创伤性 CA 患者复苏后胸部骨折的发生情况，表明男性和女性患者胸外心脏按压后胸部骨折的发生率分别为 86% 和 91%，胸骨骨折的发生率分别为 59% 和 79%，肋骨骨折的发生率分别为 77% 和 85%。面对如此之多的禁忌证和高骨折率，STD-CPR 的临床应用的范围大大缩窄。为挽救越来越多的 CA 患者，我们不得不另辟蹊径，再寻良方。

因 STD-CPR 存在局限性，单一的胸外按压方法是不能满足临床需求的。笔者研究团队从临床实际问题出发，仔细研读典籍《金匮要略》，从"若已僵，但渐渐强屈之，并按其腹，如此一炊顷，气从口出，呼吸眼开，而犹引按莫置，亦勿苦劳之"得到启示，结合人体的生理解剖基础，创造性地提出 AACD-CPR。"胸路不通走腹路"的 AACD-CPR 目的是弥补胸外按压在 STD-CPR 中的不足，让存在胸外按压禁忌证的 CA 患者有更多的被救治机会。

（二）STD-CPR 与 AACD-CPR 的机制

最初，以胸外按压为基础的 STD-CPR 被认为是"心泵"机制发挥作用，即通过按压胸廓使位于胸骨和脊柱之间的心脏直接受到挤压，导致心腔容积缩小而产生动力泵的作用，推动血液进入循环维持机体功能。然而，有学者发现对于心脏极易受压的连枷胸患者，无论怎样挤压其胸骨，均无法测出动脉血压，但通过胸部约束带挤压其胸骨时，可测得动脉血压；对于肺气肿患者的研究发现，其胸骨和脊柱的距离较大，按压时无法按压到心脏，但 CPR 同样有效。至此，完全用"心泵"机制来解释复苏机制的理论受到质疑。20 世纪 80 年代，有学者研究发现：①加大胸腔内的压力或腹部加压时，可增加胸内泵血流量；②食管超声心电图显示，胸外按压时，二尖瓣、三尖瓣并未关闭；③胸外按压时，主动脉压与中心静脉压同时升高，从而认为在胸外按压时心脏没有起到"心泵"的作用。Rudikoff 等研究认为当胸外按压胸骨中下部时，胸腔内压力上升，形成胸腔内外压力梯度而将血液从胸腔内推向胸腔外血管，使主动脉、左心室、上下腔静脉压同时增高；胸外按压放松时，胸腔内压力下降，形成胸外和胸内的静脉压差，静脉管腔开放，驱动血液从外周静脉返回心脏。这就是胸外按压的"胸泵"机制。

胸外按压时，"胸泵"机制发挥作用主要是基于按压胸骨时，由膈肌和胸廓组成的闭合胸腔内压力升高，压力均衡地传至胸内大血管，血液出现向前流动。那么对于临床上 CA 患者有胸部外伤、胸肋骨骨折、血气胸、胸廓畸形、主动脉瘤等胸外按压禁忌证时，正常闭合的胸腔环境被打破，无法通过按压胸骨来使胸腔形成足够的压力，STD-CPR 的"胸泵"机制便无法正常实现。在胸外按压过程中若发生骨折，在极易刺破脏器的同时胸廓也难以充分回弹，胸腔内外压力梯度就很难建立。"胸泵"作用无法形成时，以胸外按压为基础的 STD-CPR 便无法发挥有效的复苏作用。笔者的研究团队通过膈肌下抬挤心脏发现，上移的膈肌可以直接挤压心脏增加心脏排出量的同时还使得胸腔压力升高，形成胸腔内外压力梯度，维持有效循环。从挤压膈肌可以改变胸腔内压力得到启示，结合人体的生理及解剖学基础，笔者认为"腹泵"机制同样可以发挥促进循环的作用，AACD-CPR 即被认为主要发挥"腹泵"机制。

AACD-CPR 的"腹泵"机制：人体的胸腔与腹腔被胸腹之间的横膈分隔开，当提拉与按压腹部使腹腔内压力发生变化时，带动了胸腹之间的膈肌上下移动，继而改变胸腔内容积产生胸腔内外压力梯度，进而产生人工循环作用。腹部内脏器官容纳了 1/4 占比的全身循环血量，在按压腹部过程中，下腔静脉回心血量增多；提拉时，冠脉灌注压增加；膈肌的上下移动可直接挤压心脏，增加心脏排血量，发挥"心泵"作用；膈肌的上下移动亦可使胸腔压力发生改变，膈肌下移时胸腔负压增大，利于空气进入肺部，膈肌上移时则利于肺部气体排出，起到人工呼吸功效的同时发挥"胸泵"作用。腹部提压通过膈肌产生胸腹联动——"腹泵"带动"胸泵"，并通过改变回心血量及膈肌抬挤心脏——"腹泵"带动"心泵"，通过一系列联动作用，充分利用机体的结构功能达到维持机体的有效循环灌注，发挥心肺脑立体 CPR 救治，间接发挥了"胸泵""心泵"机制达到了与 STD-CPR 异曲同工之效应。

（三）STD-CPR 与 AACD-CPR 的方法

1966 年的全美复苏会议上诞生的 STD-CPR，其胸外按压与通气比为 5 : 1，而后 2000 年《心肺复苏与心血管急救指南》推荐为 15 : 2，在 2005 年的《心肺复苏与心血管急救指南》调整为 30 : 2。在按压频率上，最早的胸外按压频率为 60～80 次/分，在 2005 年的《心肺复苏与心血管急救指南》中明确为约 100 次/分，2010 年的《心肺复苏与心血管急救指南》中推荐为至少 100 次/分，2015 年的《心肺复苏与心血管急救更新指南》中推荐为 100～120 次/分。按压深度最初为使胸骨下陷 3～4cm，1988 年美国 AHA 提出改为 3.8～5.0cm，在 2005 年的《心肺复苏与心血管急救指南》中明确为 4～5cm，2010 年的《心肺复苏与心血管急救指南》中推荐为至少 5cm，2015 年的《心肺复苏与心血管急救更新指南》推荐为 5～6cm。多次调整的胸外按压与通气比、胸外按压频率及按压深度，目的就是充分增加胸腔内外压力差，为重要脏器提供有效的循环血容量。2010 版《美国心脏协会心肺复苏与心血管急救指南》将以往的 A—B—C—D 抢救顺序调整为 C—A—B—D 的抢救顺序，更是体现这一目的。

最新的 2015 版《心肺复苏与心血管急救更新指南》中高质量 CPR 胸外心脏按压方法为：胸骨中下 1/3 处，用左手掌跟紧贴患者的胸部，两手重叠，左手五指翘起，双臂伸直，用上身力量连续用力按压 30 次（按压频率为 100～120 次/分，按压深度胸骨下陷 5～6cm，按压后保证胸骨完全回弹，胸外按压时最大限度地减少中断）。即便是高质量的 CPR 方法依然存在只能单一建立循环而不能兼顾呼吸的缺陷，胸外按压人工循环终止后再给予人工通气，易导致通气与血流相脱节，通气/血流比异常，影响肺内气体交换，不能保证 CPR 时的氧合；在临床实际中继发性 CA 多因窒息缺氧引发（如溺水、窒息、呼吸衰竭等），CA 时氧储备可能已经耗尽，故更强调呼吸支持的重要性，单纯的 STD-CPR 无法满足患者的实际需求。同时，100～120 次/分按压频率和 5～6cm 的按压深度极易导致胸肋骨骨折，影响整体复苏效果。面对如此多的问题，AACD-CPR 或许可为我们提供解决方法。

根据《腹部提压心肺复苏专家共识》，AACD-CPR 方法为：施救者采用由北京德美瑞医疗器械有限公司开发转化的具有自主知识产权的腹部提压心肺复苏仪（WL-1000），双手紧握腹部提压心肺复苏仪的提压手柄将提压板平放在被救者的中上腹部，提压板上方的三角形顶角放在肋缘和剑突下方，负压装置的开口与被救者的皮肤紧密接触，快速启动负压装置，使患者的腹部和提压板紧密结合。施救者于患者侧方通过提压手柄以 100 次/分的频率连续交替向下按压与向上提拉，按压和提拉的时间为 1 : 1，向下按压时垂直用力，勿左右摆动，提拉时垂直向上均衡用力，按压力度控制在 50kg 左右，提拉力度控制在 30kg 左右。AACD-CPR 借助腹部提压心肺复苏仪进行 CPR，可突破 STD-CPR 禁忌证及造成肋骨骨折的局限性、可协助呼吸肌运动保持良好的通气/血流比弥补 STD-CPR 的缺陷、可在人工循环的状态下给予同步通气纠正 STD-CPR 的片面性。

（四）STD-CPR 与 AACD-CPR 的应用

《2015 美国心脏协会心肺复苏与心血管急救更新指南》中 STD-CPR 强调的是高质量心肺复苏，即快速、有力的按压；尽量减少按压中断；胸廓充分回弹；避免过度通气。其中胸外按压是 CPR 的关键，决定了整个 CPR 的质量。由于 STD-CPR 过程中胸肋骨骨折的发生率高，施救者遇到此类 CA 患者时，将不能保证胸外按压的频率（100～120 次/分）、胸外按压的深度（成人 5～6cm）与胸廓充分回弹，故无法产生最佳的冠状动脉灌注压（CPP），进而可降低 STD-CPR 的质量。如何化解干扰临床实施高质量 STD-CPR 这一瓶颈，在相应的环境与条件下，AACD-CPR 就成为人们的选择。

AACD-CPR 更加巧妙地强化了 STD-CPR 的每一个环节，为实现 STD-CPR 高质量 CPR 奠定基础。A（airway）开放气道：STD-CPR 只是清除了呼吸道口腔的异物，忽视了下呼吸道中痰液、血块等异物的阻塞；AACD-CPR 为患者开放气道时，应用 AACD-CPR 与其配合，按压腹部使腹腔内压力上升致膈肌上移，增大胸腔内压力的同时，使气道压力瞬间加大，迅速产生较高的呼出流速排出气道和肺内储留的异物，产生海姆立克效应，帮助开通患者下呼吸道，配合清除口腔异物开通上呼吸道，畅通上下呼吸道。B（breathing）人工呼吸：STD-CPR 在单人进行 CPR 操作时，需按照更新的胸外按压与通气比 30：2 进行操作，则吹气时，停止按压将导致血流量骤减，无法兼顾血液充分氧合；AACD-CPR 为患者人工呼吸时提拉与按压腹部促使膈肌上下移动，通过改变腹腔、胸腔内压力，促使肺部完成吸气与呼气动作，达到体外腹式呼吸的效应，以利于协助患者建立人工呼吸支持，充分提供氧气。同时，AACD-CPR 规避了过度通气（CA 患者通气/血流比所决定），亦可为继发性 CA（呼吸肌麻痹）患者提供体外腹式呼吸支持。C（circulation）人工循环：STD-CPR 高质量的胸外按压易导致胸肋骨骨折，不能保证胸部按压时胸廓的充分回弹及快速有力的按压，无法产生最佳的冠状动脉灌注压，使高质量 CPR 大打折扣。另外 STD-CPR 直接按压胸部时无法进行锁骨下动静脉穿刺、气管插管等相关操作，由于实施时需要暂停，胸外按压而影响 CPR 的质量；AACD-CPR 为患者人工循环时应用 AACD-CPR 进行胸腹联合提压进行复苏，当其提拉与按压腹部可驱使动静脉血液回流增加，尤其是增加腹主动脉压同时，提高了冠脉灌注压（约 60%），增加了心排血量，建立了更有效的人工循环，配合传统 CPR 中的人工循环支持，腹部操作对上身的穿刺、气管插管等其他相关操作影响较小，充分提供血容量并提高了协同配合效率。D（defibrillation）体外除颤：STD-CPR 需停止按压才能实施；AACD-CPR 为患者实施体外电除颤时，应用 AACD-CPR 与其配合，不需要停止按压，不影响腹部提压操作，充分为复苏赢得了宝贵时间。

在 CA 患者无胸外按压禁忌证时可协同运用 AACD-CPR 和 STD-CPR 技术。AACD-CPR 在 STD-CPR 的 ABCD 心肺复苏抢救环节中逐一进行了加强，最大限度地提高了 CPR 效率和效果。在 CA 患者存在胸外按压禁忌证时运用 AACD-CPR 方法，开放气道，协助呼吸，建立循环，放置电极贴片除颤不需要停止按压，均能在与"死神"抗争、与时间赛跑上发挥作用。

现代心肺复苏经过 50 余年的探索与发展，院内（IH）CPR 的自主循环恢复（ROSC）率虽有提高，但患者的出院生存率仍不理想。究其原因，一是胸外按压的局限性（如胸外按压禁忌情况），二是胸外按压的缺陷性（如胸外按压并发胸肋骨骨折），三是胸外按压的片面性（如胸外按压不能兼顾循环和呼吸）。从最新的《2015 美国心脏协会心肺复苏与心血管急救更新指南》证据评价来看，其所使用的建议级别和证据水平中仅 1%基于最高证据水平支持，最低证据水平支持占 69%。因此，需要人们解放思想、更新观念、破解临床现实问题，努力推动心肺复苏不断向前发展。AACD-CPR 汲取了中华民族五千年文明的精华，立足于现实，结合笔者团队数十载的临床知识积累，历经具体实践大数据的收集，突破了 STD-CPR 的局限性、弥补了 STD-CPR 的缺陷性、纠正了 STD-CPR 的片面性，为 CA 患者开拓出了更为适宜的 CPR 新途径，以期联合胸外 CPR 更大程度上提高患者出院生存率。AACD-CPR 是一新兴的 CPR 方法，与传统 CPR 相比，凸显了心脏与肺脏复苏并举、心脏与大脑复苏并重、"腹泵"与胸泵并兼、无创与有创并行、手动与电动并用、共性与个性并融的特色。通过对心搏、呼吸骤停患者腹部实施直接与间接的干预，促使胸腹腔内压力变化而产生循环与呼吸同步化复苏，实现经腹途径构建心肺脑复苏并重的理论与实践体系，提高 CA 患者出院生存率，同时改善患者预后。实则无论"胸部"还是"腹部"，能够有益于患者就是"好部位"，愿我们以临床心肺复苏中的问题为导向，满足临床 CPR 中的实际需求，创新 STD-CPR 与 AACD-CPR 等临床新技术，共铸中国特色的心肺复苏之路。

第三节　现代心肺复苏匹配技艺

一、心肺脑复苏诸方法的相应衔接

CPR 历经 50 余年的发展，在临床和实验研究等诸多方面取得了长足进步，尤其是遵循循证医学而制定的《2000 年国际心肺复苏指南》的问世，成为国际 CPR 之共识。纵观 CPR 的发展进程，目前尚处在婴儿时期，随着对其研究的深入，今日之共识可能于日后被重新认识。我国最新的统计数据显示，我国每年死于 CA 的总人数约为 54.4 万人，CPR 是对这些患者进行抢救的重要措施。笔者结合多年来 CPR 的临床实践，参考 CPR 的新进展，就 CA 后的诸多 CPR 方法进行相应衔接匹配，着重阐述对临床 CPR 共识的再认识。

（一）单纯按压与按压通气

传统的 CPR 定义为胸外按压加人工呼吸，近年来出现了新的概念：心脑复苏（CCR）或称作单纯胸外按压的 CPR（CCo-CPR），以区分于传统的 CPR，它强调不中断的持续胸外按压，以保障心、脑的血液灌注。近几年来，特别是 2005 国际复苏指南公布以来，许多新的有关 CPR 的动物实验及人类临床试验表明：CCo-CPR 与常规 CPR 相比，效果相似甚至更好。据此，AHA 心血管急救委员会于 2008 年 4 月对"胸外按压"提出了科学建议，推荐将单纯胸外按压作为非专业人员进行成年人 CA 时的复苏方法之一。

CA 总体可分为原发性 CA 和继发于呼吸衰竭的 CA。其中大部分 CA 属于原发性 CA，其复苏主要依靠 CCo-CPR 而无须口对口人工呼吸的主要原因有以下几点：①口对口人工呼吸可致胸外按压的中断，不能维持心、脑等重要器官的灌注；②口对口人工呼吸增加了胸膜腔内压，减少了胸腔静脉回流；③原发性 CA 早期血液中尚含有部分氧，心肌及脑的氧供减少主要是因血流减少而不是血液中氧下降；④持续胸外按压尚有一定的通气作用，加之早期许多患者尚有能够维持生理通气的喘息。但对于非心源性的 CA，如淹溺、药物过量、哮喘、呼吸道异物堵塞等导致的呼吸骤停，人工通气是必需且刻不容缓的。

CCo-CPR 突出了胸外按压的地位，基于只有通过胸外按压才能产生动脉和静脉之间的压力梯度，进而产生血流来维持心、脑等重要器官的灌注。1960 年 Kowenhoven 首次确认了单独的胸外按压可以维持血液循环，现代 CPR 就按压与通气的比例经历了从 5：1、15：2，直至 2005 年国际心肺复苏指南将按压通气比例调整为 30：2，目的在于每分钟提供更多次数的胸外按压，从而为重要器官提供有效的血流灌注，可见胸外按压的地位在指南中得到加强。

（二）胸外提压与胸外按压

临床上 CA 的抢救无论是徒手胸外按压还是使用胸外按压器械进行单纯胸廓按压，均不具有扩张胸廓的作用，而致心排血量不足，同时又有导致肋骨骨折等并发症的缺陷。1992 年，Cohen 等报道了心脏泵，通过单向吸盘协助患者扩胸作用，这种主动的胸外提压的复苏方法弥补了上述不足。胸外提压 CPR 适用于 CA 时间较长（＞15min）的患者，因为此时心脏顺应性减低，使"心泵"机制受到限制，胸外按压不具有主动扩张胸廓的作用，而促使血流产生的"胸泵"作用难以发挥作用，导致心排血量明显减低。

对于 CA 时间较长及应用传统 CPR 复苏效果不理想的患者，推荐采用主动加压-减压 CPR 的方法，即利用吸盘吸附于胸廓进行提拉与按压（胸外提压）交替进行的 CPR 方法。胸外提压法在主动扩张胸廓的同时，充分发挥"心泵"与"胸泵"作用，故对于 CA 时间较长的患者，常规徒手胸外按压复苏效果不明显时，可采用胸外提压的 CPR 方法。胸外提压 CPR 方法能主动增大胸廓的被动扩张，此近乎生理呼吸运动的胸廓起伏能产生相应的潮气量，具有一定的符合生理的通气作用，对呼吸肌麻痹等原因引发的 CA，且无条件建立人工气道进行呼吸支持，尤其是在经气管插管连接呼吸器通气尚未实施前的患者尤为适宜。

（三）腹部提压与腹部按压

传统 CPR 方法需足够的按压力度（45～55kg）和幅度（4～5cm），1/3 被救者发生肋骨骨折；且口对口人工呼吸可增加疾病传播的危险，不易被施救者接受，阻碍了 CPR 的有效实施。对于合并有胸部外伤肋骨骨折的 CA 患者，传统 CPR 的胸外按压因可能导致骨折断端伤及肺及胸膜而属于禁忌；且此时胸廓复张受限，难以保证标准的按压力度和幅度（即按压幅度 4～5cm，力度 45～55kg），均使"心泵"和"胸泵"机制不能得到理想发挥，影响了 CPR 效果。近年来腹部按压 CPR 受到关注，Geddes 等研究发现腹部节律按压与传统 CPR 比较，前者可提高冠脉灌注率约 60%，且不损害脏器功能；美国 Purdue 大学的一名学生观察到，每次胸外按压后如果进行一次腹部按压可以使 CPR 血流加倍，表明了腹部按压 CPR 已成为受到关注的、有效的 CPR 方法。但腹部按压 CPR 仍具有一定的局限性，每次腹部按压放松时，膈肌自然下降回至原位，不能最大限度地增加膈肌移动幅度，影响了有效的循环与呼吸。

AACD-CPR 方法的机制：按压腹部可使膈肌上升，抬挤心脏，发挥"心泵"作用，增加胸膜腔内压，提高心排血量；并能促使腹部器官中包含了人体血液供应的 25%血液流入心脏。提拉腹部时腹腔压力迅速减低，膈肌最大限度地下移，扩大胸腔的容积，增大胸腔的负压，亦充分发挥"胸泵"机制，促进血液回流。腹部按压和提拉过程中增加了腹主动脉的阻力，增加了冠脉灌注压，即可以运送更多含氧丰富的新鲜血液流入心脏，并能促使下腔静脉血液回流入右心房；另一方面，可使膈肌上下移动，导致胸腔压力的变化，膈肌下移时胸腔负压增大，有利于空气进入肺部，膈肌上移时利于肺部气体排出，发挥"肺泵"作用，实现吸气与呼气，达到体外人工呼吸之妙用，真正实现一体化 CPR。

（四）开腹按压与开胸按压

急诊开胸挤压心脏对救治较短时间内发生 CA 的锐器伤患者有益，通过手术可解除心脏压塞、控制胸腔内出血和进行胸内心脏按压。但由于事实上比较难以在 CA 后很短的时间（15min 内）送至医院内实施开胸心脏按压，其应用受到一定的限制；且开胸耗时长，损伤大，开胸后胸膜腔负压消失，影响肺的收缩；加之开胸挤压时容易压迫心房、冠状动脉，影响冠状动脉的灌注，不利于心脏复苏。为此，笔者所在团队设计了开腹经膈肌下抬挤心脏的方法，力求弥补上述不足。

该方法实施时，采用上腹部正中切口进入腹腔，施救者将右手从手术切口处伸入膈肌下方，将 2～5 指并拢置放于心脏后下方膈肌贴附面，施救者左手掌置于患者胸骨中、下 1/3 交界处固定后，双手配合以右肘腕关节协调带动右手 2～5 掌指有节律、冲击性地向胸骨处抬挤，使膈肌上移 4～5cm，然后迅速放松使膈肌回至原位，如此规律、交替进行，抬挤频率每分钟 100 次。一部分患者行腹部外科手术时，即可利用已有切口顺势经膈肌下抬挤心脏。笔者所在医院对肝移植术中并发 CA 的患者顺势经膈肌下抬挤心脏进行循环支持，全部病例均恢复自主心律，复苏效果确切，可谓是实用、便捷、安全、可靠的个性化人工支持循环方法。

开腹经膈肌下抬挤心脏 CPR 方法的原理：心脏前为胸骨，下抵膈肌，后靠脊柱，心包限制心脏左右移动。膈肌具有一定的弹性，当操作者用 2～5 掌指托起膈肌上移抬挤胸骨后方的心脏时，通过"心泵"机制达到泵血；同时膈肌上移，胸腔容积相对变小致胸膜腔内压升高而发挥"胸泵"机制，亦提高心脏排血。当操作者 2～5 掌指放下膈肌回位，胸腔容积相对变大致胸膜腔内压减低，使静脉血回流至心脏，如此有节奏地经膈肌下抬挤心脏而代替心脏自然搏动，以达到维持血液循环的目的；膈肌上下移动，导致胸腔压力的变化，亦发挥"肺泵"作用，辅以一定的肺部通气，类似于腹式呼吸。

（五）延时除颤与即时除颤

据统计，80% 的 CA 是由恶性心律失常（室性心动过速或心室颤动）导致的，除颤的时机是治疗心室颤动的关键，即时的电除颤被认为是终止心室颤动救治 CA 最有效的手段。如果能在 CA 发生 1min 内给予正确的电除颤，则可以使患者的存活率达到 90%；相反，除颤每延迟 1min，复苏成功率下降 7%～10%，短时间内心室颤动即可恶化并导致 CA，故适时、早期的电除颤已成为人们的共识。近年来的动物实验及临床研究证实，对于 3～5min 的心室颤动，直接进行除颤的复苏成功率高，而超过 5min 的心室颤动则先完成 3min 的胸外按压之后再进行除颤（延时除颤），与先行除颤相比，前者的生存率显著提高，这就提示了对于心室颤动患者不能一味强调即时除颤，而应该根据患者心室颤动持续的时间决定胸外按压与电除颤的优先次序，即即时除颤抑或延时除颤。

2002 年 Weisfeldt 等发现，对 CA 后 4～10min 的患者，宜先 CPR 再除颤效果最好，因为长时间的心室颤动将导致高代谢需求，氧供缺乏和代谢底物与高能磷酸盐储备耗竭，从而引起心脏电功能和机械功能的恶化，此时 CPR 可以提供一定的心脏灌注，改善心肌细胞的代谢状态，使心肌细胞对除颤的反应更好。对于 CA 超过 10min 的患者，则需要先纠正代谢紊乱，否则电除颤也难以奏效。CA 事件大多为意外突然发生，有资料显示，80%CA 发生于家中，而从目击者发现 CA 患者到专业急救人员赶赴现场平均时间为 9min，CA 患者只有在 4min 内得到及时的 CPR 才有望生还。由于专业急救半径过长，将使大部分患者因得不到早期除颤救治而死亡。鉴于专业急救人员赶赴现场时大多超过除颤的最佳时机，提倡先行胸外按压 CPR 后再除颤的策略。

20 世纪 80 年代，自动体外除颤器（AED）的问世使非专业人员在第一时间第一现场进行电除颤成为可能。而今，AED 已广泛应用并走进家庭。在使用 AED 救治 CA 时，心室颤动自动诊断的敏感性为 100%，特异性>95%，首次电除颤有效率为 96%，从启动 AED 到首次发放电击除颤治疗的时间平均为 21s，大大提高了 CA 患者获得抢救的时效性和生存率。众所周知，在人类与 CA 斗争的过程中，发明了徒手胸外按压和电除颤这两件应对 CA 的利器，急救医师如何打好时间差、巧妙地安排好胸外按压和电除颤的先后次序，将极大地提高 CA 的复苏成功率。

（六）"非同步"与"同步"通气

现代机械通气作为一项人工替代通气功能的有效手段，正越来越普遍地应用于 CA 患者的救治。大多数患者都会遇到因人-机不协调致气道阻力增加、通气量下降的问题，如何使通气与胸外按压更好地协同，给予机体完全的通气支持、确保适当的气体交换，直接关系到 CPR 的成败。

临床上通常采用胸外按压与通气机通气同步进行的方式进行 CPR。胸外按压的频率为 100 次/分，通气机指令频率一般为每分钟 20 次，仅相当于按压频率的 1/5。由于此时按压与通气各自同时进行，这样就难以保证通气机在工作时每次送气正好位于胸外按压的间歇期。持续胸外按压时胸膜腔内压增高，通气机在送气时会遇到来自胸廓的被动运动的阻力，使气道峰压急剧升高。当超过常规预设压力值或高压报警限时，通气指令立即发出声光报警，并同时自动打开呼气阀，切断通向患者的吸气流，结果患者吸入的潮气量大大减少，致每分通气量不足，不能保证 CPR 时的有效通气，导致低氧血症和高碳酸血症，直接影响 CPR 效果。

如何排除胸外按压与通气机通气所致的人-机不协调，保证人工通气的顺利进行？笔者所在团队通过动物实验和临床研究证实，采用与胸外按压非同步手控机械通气模式送气，即胸外按压 15 次或 30 次后间歇期给予手控送气 1 次或 2 次，避免了通气机与胸外按压的对抗，使得每次送气均有足够的潮气量，从而保证肺内通气和换气的有效进行。结果发现，通过与胸外按压同时机械通气组比较，CPR 成功率明显提高。尽管人们进行了种种尝试，CPR 时怎样使通气机与患者同步协调性更好，迄今尚无最理想的方案。人们在临床实践中不断摸索创新的同时，亦寄希望于新一代智能化通气机所提供的通气技术。鉴于 CPR 时机体病理生理变化的复杂性及应用通气机的多变性，合理应用通气机 CPR 并非易事，尚有许多未知的领域有待人们去探索。

二、胸外按压与人工通气比之窘境

自 1958 年 Peter Safar 创造人工呼吸，1960 年 Kouwenhoven 等报道徒手胸外按压术以来，现代 CPR 中胸外按压与通气的比例经历了从 5：1 和 15：2，直至《2005 国际心肺复苏指南》将按压通气比例调整为 30：2，其目的在于通过增大胸外按压的比例，为重要脏器提供有效的血流灌注；然而不论比例如何变更，CPR 成功率仅有 5%～10%，并没有显著提高。追其原因不得不从 CPR 的源头上考量，尤其是现行的按压与通气不能同步进行，即胸外按压时只有循环而无通气，而后予以人工通气时又无人工循环维系，导致通气血流比例失调，肺内换气不能有效进行，必将影响心与肺复苏的质量。故以往按压与通气比例的变更仅仅是一种"量"的调整，并未从按压与通气有机同步进行的"质"上变化，如何走出胸外按压与通气比之窘境，创建持续人工循环状态下给予人工通气的新模式，是当今 CPR 工作者必须承担的历史使命。

（一）窘境之一：间断循环

国际心肺复苏指南中推荐的胸外按压与通气比例，无论是 5：1，15：2 或现今的 30：2，均是在胸外按压中断后再实施人工通气，由于人工通气时没有实施胸外按压，从而间断了人工循环，不能保障心脑等重要脏器的循环灌注。胸部按压由 Kouwenhoven 等引入现代 CPR 医学，CPR 的主要目的不仅局限于恢复患者的心跳和呼吸，更重要的是恢复患者正常的脑功能，CPR 时有部分患者因不可逆脑损伤而致死亡或有严重后遗症，故脑复苏是 CPR 最后成败的关键。因此，在 CPR 研究的不断进行中，人们开始更加强调循环支持的重要性，想方设法地缩短胸外按压间断的时间，减少人工通气的次数，最初的胸外按压通气比仅为 5：1，后来人们发现不能满足心脑复苏的灌注，遂变更为 15：2 直到目前的 30：2，然而比例的调整只是量的变化，虽是一种进步，但仍不能从根本上解决实施通气时间段循环的窘境。只有创建 CPR 时持续循环支持的新模式，才能突破目前胸外按压与通气比的瓶颈。

（二）窘境之二：延迟换气

依国际复苏指南中胸外按压与通气比例实施 CPR 时，当胸外按压人工循环终止后，再给予人工通气，人为地使人工通气和胸外按压被独立开来；这种在按压的中断期予以通气的方式，使其在进行人工呼吸时没有人工循环支持，导致通气与血流相脱节，通气/血流异常，影响肺内气体交换，不能保证 CPR 时的氧合。保持适宜的氧合与有效的二氧化碳清除是 CPR 中呼吸支持的主要目的，直接关乎 CA 的复苏存活率，维持有效的肺换气，对于继发性 CA 患者尤为重要，其多因窒息缺氧引发（如溺水、窒息、呼吸衰竭等），CA 时氧储备可能已经耗尽，体内动脉血氧含量严重下降，不足以维持机体的氧需求。提供符合生理机制的理想人工通气模式，即在人工循环的状态下给予同步通气，以利于保证肺泡换气的有效进行，确保 CPR 时的氧合，可谓早期 CPR 呼吸支持的新方案。

（三）窘境之三：贻误时机

临床遵循胸外按压与通气比进行 CPR，人工通气占据了部分时段，减少了胸外按压有效时间，将影响到 CA 患者的黄金救治时限（4～6min）。多数的 CA 患者为原发性 CA，早期血液中尚含有部分氧，心肌及脑的氧供减少主要是血流减少，而不是通气或氧气减少导致血氧下降，对于其复苏救治的早期则更强调循环的重要性；一味按胸外按压与通气比的固定模式实施 CPR，在人工通气时会导致胸外按压的中断，不能维持心脑等重要器官的灌注，无疑将降低复苏存活率。研究表明，复苏中胸外按压间断的平均时间比为 25%～50%，因此不论如何调整按压与通气的比例，都不能改变没有按压就没有血流灌注的事实，即使是一次短时间的按压中断都可导致冠脉灌注和脑灌注压大幅下降，需要较长的时间才能重新建立适宜的动脉压和冠脉灌注压。笔者认为对于原发性 CA 早期应侧重于不间断胸外按压的循环支持，方能不贻误 CPR 的黄金时间。

（四）窘境之四：束缚思维

国际 CPR 指南对胸外按压与人工通气比例的历次变更，不断地减少 CPR 中人工通气所占的比例，力求减少通气以增加按压次数，意在强化人工循环的重要性。如此将思维禁锢在量化胸外按压与人工通气比例的思考层面上，某种程度上束缚了 CPR "质"的飞跃。现代 CPR 历经半个多世纪的今天，人们更应该恪守实事求是的医学人文精神，依据不断变化的临床 CPR 现实，不拘泥传统 CPR 的思维模式，科学地破解胸外按压与通气比的已有格局，建立人工循环与人工通气一体化的 CPR 新理念，真正实现 CPR 从量变到质变的飞跃。

第五章 心肺复苏精准普及

第一节 心肺复苏培训中心建设工程

在我国，心血管疾病患者已接近 3 亿人，心血管疾病已成为我国居民死亡的首要原因，并仍然呈逐年增长的趋势。目前每年约有 54.4 万人发生心搏骤停（CA），发病率已接近发达国家水平，但整体抢救水平远低于发达国家和地区，CA 患者神经功能良好的出院生存率仅为 1%左右。作为抢救 CA 这一直接威胁人们生命急症的主要手段——心肺复苏术（CPR）就成了能使临危患者"起死回生"的主角。因此，大力提升与普及 CPR 技能，切实实施高质量的 CPR，也就成了 CA 抢救能否成功的关键和根本保证。依据《2016 中国心肺复苏专家共识》，拟订中国心肺复苏培训中心建设草案，适用于中国境内获得执业医师、执业护士资格证书的医师、护士，以及从事医疗卫生相关的医疗、护理人员的心肺复苏培训。

一、培训体系

培训中心应是经政府部门核准取得职业培训的法人单位，经中华医学会科学普及分会与中国研究型医院学会心肺复苏学专业委员会审核认定后的具有良好社会信誉的机构，培训中心获得培训资格授权证书及培训中心的牌匾，所有培训中心单位都将在学会微信平台公布。

（一）培训项目名称

中国心肺复苏培训。

（二）培训管理机构

1. 中国心肺复苏培训专家委员会　由中华医学会科学普及分会、中国研究型医院学会心肺复苏学专业委员会组成，负责制定中国心肺复苏培训的整体战略和发展规划，定期组织国内专家团队研讨并制定心肺复苏指南，为培训提供科学依据；制定并整体管理中国心肺复苏培训项目。

2. 教材与培训专家组　在中国心肺复苏培训专家委员会指导下，依据已制定的科学指南编写相关培训教材，并制定课程培训方法和技术要求。

3. 组织管理专家组　负责培训相关的组织，培训中心、导师和学员学籍等的相关管理，保证课程的顺利进行。

4. 认证与推广专家组　按照培训管理负责全国培训中心的资质认证，负责挂牌仪式等相关事宜。

5. 公共关系专家组　负责慈善组织、企业等的慈善资助、捐赠等相关事宜。

（三）课程设置

课程设置为医务人员复苏培训和非医务人员复苏培训。

1. **医务人员专业复苏课程**　基础复苏者和高级复苏者课程。

（1）基础复苏者（basic resuscitation provider）课程适合于所有从事医务相关，拥有医疗相关执业资格的医师、护士和技术员等。要求掌握心肺复苏所需最基本的操作技能，即心肺复苏基本理论和科学，成人心肺复苏技能（传统心肺复苏技术），儿童和婴儿心肺复苏技能、气道梗阻的解除。社区医师还应掌握社区心搏骤停综合防治体系的构建方法和技能。

（2）高级复苏者（advanced resuscitation provider）课程适合于从事心血管、急诊、ICU、麻醉科、手术室等相关抢救专科的专科医师和护士。要求获得基础复苏者资格，掌握基础复苏者所有基本技能。此外，还应该掌握高级复苏技能，包括心脏复苏的"三预"方针、"三化"方法和"三生"方略、系统评估方法、高级气道管理、特殊心肺复苏的科学和技能（复苏方法技术）、高效团队调动及综合团队演练。

2. **非医务人员复苏急救课程**　初级施救者和资深施救者课程。

（1）初级施救者（primary rescuer）适合于所有 14 岁以上青少年和非医务人员的成人接受的普及培训，着重掌握紧急医疗救护系统、心搏骤停的基本知识，以及成人、儿童和婴儿心肺复苏的基本技能、体外自动除颤器的使用、气道异物梗阻的解除及家庭心搏骤停预防体系的建立等。

（2）资深施救者（experienced rescuer）适合于所有 18 岁以上非医务人员从事一定专业并可能经常遇到紧急情况需要及时施救，担任单位健康管理、应急救护职责，以及社会急救志愿人员等。要求参加人员已经完成初级施救者课程并掌握相关心肺复苏知识和技能。应该掌握：急救的基本原则、常见内外科急症的处理及灾害事故的自救互救技能。

（四）培训导师的级别与管理

中国心肺复苏培训导师共分为 4 个级别，均在中国心肺复苏培训专家委员会的指导下工作（图 5-1）。

二、培训设施

（一）符合所申请相应课程需要的场地条件

1. **基础生命支持**

（1）一间至少可以容纳 24 人的教室，内有约 $60m^2$ 的空地。

（2）电视机或投影，大小以每个学员都能清楚看到为准。

（3）可播放视频等多媒体的电脑设备。

（4）音箱和照明设施。

（5）可供学员跪在地上进行心肺复苏的地面条件。

（6）足够数量可移动的桌椅板凳。

2. **高级生命支持/儿科高级生命支持**

（1）两间至少可以各容纳 8 人左右的小教室，内有约 $20m^2$ 的空地（最好具备模拟重症监护病房或抢救室环境的条件）。

（2）电视机或投影，大小以每个学员都能清楚看到为准。

（3）可播放视频等多媒体的电脑设备。

（4）音箱和照明设施。

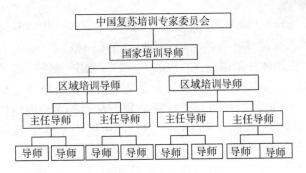

图 5-1　培训导师架构

国家培训导师（national faculty, NF）：课程的创造、开发专家组成，保证整体课程及教学内容的科学性与准确性，负责对整个教学、培训的最高级别的解释权限。协助课程开发，督导各级别培训中心的建设及导师的组织管理，推荐、确定、罢免，以及督导区域培训导师的人选。国家培训导师由专家委员会任命。

区域培训导师（regional faculty, RF）：隶属于培训专家委员会，根据导师所在区域（南北区），负责区域内课程的开展，确保课程在区域内高质量进行。定期的巡查（本区内或交叉），主任导师推荐、培训、督导及考核。及时搜集、反馈教学培训中存在的各种问题，及时向管理专家委员会或上级导师提出建设性意见和建议。

主任导师（faculty, F）：隶属于某一培训中心，负责本培训中心或相近培训中心教学质量的管理、维持，负责及时传递和更新辖区内最新的中国复苏培训项目提供的科学更新与技术优化，负责导师的推荐、培训、督导和考核。及时向上级导师反馈培训中存在的各种问题和建议。

导师（instructor, I）：隶属于某一培训中心，负责本培训中心的学员培训、认证工作；及时更新相关科学知识与技术

（二）符合所申请相应课程需要的器材最低配置要求

1. 基础生命支持（导师学员比不小于 1∶6，模型学员比不小于 1∶3）　成人半身胸外按压与腹部提压模型（8）、成人呼吸球囊（8）、自动体外除颤器训练器（8）、培训用除颤电极片（8）、腹部提压心肺复苏仪（8）、婴儿模型（8）、婴儿呼吸球囊（8）、桌子（4）、口袋面罩（8）、吹气用阀门（一次性）（24）、肺袋（成人和儿童）（8）、酒精棉或其他消毒用品（1）、秒表（4）。

2. 高级生命支持（导师学员比不小于 1∶6，模型学员比不小于 1∶6）在基础生命支持基础上需增加　秒表（1）、成人半身胸外按压与腹部提压模型（3）、呼吸球囊（3）、自动体外除颤器训练器（3）、腹部提压心肺复苏仪（3）、口袋面罩（3）、酒精棉或其他消毒用品（1）、成人高端模拟人（2）、电脑（2）、模拟人遥控器（2）、连接线（2）、除颤器（具备除颤、起搏、同步复律和心电监护功能）（2）、除颤器配套的多功能转接电缆（2）、除颤器配套的心电监护电缆（2）、除颤贴片（4）、多功能电极片（2）、听诊器（2）、病床（2）、静脉输液皮条和 500ml 生理盐水 18G（2）、针筒（空）5ml（2）、针筒（空）10ml（2）、针筒（空）20ml（2）、针筒（空）50ml（2）、口咽通气道 0（2）、口咽通气道 00（2）、口咽通气道 000（2）、鼻咽通气道 6.0mm（2）、鼻咽通气道 7.0mm（2）、喉罩 3（2）、喉罩 4（2）、复合管（2）、探条（2）、润滑剂（2）、鼻导管（2）、100%氧气面罩（2）、CO_2 探测器（2）、食管探测器（2）、气管插管固定器（2）、气管插管 7.0mm（2）、气管插管 7.5mm（2）、气管插管 8.0mm（2）、气管插管 8.5mm（2）、通管丝（2）、吸痰管 Fr12（2）、Yankeur 吸管（2）、喉镜手柄（2）、喉镜叶片（1～4 号）（2）。

3. 儿科高级生命支持（2 名导师、2 套器材、12 名学员）　儿童半身心肺复苏模型（3）、儿童口袋面罩（3）、儿童球囊呼吸器（3）、婴儿 CPR 模型（3）、婴儿口袋面罩（3）、婴儿球囊呼吸器（3）、自动体外除颤器（Trainer）（3）、滤过性呼吸器（12）、酒精棉（1）、婴儿模拟人（2）、婴儿气道管理模型（2）、婴儿骨髓穿刺腿模型（2）、除颤器（具备除颤、起搏、同步复律和心电监护功能）（2）、除颤器配套的多功能转接电缆（2）、除颤器配套的心电监护电缆（2）、除颤贴片（4）、多功能电极片（2）、听诊器（2）、病床或台子（2）、手套（1）、药物剂量测量带（2）、静脉输液用品（2）。

三、培训师资

不少于 2～4 位中国研究型医院学会心肺复苏学专业委员会与中华医学会科学普及分会认证的导师。导师需要参加完整的学员课程和导师课程，并在中国研究型医院学会心肺复苏学专业委员会与中华医学会科学普及分会认证的主任导师监督下完成课程并取得导师证书。

采用课室实地教学或部分网络教学课程形式，学员可直接到培训中心参加培训、理论+操作考核或通过网络参加部分学习、考核完成课程，经过考核合格的学员可获得毕业证明。

通过培训学习完成《2016 中国心肺复苏专家共识》标准与指南国家继教项目教程，经考核达到熟悉心搏骤停前期预防、预识、预警的"三预"防针，心搏骤停中期标准化、多元化、个体化的"三化"方法，心搏骤停后期超生、复生、延生的"三生"方略，掌握高质量心肺脑复苏技能、腹部提压心肺复苏技术、现代心肺复苏方法匹配技艺，考核合格，特发中国心肺复苏培训导师证。

学员证书由培训中心向中国研究型医院学会心肺复苏学专业委员会与中华医学会科学普及分会统一订购，证书的发放由培训中心负责，空白证书只有培训中心负责人才能接触。

课程结束应该在最短时间内发放证书，最长不得超过 30d；证书应按照要求打印，有效期 3 年。

第二节　心肺复苏进"亿家"精准工程

心肺复苏（CPR）普及之所以成为家庭急救（first aid）重要内容，是由于心血管疾病已成为中国居民最主要的疾病死亡原因和急救医疗机构最主要的救治病种。统计数据表明，及时有效的心肺复苏术可以显著提高心搏骤停患者的生存概率。但中国目前只有不足 1%的人掌握心肺复苏的操作，院外抢救成功率亦不足 1%，而了解心脏呼吸骤停预防知识的人群更是少之又少，针对 80%心搏骤停患者发生于院外这一大数据，仅仅依靠为数不多的专业零散培训已远远不能满足民众对 CPR 普及日益增长的需求；实施开展以各级科学技术协会为依托、专业技术学会为指导、医务工作者为主教、单位家庭为阵地的，"全国心肺复苏普及进亿家精准健康工程"——525 +(我爱我家)工程：即 5 年内普及 CPR 2 亿人，每位培训者普及 5 户家庭。

一、必要性

心搏骤停（CA）是直接威胁人类生命安危的急症，据不完全统计，目前全球每年平均约有 1750 万人死于心血管疾病和脑卒中，占所有死亡的 1/3。预计到 2020 年，全球因心血管疾病死亡人数将达 2500 万人。以《中国卫生统计年鉴（2012）》数据来看，心脏与脑血管病合并死亡率为 257.41/10 万，死亡原因构成为 41.52%，超出恶性肿瘤的死亡率 172.33/10 万和死亡原因构成 27.79%。心血管疾病仍然是中国人疾病最主要的死亡原因。国家心血管病中心发布的《中国心血管病报告》显示，我国的心脏性猝死发生率为 41.84/10 万，心脏性猝死的总死亡人数高达 54.4 万/年，相当于每分钟约有 1 人发生心脏性猝死，位居全球之首。遗憾的是，据中国红十字会披露消息，截至 2010 年中国培训合格的救护员仅有 1000 万名，不足全国人口的 1%，与我国相比，法国的心肺复苏培训普及率为总人口的 40%，而德国更是高达 80%。在美国仅接受过 CPR 培训的人数就超过 7000 万名，相当于全美总人口的 1/3。不少国家还明文规定，谋求某些职位时，应聘人员必须持有急救员合格证。我国偏低的国民 CPR 掌握率带来的一个必然结果就是极低的 CA 患者存活率：我国医院外 CA 抢救成功率远低于 1%。CPR 是恢复心脏规律舒缩和泵血功能的主要抢救方法，如何在黄金抢救时限 5min 内及时进行 CPR，直接关系到患者的生命与转归。如果不及时进行心肺复苏抢救，每过一分钟患者的生存概率就会下降 7%～10%。鉴于心源性猝死 80%发生于院外家庭，而紧急医疗救助的平均反应时间远远大于生命的黄金抢救时限，一味地等待专业医疗人员的救治，往往在救治时间上得不到保证；而依靠 CA 患者就近的人员进行 CPR 急救，即第一目击者的家庭成员就担负了实施 CPR 的重任，国内外成功的经验均表明，向家庭成员普及 CPR 是提高救治成功率的重要保证。

二、可行性

针对我国 CA 患者院外 CPR 成功率低于 1%，CPR 的普及率低于 1%，医务工作者向家庭成员传授 CPR 技术低于 1%的"三低"窘境，开展以各级科学技术协会为依托、专业技术学会为指导、医务工作者为主教、单位家庭为阵地的"全国心肺复苏普及进亿家健康工程"——525 +工程（5 年内普及 CPR 2 亿人，每位培训者普及 5 户家庭）地进行对心搏、呼吸骤停 CPR 相关知识技能普及和推广，走出符合我国国情、社情、民情，具有中国特色的 CPR 普及之路势在必行！以中国科学技术协会为领导机构，颁布《全国心肺复苏普及进亿家健康工程五年总体规划》。省地方各级科学技术协会为依托，协调中国红十字会与卫健委组织并登记已获得 CPR 专业资格证书人员及专业医务人员资料，培训人员采用分会、分院、分片"包产到户"的策略具体执行与实施。"全国心肺复苏普及进亿家健康工程"——525 +工程将由中国研究型医院学会心肺复苏学专业委员会、中国医师学会急救与复苏专业委员会、中国预防学会灾难预防医学分会、中华医学会科学普及分会、中国红十字会培训中心、中国腹部心肺复苏培训中心、AHA、负责本项目学术指导工作，包括制定适合广大民众 CPR 普及的培训教材、科普读物、整理数据、影像视频、模拟器具。由各级医院及红十字会培训机构建立以"一带五"的 CPR 普及模式，即每一位医务者或红会专职培训者都是一个传授普及 CPR 的执行者，每年要对其身边的至少 1～2 户家庭，进行 CPR 知识与技能的培训普及，并做好相关登记与组织考评。

三、预期性

毋庸置疑，我国 CPR 的普及虽取得了一定的进步，但与英美等发达国家相比尚有一定差距，靠专门机构普及 CPR 已不适于现今国情；调动社会各方因素深入发掘普及潜力显得尤为重要，其中医务工作者理应率先进行 CPR 的普及工作。然而王立祥、王一镗教授对万名医务者的调查结果显示，只有不到 1% 的人将 CPR 传授给其家庭成员，这又从另一个方面表明了医务工作者进行 CPR 普及尚有巨大的潜力与空间，应提倡医务工作者从自身做起、从家庭成员做起普及 CPR。我国现有医务工作者及经过红十字会 CPR 专业培训的人员近 2000 万名，以每位负责 CPR 培训 5 户家庭，每个家庭以 2 人计算，可有 1 亿户家庭相当于 2 亿人群得到 CPR 普及。以每年 CPR 普及率 3%～5% 的比例递增，5 年后我国 CPR 的普及率将增长 15%～25%，接近发达国家 CPR 最低普及率。相信通过医务工作者传授亲友 CPR 这种以点带面乃至"滚雪球"的方式，借以突破我国 CPR 普及率低的瓶颈，摸索出一条符合中国特色的 CPR 普及之路，必将有力促进我国 CPR 的推广与普及，让 CPR 科学普及真正落地生根，服务于广大民众，为实现全面小康社会尽职尽力！

第三节　百千万亿平安健康工程

为了贯彻落实十九大精神，加快推进"健康中国"战略实施，提高居民的急救能力和健康素养，根据《"健康中国 2030"规划纲要》的总体部署和规划，制定"百千万亿"平安精准健康工程实施方案。

一、目标任务

通过实施"百千万亿平安精准健康工程"，即在全国建立数百家国家级精准健康传播基地、培养数千名国家级心肺复苏培训导师、铺设数万个平安站、惠及数亿民众。该工程的实施有利于广大民众心肺复苏知识与技能的培训普及，有利于提升广大民众的健康素养，有利于保障广大民众生命与健康，切实为改善民生、建设"健康中国"做出贡献。

"百千万亿平安精准健康工程"是在中华医学会科学普及分会、中国研究型医院学会心肺复苏学专业委员会与中国健康管理协会健康文化工作委员会的具体指导下，通过与全国范围内开展的"全国心肺复苏普及进亿家精准健康工程（525+工程）"、中国心肺复苏培训中心、中华精准健康传播培训中心建设进行深度衔接，合力推动中国心肺复苏与精准健康传播知识与技能的全面普及。

（一）组建专家团队

以中华医学会科学普及分会、中国研究型医院学会心肺复苏学专业委员会、中国健康管理协会健康文化工作委员会等相关社会学术团体组成国家级骨干专家队伍为核心，联合各省市医学会、红十字会、应急救援及健康管理相关组织等，兼顾全科医师规培基地和 120 急救机构等相关院前急救资源，建立省市级专家团队。

（二）开展师资培训

为每个申请成立心肺复苏培训中心、中华精准健康传播培训中心的单位培训 4～5 名骨干，获得中华医学会科学普及分会、中国研究型医院学会心肺复苏学专业委员会、中国健康管理协会健康文化工作委员会认证的心肺复苏培训导师及中华精准健康传播导师资质。

（三）建设培训中心

按照有关标准要求，面向全省三级医院、开设护理专业的院校、120 急救中心、红十字会应急救护培训中心等机构进行评审认证，至少确定 20 个由中华医学会科学普及分会、中国研究型医院学会心肺复苏学专业委员会、中国健康管理协会健康文化工作委员会认证的标准化心肺复苏培训中心、中华精准健康传播培训中心，各中心要承担对本单位 100 名以上志愿者进行免费培训。

（四）成立志愿者服务队

主要依托各心肺复苏基地、精准健康传播基地的人员，成立"省级心肺复苏志愿者团队、省级精准健康传播志愿者团队"。各基地组织 100 人以上的志愿者服务分队，每名志愿者至少完成 5 个家庭的普及培训任务。

（五）铺设平安站站点

依托各省有服务能力的企事业单位承担平安站的选址、安装及站点日常维护工作。积极争取财政资金支持，鼓励和引导社会力量通过慈善、捐赠、正当合理的商业模式等形式，解决平安站的出资方式问题，并对平安站铺设场所的工作人员及志愿者、城市社区、机关厂矿、军营学校、农村基层等，普及心肺复苏服务技能、医学科普常识。

（六）与精准扶贫相结合

评价确定的心肺复苏培训中心及精准健康传播培训中心要与医联体和对口帮扶的贫困县医院建立心肺复苏急救技能普及培训专项帮带关系，帮助每个贫困县综合医院免费培训心肺复苏导师 3～5 名，带动贫困县医院急救技能的规范和提升；要创造条件深入贫困县开展普及培训，着力提高贫困县居民健康素养，为脱贫奔小康提供健康支持。

（七）建立工作制度流程

建立"百千万亿平安精准健康工程"管理制度和工作流程，做到：有计划，有步骤，有考核，有反馈；进家庭培训做到：教材教具统一，服务流程统一，证书标识统一，考核标准统一。

二、设施功能

（一）平安站配置

《中国心血管病报告 2015》提到，我国心血管疾病患者已接近 3 亿人，心血管疾病已成为我国居民死亡的首要原因，仅心搏骤停患者的总死亡人数高达 54.4 万例/年，相当于每分钟约有 1 例发生，其中近 87%发生在院外，发病率已渐近发达国家水平，但整体抢救水平远低于发达国家和地区，专业急救队伍抵达第一现场的时间远远长于国际平均时间，给家庭和社会带来了巨大的危害，由此看到我国心搏骤停抢救成功率不足 1%，心肺复苏这一关键救命技术普及率不足 1%，公共场所卫生应急设备配备率不足 1%。如何摆脱这"三个不足 1%"的窘境，是"百千万亿平安精准健康工程"要应对的关键所在，该工程中的"平安站"项目通过"一块屏"担负了百姓平时健康知识普及的窗口，以利于培育院外第一反应者队伍，让民众参与自救互救，弥补专业急救队伍不能及时抵达第一现场的问题；"平安站"项目利用"一按钮"连接了个人、家庭、社区、公共卫生机构等平安应急的网络系统，以利于充分调动医院救治、120 应急、社区干预、家庭联动，实现医疗资源的高效利用，弥补我国地域辽阔、城乡差距、资源分布不均衡的问题；"平安站"项目采用了"一体箱"提供了百姓危急时辅助生命支持的体外除颤器（AED）、腹部提压心肺复苏仪（AACD）等救护设备，便于在出现心室颤动等致命性心律失常、心搏骤停等危及生命的紧急时刻起到"起死回生"的作用，以解决院外抢救成功率低的问题。全方位、全周期、全过程地推动公共安全体系建设，提高城市乡村应急保障能力，从而切实使公众掌握包括高质量心肺复苏在内的救命技能与常识，"平安站"这一关键枢纽的落地实施可谓正逢其时。

"平安站"将以"便民、惠民、利民"为初衷，在确保稳定、高效、安全的基础上，可铺设在：①机场、车站、地铁、旅游景区、饭店、体育馆、学校购物中心等有大量人群聚集的地方；②道路交通不便，专业急救队伍不能在有效抢救时间内到达的聚居区；③居住、活动人口多的小区、公园等地，以切实发挥"平安站"救护与普及的多重作用。"平安站"配合"中华精准健康传播基地"和"全国心肺复苏普及进亿家精准健康工程建设单位"等普及基地将在最大范围内进行卫生应急知识的推广普及；"平安站"配合"中华精准健康传播导师培训班"和"中国心肺复苏培训导师班"国家继续教育项目将从最大限度上培训卫生应急救护技能；以"平安站"为枢纽的"百千万亿平安精准健康工程"的展开实施将使最广大的民众收益健康，获得幸福。

常规配置：居住场所（社区、乡镇等）根据常住人口每千人标配一组"平安站"；活动场所（公园、商场等）根据聚集人口每千人标配一组"平安站"；流动场所（车站、机场等）根据平均流动人口每千人标配一组"平安站"。

特需配置：高龄人群不便捷之地（养老院、疗养院等）每百人标配一组"平安站"；医疗资源不均衡之地（新开发区、边远乡镇等）每百人标配一组"平安站"；交通道路不发达之地（老城街区、偏远山区等）每百人标配一组"平安站"。

时限配置：根据心搏骤停黄金抢救时间为 5min 的要求，在公共场所遵循上述配置原则的基础上，可适当推算安放的间距为 500～600m，这是第一反应者在约 4min 可抵达现场的距离。

（二）保障措施

加强组织领导，多部门合力推动。把"百千万亿平安精准健康工程"作为推动"健康中国"建设、"科技助力精准扶贫工程"的重要工作加以推动，整合行政部门、专业机构、学术团体、社会资本等各方面的力量，把这项工程打造成政府部门的惠民工程、医护人员的爱心工程、科学普及的品牌工程。

强化质量管理，确保培训效果。严把培训中心评价准入关、师资培训质量关和志愿者培训考核关，同时要对受普及的家庭进行抽查回访，确保培训普及效果。

建立激励机制，调动参与积极性。要充分利用各相关行业优势，建立激励机制，调动培训中心、师资及志愿者的积极性。建议卫生计生及相关行政部门要把参与医卫科普志愿服务的业绩纳入评先评优条件，按照国家有关规定进行表彰奖励，各专业学会也要把会员参与情况作为考核工作成效的条件。

拓展在线教育，探索长效机制。逐步建立培训中心晋级机制，面向医护人员和社会需求开展心肺复苏培训，探索形成促进心肺复苏科学普及和培训中心持续发展的长效机制。

组织宣传发动，营造良好氛围。依托"全国科普日""世界红十字日""世界急救日""1·11 第一目击者日"等主题活动进行充分的宣传发动；发掘先进典型和有益经验，发挥引领示范作用；真正使"525+心肺复苏普及进亿家精准健康工程""百千万亿平安精准健康工程"为谋求群众健康福祉发挥强大的作用。

第六章　心肺复苏教研范例

第一节　心肺复苏共识"1+X"模式

　　静脉血栓栓塞症（venous thromboembolism，VTE）包括深静脉血栓形成（deep venous thromboembolism, DVT）和肺动脉血栓栓塞症（pulmonary thromboembolism, PE）。临床上因为栓子性质不同分为血栓栓塞、脂肪栓塞、羊水栓塞、菌栓、瘤栓甚至空气栓塞，而导致肺动脉栓塞性心搏骤停（CA）的发生。PE 是具有高发病率特点，仅次于心、脑血管疾病的第三种血管性疾病；因高病死率（仅次于肿瘤及心肌梗死）成为导致医院内患者非预期死亡的主要疾病。基于 VTE 可防、可治、可控的特点，及早识别院内、院外高危人群及早预防避免发病、及时识别发病患者、及时治疗降低病死率至关重要，而鉴于 VTE 引发 CA 的高死亡率，如何因人而异、因地制宜地实施 CA 前期预识、预警、预防的心肺复苏（CPR）"三预"方针，开展 CA 中期标准化、多元化、个体化的 CPR "三化"方法，采用 CA 后期复生、超生、延生的 CPR "三生"方略，提高国民 VTE 引发致死性 CA 的防治成功率已成为业界专家学者的共识。为此，由中国研究型医院学会心肺复苏学专业委员会、中国老年保健协会心肺复苏专业委员会、中华医学会科学普及分会心肺复苏专家指导委员会、北京医学会灾难医学与心肺复苏分会、全军重症医学专业委员会心肺复苏学组、武警部队危重病专业委员会心肺复苏学组等组成的《中国心肺复苏专家共识》编委会，特颁布《中国心肺复苏之静脉血栓栓塞性心搏骤停专家共识》。

一、VTE 的"三预"方针

（一）预警

　　VTE 的高危人群：如高龄、肥胖、久坐（每天≥4h）或久卧（各种原因导致的卧床、制动>3d）患者、接受髋关节或膝关节置换术、接受冠状动脉旁路移植术或心脏瓣膜置换术、存在明确 VTE 家族史或既往史者、存在慢性心脏或者肺脏基础疾病者、活动肿瘤或孕期等患者，均视同为高危人群。住院患者的 VTE 分险分层中，依据属于内科患者还是外科患者也有不同的评分标准（表 6-1，表 6-2）。如，Padua 评分主要针对内科患者：0～3 分为 VTE 低危人群；≥4 分为 VTE 高危人群；Caprini 评分主要针对外科患者：0～2 分为 VTE 低危人群，3～4 分为 VTE 中危人群，≥5 分为 VTE 高危人群。

表 6-1 内科住院患者 VTE 风险评估表（Padua 评分表）

危险因素	评分（分）
活动期肿瘤，患者先前有局部或远端转移和（或）6 个月内接受过化疗和放疗	3
VTE 既往史	3
制动，患者身体原因或遵医嘱需卧床休息至少 3d	3
已有血栓形成倾向，抗凝血酶缺陷症，蛋白 C 或 S 缺乏，Leiden V 因子、凝血酶原 G20210A 突变、抗磷脂抗体综合征	3
近期（≤1 个月）创伤或外科手术	2
年龄≥70 岁	1
心脏和（或）呼吸衰竭	1
急性心肌梗死和（或）缺血性脑卒中	1
急性感染和（或）风湿性疾病	1
肥胖（BMI ≥30 kg/m^2）	1
正在进行激素治疗	1

BMI 为体重指数；0～3 分为低危，≥4 分为高危

表 6-2 手术患者 VTE 风险评估表（Caprini 评分表）

危险因素	评分（分）
年龄41～60 岁，小手术，BMI>25 kg/m^2，腿肿胀，静脉曲张，妊娠或产后，有不明原因或者习惯性流产史，口服避孕药或激素替代疗法，脓毒症<1 个月，严重肺病（包括肺炎）<1 个月，肺功能异常，急性心肌梗死，充血性心力衰竭< 1 个月，炎性肠病史，卧床的患者	1
年龄61～74 岁，关节镜手术，大型开放手术（>45min），腹腔镜手术（>45min），恶性肿瘤，卧床不起（>72 h），石膏固定，中央静脉通路	2
年龄≥75 岁，VTE 既往史，VTE 家族史，Leiden V基因突变，凝血酶原G20210A 突变，狼疮抗凝物阳性，抗心磷脂抗体阳性，血清同型半胱氨酸升高，肝素诱发的血小板减少症，其他先天性或获得性血栓形成倾向	3
卒中<1 个月，择期关节置换术，髋、骨盆或下肢骨折，急性脊髓损伤<1 个月	5

（二）预识

预识的关键环节是基于对症状的准确判读。必须强调的是，部分 DVT 或者 PE 患者，可以表现为无症状，很难及时诊断。

1. DVT 的主要症状　当出现下肢肿胀、坠痛或明显不对称性水肿（两侧周径≥3cm）时应该考虑到下肢 DVT 可能，可以通过 DVT 诊断的 Wells 评分进一步评估，确诊需要进行双下肢静脉超声或双下肢静脉造影检查证实（表 6-3）。

表 6-3 DVT 诊断的临床特征评分（Wells 评分）

病史及临床表现	评分（分）
肿瘤	1
瘫痪或近期下肢石膏固定	1

病史及临床表现	评分（分）
近期卧床>3d 或近 4 周内大手术	1
沿深静脉走行的局部压痛	1
全下肢水肿	1
与健侧相比，小腿周径增大>3cm	1
DVT 病史	1
凹陷性水肿(症状侧下肢)	1
浅静脉侧支循环(非静脉曲张)	1
与下肢 DVT 相近或类似的诊断	−2

临床可能性评价≤0 为低度；1～2 分为中度；≥3 分为高度；若双侧下肢均有症状，以症状严重的一侧为准

2. PE 的主要症状　PE 典型症状（胸痛、咯血合并呼吸困难）非常少见。临床上具备三联征的患者几乎不到 15%。而表现更多的是不明原因的活动后胸闷气短、不明原因的肺动脉高压、不明原因的晕厥等症状，甚至表现为不明原因的心动过速、不明原因的心房颤动等。因为 PE 的突出特点是症状或体征的不典型，所以很容易被误诊为其他疾病，如冠状动脉粥样硬化性心脏病、肺炎、胸膜炎、心力衰竭等。PE 的识别需要借助于 Wells 评分进行初筛，以评估 PE 的可能性。采用 Wells 评分的三分法时，Wells 评分≥7 分为 PE 的高风险患者（78.4%），2～6 分为中度风险患者（27.8%），<2 分时为低风险患者（3.4%）。采用 Wells 评分的二分法时，当评分<4 分（或简易评分 0～1 分）为 PE 低风险患者，≥4 分（简易评分≥2 分)考虑 PE 高风险患者(表 6-4，表 6-5）。高度可能者需要通过肺动脉增强 CT（computed tomographic pulmonary angiography，CTPA)、肺灌注（通气）显像或肺动脉增强磁共振（magnetic resonance pulmonary angiograhy，MRPA）检查。可能为中/低度者可根据 D-二聚体进一步排除（图 6-1，图 6-2）。

表 6-4　肺动脉血栓栓塞症（PE）诊断的临床特征评分

病史与临床特征	原始版评分（分）	简化版评分（分）
PE 或 DVT 病史	1.5	1
HR≥100 次/分	1.5	1
4 周内制动或手术	1.5	1
咯血	1.0	1
活动期肿瘤	1.0	1
DVT 症状与体征	3.0	1
PET 较其他诊断可能性更大	3.0	1

表 6-5　肺动脉血栓栓塞症（PE）的临床可能性评分

临床可能性	原始版本评分（分）	简化版评分（分）
三分法		
低度可能	<2	不适用
中度可能	2～6	不适用
高度可能	≥7	不适用
二分法		
低度可能	<4	0～1
高度可能	≥4	≥2

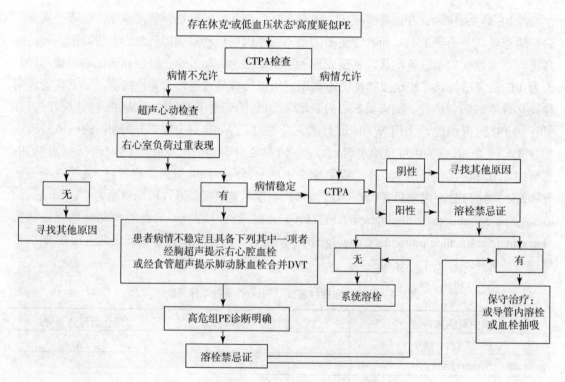

图 6-1　存在休克或低血压状态高度疑似 PE 诊治

a.休克定义为收缩压≤90/60mmHg（1mmHg=0.133kPa）；

b.低血压状态定为收缩压下降 40mmHg 持续 15min 以上

3. PE 的危险分层　传统对 PE 的分类如"大块 PE、次大块 PE、非大块 PE"主要是强调脱落血栓的大小，但是单纯通过脱落血栓直径来反映栓子对机体的危害程度存在很大的缺陷，对于心肺储备功能差的患者即便是很小的栓子脱落也会出现很明显的症状。为了更全面地从病理生理角度对急性 PE 的危险程度进行评估,2008 年欧洲心脏病协会（European Society of Cardiology, ESC）依据病死率的不同，对 PE 的危险分层赋予了新的概念，一直沿用至今，并在 2014 ESC 的相关指南中不断完善。目前 PE 的分类方法主要是依据 PE 是否伴有血流动

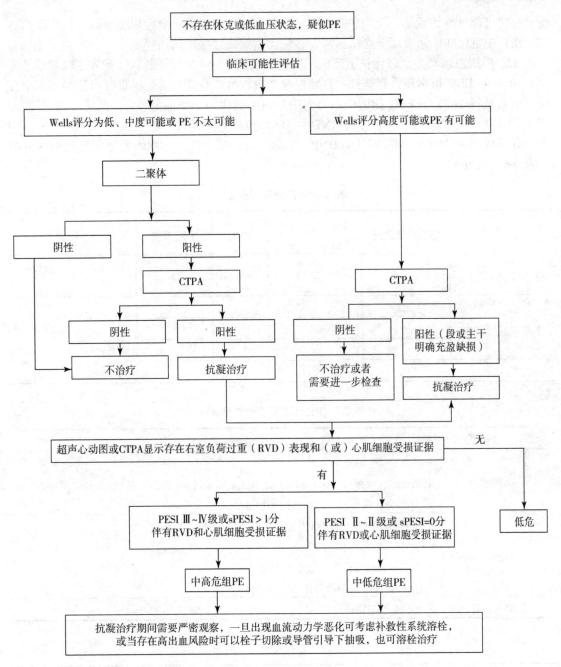

图6-2 不存在休克或低血压状态疑似PE诊治流程

PESI：肺栓塞严重程度指数；sPESI：简易肺栓塞严重程度指数

力学障碍分为高危、非高危组；非高危组又以是否合并右心室功能不全或存在心肌细胞受损证据分为中危和低危组。高危组PE定义为存在血流动力学障碍或伴有低血压状态[如收缩压<90mmHg（1mmHg=0.133kPa）或降低40mmHg持续15min并需要血管活性药物维持]。但存在右心室功能不全（right ventricular dysfunction, RVD）和（或）脑钠肽（brain natriuretic peptide，BNP）、肌钙蛋白I（troponin I，TnI）升高等证据者；低危组PE定义为不伴有血流动力学障碍或右心室负荷过重及心肌损伤等表现者。3组患者中，低危组PE患者因危险程

度及恶化可能性均比较低,无须住院治疗;高危组 PE 患者属于危险程度最高、死亡率最高的一组;中危组 PE 患者属于血压正常、住院比例最高,貌似病情"稳定",但急性期仍有 3%~15%出现血流动力学恶化甚至死亡,所以主张中危组 PE 患者的急性期应住院观察及治疗。2014 年 ESC 指南在原有基础上将肺栓塞严重程度指数及简易严重程度指数纳入危险分层,主要是将 2008 年 ESC 指南中原有的中危组中细化为中低危组和中高危组,即在 PESI Ⅲ~Ⅴ级以上或 sPESI>1 分,伴有 RVD 和 BNP、TnI 升高均阳性时定义为中高危;而 PESI Ⅰ~Ⅱ级或 sPESI=0 分,伴 RVD、BNP、TnI 升高 3 项中任何一项阳性时定义为中低危组(表 6-6~表 6-8)。

表 6-6　PE 危险程度分层

死亡危险	休克或低血压	PESI Ⅲ~Ⅴ级或 sPESI>1 分	RVD	心肌损伤	推荐治疗
高危（>15%）	+	+	+	+	溶栓或肺动脉血栓摘除术
中危（3%~15%）	-	+	+	+	住院治疗
	-	+	+	-	
	-	+	-	+	
低危（<1%）					早期出院或门诊治疗

表 6-7　PE 危险分层的常用指标

项目	危险分层指标
临床表现	休克 低血压（收缩压<90 mm Hg，或血压下降超过 40 mm Hg 持续 15min，或 HR<40 次/分，需要使用血管活性药物维持血压）
右心室功能不全征象	超声心动图提示右心室扩张（RV/LV≥0.9） CT 提示右心室扩张 右心导管检查提示右心室压力过高 BNP 或 N 端脑钠肽前体(NT-proBNP)升高
心肌损伤标志	TnI 或 TnT 阳性

表 6-8　PESI 及 sPESI 评分

预测因素	PESI 得分	sPESI 得分
个体因素		
年龄	年龄数字	+1（年龄 >80 岁）
男性	+10	
合并症		
肿瘤	+30	+1
心力衰竭	+10	+1
慢性肺病	+10	+1

预测因素	PESI 得分	sPESI 得分
临床特征		
HR≥110 次/分	+20	+1
收缩压<100mmHg	+30	+1
呼吸频率≥30 次/分	+20	
体温<36℃	+20	
精神状态改变	+60	
动脉血氧饱和度<0.90	+20	+1

PESI 评分<66 分（级别Ⅰ）为很低危；66～85（级别Ⅱ）为低危；86～105（级别Ⅲ）为中危；106～125（级别Ⅳ）为高危；>125（级别Ⅴ）为极高危

sPESI 风险等级分类：低风险组（0 分），患者死亡风险 1.1%；复发性栓塞或非致命性出血风险 1.5%。高风险组（≥1 分），患者死亡风险 8.9%，具备上述任何一项即为高危

4.PE 的诊断方法　确定需要进行确诊检查［（如 CTPA、肺灌注（通气）显像等］的前提是对最初基本检查的准确判断，这也是对临床医生在 PE 基本检查方面所具有真实功底的最佳考验。

（1）基本检查：PE 最大的特点就是临床表现缺乏特异性。为了避免增加造影剂肾病的风险，进行基本检查的初筛很有必要。基本检查包括血气分析、D-二聚体、心电图、胸片、超声心动图 5 项。正确理解及准确分析上述基本检查在 PE 诊断方面的特征性变化及局限，对尽早识别 PE、判断 PE 变化至关重要。

1）心电图：典型的心电图表现为 $S_1Q_mT_m$ 征 PE 的不足 15%～20%，更多见的心电图表现为窦性心动过速和（或）V_1～V_4 导联 T 波改变或 ST 段异常、完全或不完全性右束支传导阻滞、肺型 P 波或者心房颤动等。需要强调的是，心电图的动态观察远比单次检查对 PE 诊断和治疗的指导意义更大。

2）胸片：典型 PE 的胸片表现大多为肺血管纹理变细、稀疏或消失，肺野局部浸润影，以胸膜为基底的实变影，患侧膈肌抬高，胸腔积液，右下肺动脉干增宽，肺动脉段膨隆，右心室增大等征象。上述典型的 PE 胸片表现同样可以极不典型，而胸片对 PE 诊断过程中的真正贡献在于可以帮助临床医生排除类似于 PE 的疾病，如急性左心衰竭、气胸、胸腔积液等常见导致呼吸困难的疾病。

3）血气分析：PE 的血气分析多表现为低氧血症、低碳酸血症。需要注意的是，在分析低氧血症时需考虑患者年龄、基础病、吸氧浓度及动脉血的送检时间。而 PCO_2 会受到原有的肺功能的影响，如慢性阻塞性肺疾病（chronic obstructive pneumonia disease, COPD）患者，如基础状态即为Ⅱ型呼吸衰竭，在合并 PE 时 PCO_2 很可能表现在正常范围。部分 PE 患者的血气分析也可完全正常，解读基本检查不能过于僵硬。

4）超声心动图检查：经胸超声心动（transthoracic echocardiography，TTE）直接征象包括右心房、右心室、甚至肺动脉可探及血栓。间接征象包括：右心室扩大、右肺动脉直径增加、左心室内径减小，室间隔运动异常，右心室壁运动减弱，三尖瓣反流峰值速度>2.5 m/s。但其特异性低，小的肺动脉血栓栓塞常无上述表现，并受原有的心、肺基础情况的影响，所以有一定的局限性。TTE 无创、可重复性好，可以帮助临床医生动态观察 PE 患者的病情，

常用的指标有肺动脉收缩压、三尖瓣反流峰速、三尖瓣反流压差、肺动脉横径、右心室横径/左心室横径（RV/LV）比值等，当出现肺动脉收缩压≥30mmHg，三尖瓣反流峰速＞2.5m/s，三尖瓣反流压差＞30mmHg，肺动脉主干＞30mm或急性右心室扩张（RV/LV＞1）等证据时有很大的意义。超声心动还可以帮助进行鉴别诊断，以除外左心性疾病、心包疾病等。

5）D-二聚体：作为继发纤溶亢进的重要指标，D-二聚体的阴性结果对急性PE有重要的排除诊断价值，D-二聚体是纤维蛋白单体经活化因子XIII交联后，再经纤溶酶降解而来，可反映体内血栓形成和纤维溶解情况。基于D-二聚体属于动态复合物，并非单一化合物，所以一次性血栓事件同样存在半衰期。D-二聚体是纤维蛋白原降解产物（fibrinogen degradation product，FDP）中唯一可以反映血栓形成后的机体自溶或药物溶栓效果的指标，故将D-二聚体作为反映筛选新血栓形成、溶栓效果的重要依据。另外，D-二聚体检测结果因受不同监测方法、不同危险分层、不同病理及生理状态的影响，所以其阳性结果应考虑因素：年龄、活动期肿瘤、创伤或术后患者、感染或炎症性疾病患者、孕妇或产后女性、是否有DVT病史等。50岁以上的患者D-二聚体的截断值（cut-off值）需对年龄进行校正：截断值＝年龄（年）×10 μg/L。需要注意的是，升高截断值降低了CTPA的使用概率，但可能会增加亚段PE的漏诊率。所以D-二聚体的截断值需要视患者具体的临床情况而定。

（2）确诊手段：CTPA作为PE诊断手段日趋成熟，有取代传统的肺动脉造影趋势。肺动脉增强磁共振虽具备了很多优势，如可以用于孕妇、造影剂过敏或肾功能不全患者，但由于检测结果受到操作者水平的限制，所以尚不能广泛推广。肺灌注通气显像在诊断肺亚段水平以下的栓塞具有很好的优势。单光子发射计算机断层成像术（single-photon emission computed tomography，SPECT）尤其是SPECT/CT可以精确定位病变的位置、性质和程度，将成为确诊PE的重要手段之一。

（三）预防

对患者进行VTE危险分层后，应该及时给予生活方式的指导。住院患者院内VTE预防推荐意见（表6-9）。

表6-9　住院患者院内VTE预防推荐意见

VTE发生风险	一般出血风险人群	高危出血风险或出血导致严重后果的人群
非常低危	无须预防	
低危	机械预防措施	
中危	低分子肝素或机械预防措施	机械性预防措施
高危	低分子肝素+机械预防措施	机械预防措施，直至出血停止且可以加用抗凝药物为止
高危肿瘤手术	低分子肝素+机械预防措施，且可延长低分子肝素至4周	
高危，低分子肝素禁忌或无效者	磺达肝素（癸）钠、小剂量阿司匹林或机械预防措施；或两者同时使用	

1. 一般预防措施　建议高危VTE人群改善生活方式，如体育锻炼、减肥避免久坐、戒烟、戒酒、控制血糖、控制血脂等；对住院高危VTE的患者普及预防静脉血栓知识，鼓励患者，早期下床活动及功能锻炼，避免长期卧床。

2. 物理预防措施　具体措施为足底静脉泵、间歇充气加压装置及梯度压力弹力袜。利用机械性原理促使下肢静脉血流加速，减少血液滞留，降低下肢 DVT 发病率，推荐与药物预防联合应用。单独使用物理预防仅适用于合并凝血异常疾病、有高出血风险的患者。如果患侧肢体无法或不宜接受物理预防，可在对侧肢体实施物理预防方法。物理预防的禁忌证：充血性心力衰竭，肺水肿或腿部严重水肿；急性期下肢 DVT、血栓（性）静脉炎或 PE；间歇充气加压装置和梯度压力弹力袜不适用于腿部局部情况异常（如皮炎、坏疽、近期接受皮肤移植手术）、下肢血管严重的动脉硬化或其他缺血性血管病、腿部严重畸形。

3. 药物预防措施　对出血风险高的患者应权衡预防下肢 DVT 与增加出血风险的利弊。

（1）普通肝素：可以降低 DVT 形成的风险，但治疗窗窄，使用时应高度重视以下问题：监测血小板计数，预防肝素诱发血小板减少症引起的出血；长期应用肝素可能导致骨质疏松；一般静脉持续给药。起始剂量为 80～100 U/kg 静脉注射，之后以 10～20U/（kg·h）静脉泵入，以后每 4～6 小时根据活化部分凝血酶原时间（APTT）再做调整，使其延长至正常对照值的 1.5～2.5 倍（表 6-10）。普通肝素可引起血小板减少症(heparin induced thrombocytopenia, HIT)。在使用的第 3～6 日复查血小板计数，HIT 诊断一旦成立，应停用普通肝素。

表 6-10　根据 APTT 调整普通肝素剂量的方法

APTT	普通肝素调整剂量
<35s(<1.2 倍正常参考值)	静脉注射 80U/kg，然后静脉滴注剂量增加 4U/（kg·h）
35～45s(1.2～1.5 倍正常参考值)	静脉注射 40U/kg，然后静脉滴注剂量增加 2U/（kg·h）
46～70s(1.5～2.3 倍正常参考值)	无须调整剂量
71～90s(2.3～3.0 倍正常参考值)	静脉滴注剂量减少 2U/（kg·h）
>90s(>3 倍正常参考值)	停药 1h，然后静脉滴注剂量减少 3U/（kg·h）

（2）低分子肝素（LMWH）：需要根据体重、肾功能调整剂量。皮下注射，使用方便。出血的不良反应少，HIT 发生率低于普通肝素，绝大多数患者无须监测。临床按体重给药，每次 100U/kg，每 12 小时 1 次，皮下注射；受肾功能影响，如肌酐清除率<30ml/min 者慎用；严重出血并发症较少，较安全；无须常规监测凝血功能。

（3）直接静脉 Ⅱa 因子抑制剂（如阿加曲班）：相对分子质量小，能进入血栓内部，对血栓中凝血酶抑制能力强于肝素。HIT 及存在 HIT 风险的患者更适合。属于针剂，半衰期短，需要持续静脉滴注并监测 APTT(方法同肝素)。

（4）新型口服抗凝药：NOAC，如 Xa 因子抑制剂（利伐沙班）或 Ⅱa 因子拮抗剂（达比加群）为新型的口服抗凝制剂。具有剂量相对固定且与药物及食物相互作用少、无须常规监测等特点。

（5）维生素 K 拮抗剂：目前临床最常使用的维生素 K 拮抗剂（如华法林），可用于下肢 DVT 的长期预防。价格低廉，但因治疗剂量范围窄，个体差异大，很容易受到食物或药物影响，故需定期监测国际标准化比值（international normalized ratio，INR）。治疗首日常与 LMWH 或普通肝素联合使用，建议剂量为 2.5～6.0mg/d。2～3d 后开始测定 INR，当 INR 稳定在 2.0～3.0 并持续 24h 后停 LMWH 或普通肝素，继续华法林治疗；INR>3.0 会增加出血危险。所以应用华法林期间要定期监测 INR，以确保达到治疗效果时避免出血。

4. 抗凝药物预防禁忌证

（1）绝对禁忌证：近期有活动性出血及凝血障碍；骨筋膜筋室综合征；严重头颅外伤

或急性脊髓损伤；血小板低于 $20×10^9/L$；肝素诱发 HIT 者，禁用肝素和 LMWH；孕妇禁用华法林。

（2）相对禁忌证：既往颅内出血、既往胃肠道出血、急性颅内损害或肿物、血小板减少至（20～100）$×10^9/L$、类风湿视网膜病患者。

二、VTE 的"三化"策略

（一）标准化

主要参考 2012 年美国胸内科医生学会（American College of Chest Physicians，ACCP），2014 年 ESC，2016 年 ACCP10 我国 PE 诊治与预防指南对 VTE 治疗及预防疗程的推荐。急性 PE 一旦确诊，需根据危险分层决定治疗方案。对于高度怀疑 PE 的患者，在确诊之前应给予 LMWH 治疗，避免因过分强调尚未确诊而延迟 LMWH 的使用。

1. 溶栓治疗方案　2014 年的一项多中心随机双盲研究证实，与抗凝治疗相比，溶栓治疗可以显著减少中危组 PE 患者急性期血流动力学不稳定的发生率，但是出血发生率尤其是致命性出血发生率明显升高。亚组分析结果显示，75 岁以下中危组 PE 患者溶栓治疗明显优于抗凝治疗组。研究表明基于致命性出血发生率的考虑及中危组 PE 患者抗凝治疗期间一旦出现血流动力学不稳定采用补救性溶栓治疗并不劣于初始溶栓治疗的研究，目前公认的溶栓治疗适应证仍然为高危组 PE 患者或中危组 PE 患者在抗凝治疗期间出现血流动力学不稳定者。

2. 具体溶栓方法　尿激酶 2 万 U/kg 溶入 50ml 液体中，2h 内泵入；或者重组组织型纤溶酶原激活物（rt-PA）50mg 溶入 50ml 液体中，2h 内泵入。溶栓结束后待 APTT 或 ACT＜2.0 倍正常参考值上限时，给予肝素持续静点 24～48h（仅限于 rt-PA 溶栓后）。之后的抗凝方法可以直接过渡为 NoAC（Ⅹa 因子拮抗或Ⅱb 因子拮抗剂）或为 LMWH 与华法林重叠使用至 INR 达标（INR 2～3）后停用 LMWH。对于具备溶栓适应证但同时存在溶栓禁忌证的患者则采取保守治疗、导管内溶栓或血栓抽吸治疗。溶栓治疗禁忌证见表 6-11。

表 6-11　溶栓治疗的出血风险与禁忌证

禁忌证	内　　容
绝对禁忌证	结构性颅内疾病，有颅内出血史，3 个月内缺血性卒中，活动性出血，近期颅脑或脊柱外科手术，近期头外伤或颅脑损伤，出血倾向
相对禁忌证	SBP＞180mmHg，DBP＞110mmHg，近期发生的出血（非颅内出血），近期手术史，近期侵入性操作，缺血性卒中时间超过 3 个月，抗凝治疗（如维生素 K 拮抗剂），创伤性心肺复苏，心包炎或心包积液，糖尿病视网膜病变，妊娠，年龄＞75 岁，低体重（＜60kg），女性，黑种人

SBP：收缩压；DBP：舒张压；1mmHg=0.133kPa

3. 抗凝治疗方案

（1）具体方法：肿瘤相关的 PE 患者建议使用 LMWH；非肿瘤相关的 PE 患者可以考虑使用华法林（INR 2～3）或 NOAC（如利伐沙班、达比加群等）。

（2）抗凝治疗疗程：对于无明确触发因素的首发 PE 患者的抗凝治疗疗程，ACCP10 在原有 ACCP9 的基础上进行了部分更新，并建议在顺利抗凝治疗 3 个月后，如需要继续使用，无须更改抗凝药物种类；如口服抗凝药物治疗期间控制不满意或血栓复发，应改为 LMWH 治疗。抗凝疗程大致分为 4 种：①初始治疗（5～10d）：包括抗凝治疗、再灌注治疗或介入治疗；②长期治疗（10d 至 3 个月）：针对存在明确触发因素的 VTE 患者，如存在雌激素替代治疗、孕期、腿部外伤或长途＞8h 者；③延长治疗（3 个月至不限期或终身）：针对无明确触发因素的 VTE 患者（特发的），抗凝疗程通常会限定在 12 个月之内；④肿瘤相关的 VTE 患者因考虑血栓复发可能性大，建议不限期治疗，即没有停药计划。但是指南强调，对于不限期抗凝治疗患者，需要每年评估抗凝治疗的必要性及出血风险，以确保抗凝治疗的获益最大化。VKA 治疗期间的治疗组 VTE 复发率明显减少；但是，停药后的 VTE 复发率与安慰剂组没有任何区别。抗凝可以减少抗凝治疗期间 VTE 的复发率，但对于无明确触发因素或肿瘤相关的 PE 患者，延长抗凝治疗的疗程只能延缓复发的时间，并不能真正降低抗凝结束后 VTE 的复发率。现有指南提及的无明确触发因素应理解为暂时没有发现明确触发因素更加准确，解除导致患者出现静脉血栓的危险因素才是解决抗凝结束后复发的根本方法，在找不到触发因素时只能遵循 ACCP10 建议的抗凝期间需要依据定期（每年 1 次）评价患者出血风险及血栓事件可能性大小来决策抗凝疗程，抗凝相关出血风险评估见表 6-12。

表 6-12　VTE 抗凝治疗出血风险

危险因素	
年龄＞65 岁（1 分）	年龄＞75 岁（2 分）
既往出血史	肿瘤
转移癌	肾衰竭
肝衰竭	血小板减少
原发性卒中	糖尿病
贫血	抗血小板治疗
不易控制的抗凝治疗	伴有功能减退的合并症
近期手术史	经常摔倒
酗酒	

ACCP10 指出，患者出血风险低危为无出血危险因素；中危为 1 个出血危险因素；高危为≥2 个出血风险因素

（二）多元化

治疗措施的选择基于 PE 急性期的病情严重程度、诱发因素及患者基础疾病的不同，甚至需要内科、介入科、医学影像科、超声科甚至心外科等多科的协作。多学科肺栓塞诊疗小组（pulmonary embolism response teams，PERT）的建立使实现 PE 的多元化治疗成为可能。对于出现心搏、呼吸停止的 PE 患者，第一时间应给予胸外按压。但是对于存在胸外按压禁忌证如多发创伤合并肋骨骨折、心脏外科手术后的患者建议采用腹部提压心肺复苏术（artive abdominal compression-decompression cardiopulmonary resuscitation，AACD-CPR）。及时给予溶栓序贯抗凝治疗是治疗高危 PE 患者的首选方法。大多数 VTE 患者按照现有指南可以顺利给予溶栓或抗凝治疗。但是临床上经常会遇到具备溶栓或抗凝治疗适应证，但同时又存在溶栓或抗凝治疗禁忌证的患者。现有研究推荐存在血流动力学不稳定的 PE 患者可以采用在体外膜肺氧合（extracorporeal membrane oxygenation，ECMO）及下腔静脉滤器置入保障下进行溶栓治疗；血流动力学稳定的 PE 患者，如存在近期手术、既往有卒中或颅内占位性病变、既往

心肺储备功能差、孕妇、活动期肿瘤、下肢近端静脉漂浮血栓等情况时需要借助其他手段如介入碎栓、血栓抽吸、开胸取栓、下腔静脉滤器置入等治疗。

（三）个体化

1. **出血性卒中后 3 个月或 6 个月内是溶栓治疗的禁忌证**　一项卒中后 3 个月内发生 PE 患者接受溶栓治疗的研究表明，溶栓治疗未增加颅内出血的发生率。所以患者术后 1 周内出现颅内 PE，推荐应用机械方法处理。术后 1~2 周溶栓风险可能取决于手术性质。近期局部缺血性卒中不是溶栓治疗的绝对禁忌证，但尚没有数据量化卒中后溶栓治疗时间窗。

2. **急性脑梗死**　患者由于反常栓子横跨卵圆孔未闭（PFO）导致同时出现卒中和 PE 者很罕见。急性 PE 患者随后出现卒中占 1%~10% 更常见。PE 是卒中后 2~4 周最常见死因。卒中指南建议推迟抗凝治疗，心房颤动合并局部缺血性卒中患者 2 周后进行抗凝，但对于合并 PE 患者抗凝治疗的意见不统一。英国卒中指南推荐近端 DVT 或 PE 时予以抗凝，而美国心脏协会（AHA）指南不推荐中至重度卒中患者进行初始抗凝治疗。所以应评估患者的风险-获益比。但常规做法是对所有的脑梗死和 PE 患者进行抗凝治疗。PE 患者伴有原发性出血性卒中或近期显著出血转化时，可考虑下腔静脉（IVC）滤网植入和推迟抗凝是合理的。

3. **使用 LMWH 时溶栓剂和剂量的选择**　阿替普酶是 PE 应用最广泛的溶栓剂，国内研究显示，与 100mg 相比，50mg 阿替普酶可以达到同样的溶栓效果且出血发生率较少。已接受肝素治疗的患者，阿替普酶治疗前停用肝素，检查 APTT。阿替普酶治疗后 2h，当 APTT 比率 <2 倍正常参考值上限时重新应用肝素。若溶栓的临床反应良好，溶栓治疗 24h 后改用 LMWH。如果溶栓前应用 LMWH，每日 1 次和每日 2 次给药分别推迟至最后 1 次注射 LMWH 18h 和 8~10h 后开始溶栓。两项半量阿替普酶治疗次大面积 PE 的随机临床试验（randomized clinical trial，RCT）研究表明，与单用抗凝剂相比溶栓疗效较好，且未增加出血风险，其与标准剂量抗凝疗治疗疗效相似，但出血风险降低。

4. **有心搏骤停或心搏骤停前表现但无确切 PE 放射学证据**　临床怀疑 PE 急性恶化不适合行 CTPA 的患者，超声心动图检查表明急性右心室超负荷，往往提示急性 PE 可能性大。溶栓治疗可提高曾患心脏病、确诊或高度怀疑为 PE 患者的自主循环和存活率。英国胸科协会指南推荐对心搏骤停或有心搏骤停前表现的患者应用 50mg 阿替普酶。有症状者，循环恢复后也可行紧急肺动脉栓子切除术。但是对于心搏骤停原因不明的患者，接受心肺复苏术后禁止溶栓治疗。大型 RCT 表明，原因不明的院外心搏骤停患者溶栓治疗与死亡率下降无关。

5. **溶栓治疗禁忌患者的手术和非手术治疗**　重症 PE 合并持续的血流动力学障碍患者，若存在溶栓治疗禁忌证，应考虑通过开放手术或导管介入为基础的方法取栓。目前指南限制外科栓子切除，只允许在溶栓失败或存在溶栓禁忌证时应用。虽然，将外科栓子切除术扩大到高危 PE 的初始治疗越来越被重视，然而仍需要 RCT 数据证实。

6. **初始治疗无应答的急性 PE**　如果急性 PE 患者对初始抗凝治疗无应答，且循环不稳定和（或）呼吸衰竭日益恶化，应考虑溶栓。研究显示，中危组 PE 患者接受肝素作为初始治疗，其中 23% 可以延迟溶栓，与早期接受溶栓治疗患者相比病死率并无差异。但是 Meyer 等研究表明，与抗凝治疗相比，中危 PE 患者接受溶栓治疗组血流不稳定的发生率明显下降，但是出血发生率明显增加，于是依旧主张中危 PE 患者抗凝治疗观察，如出现血流动力学不稳定随时给予溶栓治疗。

7. **孕妇合并重症 PE**　已证实非高危积 PE 患者使用 LMWH 治疗是安全的，同时可有效预防 PE 复发，且该药不能通过胎盘屏障。妊娠早期（3 个月）华法林可导致胎儿畸形，任何时期应用该药多与胎儿神经系统异常有关，英国产科指引建议妊娠时禁止使用该药。如果预产期前 1 个月发生 PE，应采用可回收的下腔静脉滤器。必要时采用机械破碎，低剂量导管溶栓和手术血栓切除，主要取决于局部情况。妊娠期 PE 如果出现血流动力学不稳定应给予系统性溶栓，但如果出血风险较高（如围生期），推荐手术或机械取栓。

8. **急性 PE 合并右心房血栓**　急性 PE 患者右心房血栓发生率为 4%～8%。主要包括两种类型：A 型早期死亡率较高，血栓长而薄，蠕虫状移动与临床重症 PE 相关。心排血量低，肺动脉高压和严重三尖瓣关闭不全，使血凝块从外周静脉缓慢转移至肺血管。B 型由静止的非特异性血栓组成，60%的病例与 PE 无关，且早期死亡率低。另外还有一小部分血栓是中间产物（C 型），其特点包括可移动，非蠕虫状，有阻塞右心房或心室血流的潜在风险。CTPA 确诊 A 型血栓非常有效，敏感性为 100%，但无右心室扩张患者由于不完全对比灌注可能存在假阳性。右心房血栓的最佳治疗方案仍不清楚。溶栓治疗患者虽然血流动力学改善明显，但死亡率（36%）更高。因此，现有研究推荐：对于 A 型血栓考虑溶栓；B 型血栓接受抗凝治疗；外科手术取栓适合于卵圆孔未闭的骑跨血栓（无手术条件者，抗凝治疗为合理选择，除非溶栓治疗具有强烈适应证）；当 C 型血栓非常巨大并随时有可能堵塞到右心房或右心室流出道时要考虑手术取栓。

9. **急性 PE 和 IVC 滤器置入**　如果急性 PE 患者存在抗凝禁忌证或 1 个月内需要暂停抗凝治疗时应置入可回收的 IVC 滤器。ACCP10 推荐一般急性 PE 限制使用下腔静脉滤器，只在少数存在抗凝禁忌证患者中使用。目前证据不支持 PE 和近端 DVT 患者常规放置下腔静脉滤器。如有必要，可使用可取出式滤器，且最好在推荐时间内取出。

10. **ECMO**　随着对 ECMO 的应用日趋成熟，对于高危 PE 患者可以应用 ECMO 作为溶栓前后的保驾措施，为下一步介入或手术赢得时间。

三、VTE 的"三生"攻略

（一）复生

1. **自主循环恢复（return of spontaneous circulation，ROSC）的判断**　呼气末二氧化碳浓度（end tidal carbon dioxide concentration，$C_{et}CO_2$）或者呼气末二氧化碳分压（end tidal carbon dioxide partial pressure，$P_{et}CO_2$）已被认为是除了体温、脉搏、呼吸、血压、血氧之外的第 6 个基本生命体征，并用来体现 ROSC 与否。目前更多使用的是 $P_{et}CO_2$，一般 ROSC 的心搏骤停（CA）患者平均 $P_{et}CO_2 > 25mmHg$，$P_{et}CO_2 < 14mmHg$ 的 CA 患者无存活；2013 年 AHA 在提高 CPR 质量专家共识中建议，无过度通气下将 $P_{et}CO_2 > 20mmHg$ 作为 CPR 的目标；2015 年建议将 $P_{et}CO_2 < 10mmHg$ 作为 CPR 20min 的插管患者终止 CPR 指标之一。

2. **ROSC 之后的 PE 患者需要依据 ABCDE 法则进行评估**　包括气道（airway，A）、呼吸（breath，B）、循环（circulation，C）、诊断及鉴别诊断（differential diagnosis, D）及评估（evaluation，E），重点是评价患者在血流动力学不稳定甚至因 CA 出现一过性中断血供后重要器官的受损的程度。

（二）超生

CPR 在 PE 患者 ROSC 中同样有效，不能因为恢复 PE 患者的 ROSC 的重要环节是解除右心室流出道的梗阻而放弃最佳的 CPR 机会。溶栓治疗是非常关键的方法，可以采用系统溶栓；导管碎栓、溶栓、血栓抽吸或直接手术取栓，有条件时需要 ECMO 确保安全。溶栓治疗后活化凝血时间（ACT）或 APTT < 2.0 倍正常参考值上限时，及时给予抗凝治疗，以防止溶

栓后继发高凝诱发血栓事件的进一步加重。

PE 患者在溶栓治疗或抗凝治疗期间，仍需要进一步监测患者的病情变化。部分中高危 PE 患者抗凝治疗期间可出现血流动力学不稳定，需要及时给予补救式溶栓治疗。同时需要监测患者其他器官功能，并及时给予支持治疗（器官支持治疗手段略）。

寻找 VTE 事件的原因：2014 年欧洲心脏病学会（ESC）将 VTE 患者的危险因素分为有明确触发因素和无明确触发因素两种。住院患者可以为骨科（非骨科）手术或外伤后制动等外科明确触发因素，但是更多的 PE 患者是基于原有的内科性疾病，如先天性易栓症（蛋白 S、蛋白 C 或抗凝血酶III等含量或活性下降）或后天获得性易栓症（如抗磷脂抗体综合征、高同型半胱氨酸血症、活动期肿瘤、心力衰竭、卒中偏瘫患者、肾病综合征、风湿免疫性疾病、终末期心力衰竭或 COPD 等常见疾病），治疗 PE 时需要兼顾基础疾病的控制。需要强调的是临床上绝大部分患者为无明确触发因素的患者，并且存在一个或多个内科基础疾病尤其是动脉粥样硬化性心血管疾病(如糖尿病、血脂代谢紊乱)、肥胖或代谢紊乱综合征等疾病值得关注。笔者研究发现，动脉粥样硬化危险因素也在静脉血栓形成方面有着不可忽视的作用。

（三）延生

1. 慢性血栓栓塞性肺动脉高压（chronic thromboembolic pulmonary hypertension，CTEPH）是急性 PE 的严重并发症，具有极高的致死、致残率。CTEPH 多由于急性 PE 未及时诊断、未规范治疗、部分潜在的易栓塞因素没有得到控制等原因导致。基于绝大多数急性 PE 患者经过及时抗凝治疗 3 个月内肺动脉压力均可降至正常，所以准确了解 CTEPH 的危险因素、病理生理变化、诊断及治疗的进展，对 CTEPH 及早诊断并采取及时、恰当的治疗至关重要。

（1）CTEPH 表现：早期因症状不典型或不明显，诊断较为困难。通常以呼吸困难为主，可伴有下肢水肿、疲劳、不典型胸痛等。随着病情进展，逐渐出现右心衰竭，可以表现为反复晕厥。查体时可闻及 P_2 亢进，剑突下可触及心尖抬举样搏动，可闻及收缩期杂音。右心功能进一步恶化可表现为颈静脉怒张，肝颈静脉回流征阳性、肝大、水肿等。CTEPH 患者常伴有中到重度低氧血症，一旦肺动脉高压合并右向左分流即出现艾森门格综合征时，其低氧血症表现会更加明显且无法通过吸氧改善，严重影响患者的生活质量。

（2）CTEPH 诊断时机：急性 PE 需经过正规抗凝治疗 3 个月后，如右心导管仍存在平均动脉压（mean pulmonary arterial pressure，mPAP）≥25mmHg，肺动脉楔压（pulmonary arterial wedge pressure，PAWP）≤15mmHg 方可诊断。诊断 CTEPH 的影像学金标准为肺动脉造影，CTPA 因分辨率高、无创等优势趋于取代肺动脉造影，但 CTPA 敏感性低于肺灌注（通气）显像。2015 年 ESC 指南明确推荐 CTEPH 的诊断流程为：依据症状、体征及病史等疑似 CTEPH 时进行超声心动图检查，存在中度或高度肺动脉高压的可能时，进行肺灌注（通气）显像，如阳性即定为 CTEPH 并进一步行右心导管或肺动脉造影；如为阴性则进一步寻找其他原因。

（3）CTEPH 治疗：一旦诊断为 CTEPH，患者无论选择何种治疗方案，均需要终身抗凝。肺动脉内膜剥脱术（pulmonary endarterectomy，PEA）成为治疗 CTEPH 证据级别最高的外科手术治疗手段。对于没有适应证或顽固的肺动脉高压、复发的肺动脉高压患者可以考虑介入治疗，如肺动脉球囊扩张术（balloon pulmonary angioplasty，BPA）或联合靶向药物治疗等。

1）介入治疗：鉴于如栓塞部位手术难度过大、肺血管阻力（pulmonary vascular resistance，PVR）升高程度与可行手术的栓塞部位程度不匹配（PVR>1.5kPa·s/L）或年龄、并发症等原因无法行手术治疗的患者约占 1/3，且另有一部分患者即使 PEA 很成功，术后仍存在肺高压，此部分患者可尝试进行 BPA 治疗。BPA 虽然能够有效降低肺动脉压，但术后肺水肿的发生率较高，需缜密的术前病情评估并限于在经验丰富的 CTEPH 治疗中心开展。基于 BPA 缺乏长期预后的 RCT 研究，2015 年 ESC 指南对 BPA 的推荐力度仅为Ⅱb/c。PEA 和 BPA 可以有效减轻右心衰竭症状，但是否手术治疗或手术方式的选择，还需结合患者情况（如年龄、肺血管阻力、栓子部位及右室衰竭程度）、手术团队的经验及整体的医疗条件而定。在疾病的不同阶段会选择不同的治疗方案，也可以将 PEA 及 BPA 联合应用。

2）药物治疗：药物治疗适用于不能接受手术治疗、顽固性肺动脉高压及术后复发的患者，但均不能作为手术治疗的替代方案。目前治疗肺动脉高压的药物包括钙离子通道拮抗药（CCBs），内皮素受体拮抗药（ERAs），磷酸二酯酶-5 抑制药（PDE-5），前列环素类似物及前列环素受体激动药，以及可溶性鸟苷酸环化酶（sGC）激动药。然而目前有明确证据证明对 CTEPH 有效的药物只有利奥西呱。利奥西呱作为 sGC 激动剂作用于 NO-sGC-cGMP 信号转导通路，sGC 能够被 NO 激活而催化 cGMP 的合成。肺动脉高压患者 NO 合成不足，NO 供体类药物虽然有效但半衰期短，利奥西呱作为 sGC 激动剂可以直接激活 sGC，也能稳定 NO-sGC 结合，从而上调第二信使 cGMP。研究表明，利奥西呱能够有效降低肺血管阻力，并提高 6min 步行试验结果，获益时间甚至长达 1 年，是唯一作为Ⅰ类推荐的 CTEPH 靶向药物。西地那非用于治疗的主要机制是通过抑制 PDE-5 上调 cGMP 水平作用于 NO-sGC-cGMP 信号转导通路，但由于缺少数据只作为Ⅱb/B 类推荐。波生坦和马西替坦作为 ERAs，能明显降低肺血管阻力，且在 PEA 术前 16 周使用能够明显改善右心室功能及右心室重构。在 2015 年年 ESC 指南中波生坦和马西替坦可用于症状性 CTEPH 患者且不宜行 PEA 的患者，推荐级别为Ⅱb/B 类。前列环素类似物及前列环素受体激动剂通过调节前列环素代谢途径起作用，同样适用于 PAH，作为 CTEPH 的靶向药物则同样因数据不足而作为Ⅱb/B 类推荐。

2. 捐赠者

（1）终末期的 CTEPH 患者，在患者生前或家属同意捐赠的条件下，可以考虑作为器官、组织的捐赠者。

（2）捐赠者具备条件：由主管医师确认患者处于如下状态视为可以作为捐赠者：患者处于需要机械通气和(或)循环支持的严重神经损伤和（或）其他器官衰竭状态，无法避免发生心脏死亡；预计患者在撤除心肺支持治疗之后 60min 内死亡；主管医师应该告知患者家属,签署知情同意；患者符合脑死亡标准。属于中国Ⅲ类器官者先撤除心肺支持治疗，在心脏停搏后观察 2～5min，根据心脏死亡判定标准宣告患者心脏死亡，之后方可进行器官获取。

（3）捐赠程序：捐献者的主管医师参与整个捐献过程（器官切取除外）；器官捐献协调员（由红十字会负责培训，并认定资质）：主要负责与家属沟通获得捐献知情同意；人体器官获取组织（OPO 小组）：主要负责器官切取，不参与撤除心肺支持治疗过程；医院器官捐献委员会（医院器官移植伦理委员会）监管捐献相关的法律文件是否完善、捐献过程是否符合知情同意原则；监督 DCD 上报病历，备案管理；其他相关人员包括器官切取所需麻醉师、手术室工作人员等，主要协助 OPO 小组完成器官切取工作。

（4）潜在器官捐献者条件：由主管医师确认，如患者经核实身份并筛查具有下列任何一项者视为不宜作为捐赠者。身份明确为在被拘捕或羁留于政府部门期间死亡、在精神病院内发生的死亡个案、中毒导致死亡、与医院有医疗纠纷、死亡原因需要公安司法部门进一步调查等；年龄一般不超过 65 岁；无人类免疫缺陷病毒(HIV) 感染；无药物滥用、无静脉注射毒品、无同性恋或双性恋等高危活动史；无恶性肿瘤病史,但部分中枢神经系统肿瘤和一些早期的恶性肿瘤在经过成功的治疗后可以考虑；无活动性、未经治疗的全身性细菌、病毒或真菌感染；血流动力学和氧合状态相对稳定。

（5）撤除治疗与上报的工作程序：主管医师负责发现潜在器官捐献者，会诊讨论，明确患者预后不良,目前医疗手段无法使其避免死亡；主管医师负责告知家属并充分了解患者的病情，接受决定撤除心肺支持治疗；关于撤除心肺支持治疗的讨论与器官捐献的讨论应该相互分开；主管医师在明确潜在捐献者符合相关条件，并且在家属提出终止治疗后，应该把潜在器官捐献者的相关情况正式上报省级人体器官捐献委员会（Provincial Organ Donation Committee，PODC）；PODC 指派器官捐献协调员组织捐献工作，并通知 OPO 小组准备器官获取工作。

第二节　腹部心肺复苏的研究转化

一、腹部提压心肺复苏临床应用

腹部提压心肺复苏多中心临床报告情况如下。

心肺复苏（CPR）是在心搏骤停（CA）后采取的一系列救治措施，目前对 CA 常采用的复苏方法是传统胸外按压心肺复苏法，虽经 50 多年的实践，但患者的复苏成功率并不理想。究其原因，一是胸外按压的局限性（如胸外按压禁忌的病例），二是胸外按压的缺陷性（如胸外按压中并发胸肋骨骨折），三是胸外按压的片面性（如胸外按压不能兼顾呼吸）；均影响了心肺复苏的成功率。2009 年，王立祥等提出了单纯腹部提压心肺复苏法，并且进行了相应的一系列实验研究；2013 年，《中华急诊医学杂志》首次颁布《腹部提压心肺复苏专家共识》，为腹部提压心肺复苏仪的临床试验奠定了良好的基础。本临床试验正是基于在规避传统胸外按压不足的基础上，开辟了利用腹部提拉与按压进行心肺复苏的新方法，通过研发腹部提压心肺复苏仪，借以实现应用腹部提压进行心肺复苏的新技术。

1. 资料与方法

（1）一般资料：2014 年 1 月至 2015 年 6 月海南省人民医院及郑州市人民医院 72 例心搏骤停患者。

纳入标准：①符合应用腹部提压心肺复苏仪的适应证（胸部创伤性心脏呼吸骤停，尤其是存在胸廓畸形、胸部外伤、胸肋骨骨折、血气胸等胸外按压禁忌者），无应用腹部提压的禁忌证；②体质量 40～150kg 的成年人（>18 岁），性别不限；③患者近亲属及其法定代理人同意使用腹部提压心肺复苏装置对患者进行救治并签署知情同意书。

排除标准：①无应用腹部提压的适应证；②有应用腹部提压的禁忌证（腹部外伤、膈肌破裂、腹腔脏器出血、腹主动脉瘤、腹腔巨大肿物）或在腹部按压中出现腹腔脏器损伤；③患者近亲属不同意使用腹部提压心肺复苏装置进行救治者；④患者有明显的可能会影响到疗效评价的其他疾病者（慢性消耗性疾病如恶性肿瘤、严重的结核性疾病等）。

（2）病例分组：本研究针对存在胸外按压禁忌证且不具备开胸心脏按压条件的心脏呼吸骤停患者，采用单组设计一元定量差异性检验的试验设计方案，并在心搏骤停时、复苏时及 ROSC 30min 时采集主要指标和次要指标。

（3）试验用仪器：腹部提压心肺复苏仪（北京德美瑞医疗设备有限公司），规格型号：CPRLW1000。

（4）疗效评价指标

1）主要疗效评价指标：心搏骤停后复苏成功率：自主循环恢复 ROSC≥30min 及以上。ROSC：恢复窦性或室上性心律，平均动脉压（MAP）≥60mmHg（1mmHg＝0.133kPa），维持 20min 以上。

2）次要疗效评价指标：①血流动力学指标（心率、心律、平均动脉压）；②呼吸氧合相关指标［经皮血氧饱和度（SpO_2）、动脉血气酸碱度（pH）、动脉血氧分压（PaO_2）、动脉血二氧化碳分压（$PaCO_2$）］。

（5）统计学方法：统计分析所采用的软件为 SPSS 16.0，试验结果统计分析选用符合方案数据集，即所有符合试验方案要求的受试者数据进行统计分析。计量资料用均数±标准差（$\bar{x}\pm s$）表示，采用自身配对设计定量资料 t 检验或符号秩和检验；定性资料组间比较采用卡方检验或精确概率法；自主循环恢复率的差异性分析基于二项分布原理进行计算。所有的统计假设检验均采用双侧检验，以 $P<0.05$ 为差异有统计学意义。

2. 结果　本次临床试验入选共计 72 例，病例取自每家临床试验中的急诊科、EICU 的心搏骤停患者，经临床体征、心电监护或心电图诊断。其中海南省人民医院入选 35 例，18 例（51.4%）为男性，17 例（48.6%）为女性，年龄（63.5±20.0）岁。郑州人民医院入选 37 例，23 例为男性，14 例为女性，年龄（61.19±16.39）岁。通过对纳入的 72 例病例进行分析，总的 ROSC 成功率为 15.3%（11/72）。在复苏过程中 3 个时间节点上分别对相关的参数进行采集，并对采集的资料进行统计学分析。

（1）基线指标的基本统计量：本试验采用同一受试者在呼吸、心搏骤停时和腹部提压心肺复苏过程中各观测指标比较的方法，不存在分组的误差。

（2）主要有效性评价指标的取值和假设检验结果：复苏成功 11 例，有效率为 15.3%。通过前期预试验，已知腹部提压心肺复苏的自主循环恢复率为 13%（设其为理论值），利用二项分布原理，将本次临床试验的自主循环恢复率 15.3%与预试验的自主循环恢复率 13%进行比较，得 $Z=0.575$，$P=0.566$，可认为本次临床试验自主循环恢复率与理论值之间的差异无统计学意义；再将腹部提压心肺复苏有效率 15.3%与 0.1%（即不采用此方法或采用胸部按压法的复苏率）比较，基于二项分布原理进行计算，得 $Z=40.747$，$P<0.01$，说明采用腹部提压心肺复苏的自主循环恢复率较不采用此法有了明显提高。

（3）次要有效性评价指标的取值和假设检验结果：呼吸、心搏骤停时与腹部提压过程中，在心率、平均动脉压、SpO_2、PaO_2 和 $PaCO_2$ 五项次要疗效评价指标上，心搏骤停时与复苏时之间的差异均有统计学意义，且从数值上可知，复苏时指标的数值均得到明显的改善，见表 6-13。

心搏骤停时与 ROSC 0.5h 内，在心率、平均动脉压、SpO_2 和 pH 四项次要疗效评价指标上，心搏骤停时与 ROSC 时之间的差异均有统计学意义，且从数值上可知，ROSC 时，以上提及的 4 项指标的数值均得到明显的改善（表 6-14）。腹部提压心肺复苏仪的安全性、便携性和稳定性的评价，见表 6-15。

表 6-13　72 例入选受试者呼吸、心搏骤停时与腹部提压过程中出现心肺复苏时
次要观测指标差异性统计分析结果

指标	心率（次/分）	平均动脉压（mmHg）	SpO₂（%）	pH	PaO₂（mmHg）	PaCO₂（mmHg）
心搏骤停时	0（0，0）	0（0，0）	30（0.56）	7.14±0.18	55.0（51.0，59.0）	56.0（45.0，61.0）
例数	72	72	68	47	47	47
复苏时	100.0（37.5,116.5）	47.7（25.0，58.0）	45.0（0.0，75.0）	7.18±0.17	64.0（62.0，70.0）	52.0（45.0，58.0）
例数	72	72	71	50	50	50
统计数	S=758.5	S=700.0	S=326.5	t=1.826	t=2.694	S=−183.0
P 值	<0.01	<0.01	0.001	0.075	0.010	0.012

当差量服从正态分布，采用配对设计一元定量资料 t 检验，其木检验统计量为 t；否则，采用配对设计一元定量资料秩和检验，其检验统计量为 S

表 6-14　心搏骤停时与腹部提压心肺复苏 ROSC 30min 内有关参数差异性统计分析结果

指标	心率（次/分）	平均动脉压（mmHg）	SpO₂（%）	pH	PaO₂（mmHg）	PaCO₂（mmHg）
心搏骤停时	0（0，0）	0（0，0）	30（0，56）	7.0（6.9，7.1）	54.24±7.91	58.0（55.0，61.0）
例数	71	71	68	38	38	38
复例时	79.9±24.3	55.3±14.7	93.5（52.5，97.0）	7.14±0.07	62.43±14.36	50.43±10.15
例数	11	10	12	7	7	7
统计值	t=−7.09	t=−7.19	S=−26.00	t=−4.48	t=−1.80	t=1.64
P 值	<0.01	<0.01	0.06	0.004	0.122	0.151

当差量服从正态分布时，采用配对设计一元定量资料 t 检验，其检验统计量为 t；否则，采用配对设计一元定量资料秩和检验，其检验统计量为 S

表 6-15　腹部提压心肺复苏仪的安全性、稳定性及便携性评价结果

评价指标	很好（例）	较好（例）	不好（例）
安全性	68	4	0
稳定性	64	8	0
便携性	68	3	1

操作者对试验仪器的标准对照仪器使用操答的方便性及其工作稳定性评价良好

3. 讨论　心肺复苏是指对心搏骤停所采取的旨在恢复生命活动和智能的一系列及时、规范有效的抢救措施。传统胸外按压心肺复苏术是临床最常采用的在心脏停搏后的救治措施，有节律、连续、及时有效的胸外心脏按压是复苏成功的关键。但在临床抢救中，传统徒手胸

外按压时，由于操作者连续按压体力消耗大，容易疲劳，效果不稳定，容易导致按压中断，直接影响复苏效果。同时在急诊中常遇到伴有多发胸肋骨骨折或存在"连枷胸"的患者发生心搏骤停时，传统心肺复苏的胸外按压因可能导致骨折断端伤及胸膜、肺脏造成二次伤害而属于禁忌。而且，此时胸廓复张受限，均使"心泵"和"胸泵"机制不能得到理想发挥，影响了复苏效果。开胸直视下心脏按压也因所需时间长且创伤大、实施受环境条件限制而不能常规应用。因此，此类患者往往无法得到有效的复苏救治。

为弥补传统胸外按压心肺复苏的缺陷，2009年王立祥等提出了单纯腹部提压心肺复苏法，进行了相应的一系列实验研究，并基于这些研究，研发出了腹部提压心肺复苏仪，是利用吸盘吸附于患者腹部，经主动提拉与按压相结合进行的复苏方法。腹部提压心肺复苏时，将腹部提压心肺复苏仪的吸盘置于患者肋缘与剑突下方腹部正中的腹壁吸附固定，操作者的提拉力度控制在 $20\sim30kg$，按压力度控制在 $40\sim50kg$，以 100 次/分的频率进行腹部提压心肺复苏。腹部提压法主要是通过"腹泵"增加有效循环血量、"胸泵"促进血液循环和"肺泵"协助呼吸运动的机制来实现优效复苏。患者复苏时腹部提压，有"肺泵"促进呼吸的作用，故复苏时和骤停时的 PaO_2 和 $PaCO_2$ 差异有统计学意义（$P<0.05$）。自主循环恢复后，不再行腹部提压心肺复苏，故复苏后和 ROSC 后并差异无统计学意义。

研究结果显示，使用腹部提压心肺复苏仪复苏有以下独特优势：第一，约有 1/3 患者在传统心肺复苏时发生了肋骨骨折，影响了复苏效果，尤其合并有胸廓畸形、胸部外伤、肋骨骨折等疾病是传统胸外按压心肺复苏的禁忌证，腹部提压心肺复苏能有效避免心肺复苏过程中造成严重的二次损伤；第二，提高了患者的自主循环回复率，在本研究中，总的自主循环恢复成功率能达到 15.3%，同时患者的心率、平均动脉压、氧饱和度、pH、PaO_2、$PaCO_2$ 等指标亦有明显改善；第三，腹部提压心肺复苏仪在实施复苏过程中有指示灯和音频辅助，压力和按压频率有保证，使心肺复苏操作更加标准化、规范化，复苏效果更确切，研究也表明使用腹部提压心肺复苏仪具有较高的稳定性、便捷性和安全性，但在患者预后及并发症方面尚未有详细科学的资料证明，有待于进一步的临床研究。

总之，腹部提压心肺复苏仪具有较高的稳定性、便捷性和安全性。腹部提压心肺复苏方法在呼吸心搏骤停患者的抢救中作用也比较突出，弥补了传统心肺复苏方法的不足，值得临床推广使用。

二、腹部心肺复苏的思辨

腹部心肺复苏学是一门新兴的临床学科，是急救医学中的一个临床分支。它是以人体腹部解剖与生理为主要基础，通过对心搏、呼吸骤停的患者腹部实施直接或间接的干预，使胸腹腔内压力变化而产生的循环与呼吸支持效应，实现经腹途径构建心肺脑复苏并重的理论与实践体系，其目的是提高心肺复苏成功率和改善患者预后。

在最初的研究中，腹部心肺复苏只有简单的腹带加压复苏术，但随着腹部心肺复苏的发展，对心搏、呼吸骤停患者的解剖生理与病理生理改变等研究的不断深入，并对原有方法的探讨与改进，以及新方法的不断创立，加之心搏、呼吸骤停的诊断和心肺复苏评价技术的不断改进，现代腹部心肺复苏学的范畴已不再局限于对胸外按压心肺复苏法进行补充，而是具有特殊复苏优势和特殊适应性的独立的心肺复苏方法。经腹部实施心肺复苏通过外力作用于腹部引起腹腔内压力和胸腔内压力的变化，对循环和呼吸产生影响的机制主要为"腹泵"机制、"胸泵"机制、"肺泵"机制、"心泵"机制及"血泵"机制。这些机制综合作用最终为复苏提供更高的冠脉灌注压和脑灌注压，并能更好地实现肺的氧合功能，达到真正意义上的心与肺复苏并举，使复苏中循环与呼吸支持同步进行。

经腹部实施心肺复苏适用于各种类型的心肺复苏，尤其是存在胸廓畸形、胸部外伤、胸肋骨骨折、血气胸等胸外按压禁忌，以及由各种原因如溺水、缢死、异物阻塞或呼吸肌麻痹等窒息性心脏呼吸骤停患者；包括所有运用各种手段经腹部实施心肺复苏以求提高复苏成功率及改善预后的各种心肺复苏技术。心肺复苏关乎患者的生命安危，历史上所有参与解救患者生命的心肺复苏工作者都为腹部心肺复苏学的研究与进步做出了有益贡献，值得我们尊敬与学习。

1. **腹部按压心肺复苏** 是应用一种称为腹部按压板的装置来实施的。腹部按压板是一块"房型"平板，其上部为三角形，下部为长方形，进行心肺复苏时，将腹部按压板置于腹上部，三角形的顶角置于肋缘和剑突下方，以 100 磅的压力，100 次/分的频率进行单纯地腹部按压，按压放松比为 1∶1（图 6-3）。

2. **腹部提压心肺复苏** 以腹部提压心肺复苏仪行腹部提压心肺复苏法时，施救者需用双手紧握腹部提压心肺复苏仪的提压手柄将提压板平放在被救者的中上腹部，提压板上方的三角形的顶角放在肋缘和剑突下方，负压装置的开口与被救者的皮肤紧密接触，快速启动负压装置，使患者的腹部和提压板紧密结合。施救者于患者侧方通过提压手柄以 100 次/分的频率连续交替向下按压与向上提拉，按压和提拉的时间为 1∶1，向下按压时垂直用力，勿左右摆动，提拉时垂直向上均衡用力，按压力度控制在 50kg 左右，提拉力度控制在 30kg 左右（图 6-4）。

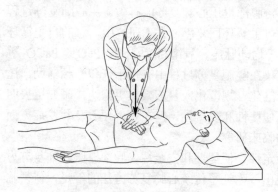

图 6-3　腹部按压心肺复苏

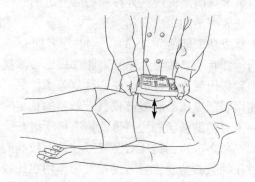

图 6-4　腹部提压心肺复苏

3. **经膈下抬挤心肺复苏** 实施经膈下抬挤心肺复苏法时，术者位于患者右侧，将右手从手术切口处深入膈肌下方，将 2～5 指并拢置于心脏后下方膈肌贴附面处，术者左手掌置于胸骨中下 1/3 处固定后，双手配合以右肘腕关节协调带动右手 2～5 掌指有节律冲击性地向胸骨处抬挤，使膈肌上移 4～5cm，然后迅速放松时膈肌回至原位，如此规律交替进行，抬挤频率为 100～120 次/分（图 6-5）。

4. **胸腹联合按压心肺复苏** 需要 2～3 个救助者，进行按压的两人站在一侧或相互对侧，其中一人以标准的形式进行胸外按压，另一人将手放在患者的腹部（一般是剑突与脐连线中点的部位），双手可以叠放也可以平铺，在胸部按压的放松时相按压腹部，按压时相放松腹部，腹部与胸部按压频率比例为 1∶1。腹部按压力至少为 100 mmHg，这是产生正常心跳时的腹主动脉搏动需要的压力（图 6-6）。

5. **动脉反搏心肺复苏** 动脉反搏心肺复苏法是在一人进行传统胸外按压的基础上，于胸外按压的放松期，另一位施救者于上腹部左正中线，即腹主动脉体表投影处，将双手的示指、中指和环指相互重叠，沿腹主动脉走行向脊柱方向实施按压，腹主动脉按压与胸外按压交替进行，腹部与胸部按压频率比例为1∶1（图6-7）。

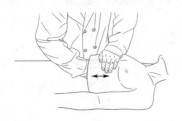

图6-5 经膈下抬挤心肺复苏

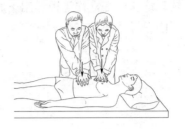

图6-6 胸腹联合按压心肺复苏

6. 腹部通气心肺复苏 因溺水、麻醉、呼吸肌无力等窒息，造成的血氧饱和度下降，腹部通气心肺复苏以体外腹式呼吸方式为患者提供充分的呼吸支持，以提高血氧饱和度，缓解机体缺氧；在因窒息导致的心搏、呼吸骤停中，该方法除给予患者充分呼吸支持外，尚能够提供足够的冠脉灌注，以维持机体血液循环，同时从呼吸与循环两个方面对心搏、呼吸骤停患者进行人工心肺复苏，从而有效提高其复苏成功率并改善预后神经功能状况。腹部通气复苏法即将腹部提压心肺复苏仪置于患者中上腹部皮肤紧密结合，通过交替地向上提拉与向下按压使膈肌上下移动，实现体外腹式呼吸支持（图6-8）。

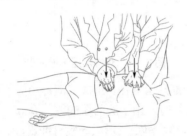

图6-7 动脉反搏心肺复苏

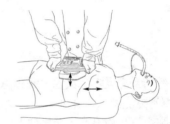

图6-8 腹部通气心肺复苏

7. 体位加压心肺复苏 其中最具代表性的是双下肢屈曲挤压联合心肺复苏。双人实施时，一施救者位于患者身体侧面，进行传统的胸外按压;另一施救者于患者身体足端，双膝跪地或跪于病床上，上半身前倾，双臂伸直，双手置于患者双小腿中间位置，将患者双侧小腿交叉、双下肢自髋关节、膝关节屈曲并向下腹部方向用力挤压。在不影响胸外按压的情况下，尽量用力持续挤压患者双下肢（图6-9）。

8. 胸腹提压心肺复苏 应用一种名为lifesticker的装置来实施，胸腹提压复苏的设备包括胸、腹吸盘和操作手柄，胸部吸盘约为20cm×18cm，放置在胸骨中部，腹部吸盘约为25cm×38cm，放置在上腹部剑突下缘，腹部和胸部吸盘上方各有一手柄，操作者位于患者左侧，一手握住一个手柄，上下交替提压胸、腹。提压胸腹的力度分别为55kg和23kg。频率为60次/分，在进行30次交替提压后给予2次通气（图6-10）。

9. 腹部舒缩心肺复苏 采用腹带协助心肺复苏，即在传统胸外按压心肺复苏的基础上，用束带绑扎于被救者腹部，限制膈肌的移动，在胸外按压时增加胸内压，增加心排血量，提高主动脉收缩压；减少人工循环血液进入下肢和腹部大血管，将胸外按压产生的有限血流最大程度地提供给心脏和脑等重要脏器。因此种方法造成了实验动物的肝脏损伤，所以并不推荐应用于临床（图6-11）。

10. **充气加压下肢复苏** 是由王立祥等模拟法洛四联症患儿蹲踞现象提出的一种改善循环的方法。利用成人血压袖带给法洛四联症患儿双下肢充气加压，加压大于收缩压，直到改善患儿缺氧症状，王立祥等报道用下肢加压紧缩的方法，成功缓解了法洛四联症患儿缺氧发作心脏骤停患者（图6-12）。

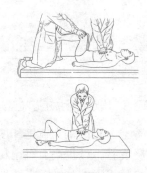

图6-9　体位加压心肺复苏

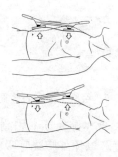

图6-10　胸腹提压心肺复苏

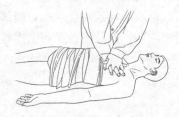

图6-11　腹部舒缩心肺复苏

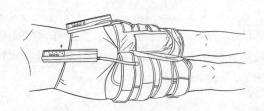

图6-12　充气加压下肢复苏

11. **海姆立克复苏** 又名"海氏急救法"，是利用肺部残留气体，形成气流冲出异物的急救方法。海姆立克急救法在外力冲击腹部——膈肌下软组织时，由于腹内压的突然升高，造成膈肌上移，胸内压相应升高，产生向上的压力，从而驱使肺部残留空气形成一股有冲击性、方向性的长驱直入于气管的气流，能将堵住气管、喉部的食物硬块等异物驱除，使人获救（图6-13）。

12. **咳嗽复苏** 主动咳嗽是一种简便易行、迅速有效的心脏意外和晕厥的自救术。在美国，许多医院的监护病房，患者都要首先接受一种咳嗽自救训练和告诫，以便在心脏发生意外来不及呼救或医务人员未来得及抢救时，作为一种应急的复苏自救术（图6-14）。

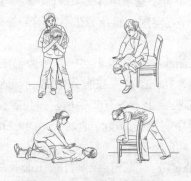

图6-13　海姆立克复苏

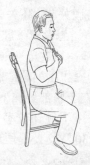

图6-14　咳嗽复苏

腹部心肺复苏与传统心肺复苏的范畴是相对的。腹部心肺复苏是需要经腹部实施的心肺复苏术，而传统心肺复苏是以胸外按压为主。然而，腹部心肺复苏也并非全部依赖腹部，在一些方法中，腹部按压被插入到传统胸外按压中，以取得更好的冠脉灌注压，提高复苏成功率，如插入式腹部按压心肺复苏，插入式腹主动脉按压心肺复苏及双下肢屈曲加压心肺复苏等。随着腹部心肺复苏学的深入发展，未来胸外按压心肺复苏与经腹实施心肺复苏将会有更多的对比及交叉研究，所以腹部心肺复苏学的范畴将会不断地更新变化。

三、腹部提压心肺复苏临床应用研究项目

（一）实施计划书

从 20 世纪 50 年代开启了现代心肺复苏伊始，以胸部为主的标准胸外按压心肺复苏术一直沿用至今。那么临床为何又另寻他路转移至腹部进行心肺复苏呢？皆因在临床心肺复苏过程中，遭遇以下几个问题：一是标准胸外按压遇有临床禁忌证的患者怎么办？二是标准胸外按压中有 1/3 出现胸肋骨骨折的患者怎么办？三是标准胸外按压中不具有人工通气而需心肺复苏并举的患者怎么办？四是标准胸外按压中心脑血管灌注压不足怎么办？五是标准胸外按压与人工通气比相脱节怎么办？要解决上述问题，从某种意义上看，对一部分走"胸路"不通的患者，走"腹路"是临床医务工作者的另一种选择，亦是开展"腹部提压心肺复苏临床应用研究项目"之初衷。

腹部提压心肺复苏技术是以人体腹部解剖与生理为基础，通过腹内外途径促进膈肌上下移动引发腹胸腔内压力变化，利用"腹泵"机制带动发挥"胸泵""心泵"和"肺泵"效应。主要采用腹部提压心肺复苏仪对腹部进行提拉与按压的方法，建立人工循环与呼吸，实现心与肺复苏并举的目的。本项目为国家"十一五"科技支撑计划项目及全军"十二五"医学科技心肺复苏重点项目，已纳入国家继续教育项目。

中国研究型医院学会心肺复苏学专业委员会融汇了国内外心肺复苏领域的知名学者，以百余家全国心肺复苏医教研基地及腹部心肺复苏应用转化基地为平台，以《腹部心肺复苏学》《2016 中国心肺复苏专家共识》及《腹部提压心肺复苏专家共识》标准与指南为蓝本，开展腹部提压心肺复苏技术临床应用研究。旨在借鉴国际心肺复苏指南的基础上，践行中国心肺复苏方略，切实提升广大急救工作者的心肺复苏理论知识与业务水准，以此提高心脏、呼吸骤停患者的救治成功率，开辟具有中国特色的个体化心肺复苏之路！

（二）项目实施背景和可行性分析

心搏骤停是直接威胁人类生命安危的急症，全球每年平均约有 1750 万人死于心血管疾病和脑卒中，占所有死亡的 1/3。院外每 10 万人中就有 20～140 人发生心搏骤停，而幸存者只有 2%～11%。我国每年心脏猝死人数 54.4 万人。

心肺复苏是恢复心脏规律舒缩和泵血功能的主要抢救方法，从 20 世纪 50 年代 Kouwenhoven 和 Peter Safar 开启了现代心肺复苏的新纪元伊始，标准胸外按压心肺复苏方法一直沿用至今。纵观现代心肺复苏发展史，1960 年胸外心脏按压和人工呼吸的提出，标志现代心肺复苏的开始；但是经过 50 余年的探索实践，CPR 的自主循环恢复率虽有提高，但生存率却不理想。标准胸外按压心肺复苏是临床最常采用的心搏骤停救治措施，传统心肺复苏中的口对口人工呼吸方法存在增加疾病传播的危险，实际操作时需要两个人来施救，一人负责人工呼吸，另一人负责胸外按压，这些都成为院前 CPR 实施的阻碍因素。对于心搏骤停患者而言，当无条件即刻建立人工气道，尤其是在经气管插管连接呼吸器通气尚未实施前，尽早维持有效的肺通气极为重要。另外，在急诊中常遇到存在多发胸肋骨骨折或"连枷胸"的患者发生心搏骤停，标准胸外按压可能使骨折断端伤及胸膜、肺脏而导致二次伤害，属于胸外按压禁忌，此时胸廓复张受限，使"心泵"和"胸泵"机制不能得到理想发挥，影响了复苏效果。因此，此类患者往往无法得到有效的复苏救治。

针对此类特殊病情，王立祥教授发明了新的心肺复苏方法，利用腹部提压仪进行腹部提压心肺复苏。腹部提压法主要是通过"心泵""胸泵"和"腹泵"机制来产生人工循环。腹部按压时，腹腔内压力增大，使膈肌受压上移，胸腔内容积减小，增加胸内压，心脏受压容积减小，发挥"心泵"作用，产生前向血流，提高心排血量；同时促使腹部器官中血液（占人体血液供应的25%）流入心脏。提拉腹部时，腹腔压力迅速减低，膈肌最大限度下移，扩大了胸腔的容积，增大了胸腔的负压，亦充分发挥了"胸泵"机制，心脏舒张，促进了血液回流，为下次按压心脏泵血做准备。腹部按压和提拉过程中可增加腹主动脉的阻力，增加冠脉灌注压，即可以运送更多含氧丰富的新鲜血液流入心脏；另一方面，腹部按压时，膈肌上移胸腔内负压减小，肺受压其内气体排出，腹部提拉时，膈肌下移胸腔内负压增大，有利于空气进入肺部，发挥了"肺泵"作用。即使对无呼吸支持的心搏骤停患者的复苏也能产生有利作用。为临床实现CPR一体化提供了理论依据，有望成为临床CPR理想的替代方法。

（三）项目实施主要目的和目标

1. 目的

（1）研究和总结中国内地人群心搏骤停进行腹部提压心肺复苏的特点与规律。

（2）验证国家"十一五"科技支撑计划项目及国家"十二五"医学科技心肺复苏重点项目"创伤后心搏骤停心肺复苏新技术系列研究（BWS11J077）"的应用效果及实用性。

（3）为全国临床应用腹部提压心肺复苏提供有效的研究数据，评价腹部提压心肺复苏方法的有效性。

2. 目标

（1）计划首批在全国心肺复苏医教研基地及腹部心肺复苏应用转化基地，开展腹部提压心肺复苏效果评估工作。

（2）每个基地完成10例以上应用腹部提压心肺复苏仪进行腹部提压心肺复苏的案例，建立档案并按要求填写病例报告表，评价腹部提压心肺复苏方法的有效性。

（3）建立腹部提压心肺复苏系统大数据。

（4）撰写和发表腹部提压心肺复苏有关的学术论文。

（四）组织构架

项目组指导专家：

王一镗（南京大学终身教授），王正国（中国工程院院士）。

项目组组长兼首席专家：

王立祥（解放军总医院第三医学中心急诊科主任），宋维（海南省人民医院急救部主任）。

项目办公室主任：

张思森（郑州人民医院业务院长），李静（德美瑞医学转化中心主任）。

项目办公室成员：

余涛（孙逸仙纪念医院急诊科党支部书记），刘青（郑州人民医院急诊科主任），刘亚华（解放军总医院第三医学中心EICU主任），吴多虎（海南省人民医院急诊科副主任）。

（五）项目实施流程

1. 样本选择

（1）纳入标准

1）符合应用腹部提压心肺复苏的适应证，无应用腹部提压心肺复苏的禁忌证。适应证：开放性胸外伤或心脏贯通伤、胸部挤压伤伴CA且无开胸手术条件；胸部重度烧伤及严重剥脱性皮炎伴 CA；大面积胸壁不稳定（连枷胸）、胸壁肿瘤、胸廓畸形伴 CA；大量胸腔积液及严重胸膜病变伴 CA；张力性及交通性气胸、严重肺大疱和重度肺实变伴 CA；复杂先天性心脏病、严重心包积液、心脏压塞及某些人工瓣膜置换术者（胸外按压加压于置换瓣环可导致心脏创伤）；主动脉缩窄、主动脉夹层、主动脉瘤破裂继发 CA；纵隔感染或纵隔肿瘤伴 CA；食管破裂、气管破裂伴 CA；胸椎、胸廓畸形，颈椎、胸椎损伤伴 CA；STD-CPR 过程中出现胸肋骨骨折者。禁忌证：腹部外伤、膈肌破裂、腹腔脏器出血、腹主动脉瘤、腹腔巨大肿物(如妊娠、肠梗阻、腹腔脏器癌肿、腹水、巨大卵巢囊肿)等状况。

2）体重 40～150kg 的成年人，性别不限。

3）患者近亲属或其法定代理人同意使用该方法对患者进行救治，签署《知情同意书》。

（2）排除标准

1）无应用腹部提压心肺复苏的适应证。

2）有应用腹部提压心肺复苏的禁忌证或在腹部提压过程中出现腹腔脏器损伤。

3）患者近亲属不同意使用该方法进行救治者。

（3）样本选择注意事项

1）消瘦患者腹肌薄，腹部提压心肺复苏仪吸盘不易吸附皮肤，提腹效果较差。

2）肥胖者进行腹部提压心肺复苏时，提拉与按压腹部深度大于正常体重患者。

2. 项目实施内容

（1）临床评价指标（表 6-16）

表 6-16　临床评价指标

指标	内　　容
主要指标	自主循环恢复率
次要指标	血流动力学指标（心率、平均动脉压）
	经皮血氧饱和度 SpO_2、动脉血气酸碱度 pH、动脉血氧分压 PaO_2、动脉血二氧化碳分压 $PaCO_2$

1）自主循环恢复评价标准：恢复窦性或室上性心律，收缩压≥60mmHg，维持≥20min；上述各指标均取研究记录时间段的最好值。

2）复苏成功：自主循环恢复，出现自主呼吸，瞳孔由大变小，对光反射存在，面色有发绀转为红润，出现挣扎，良好的肌张力等。

3）复苏失败：复苏 30min 后，意识丧失、对外界刺激无反应，颈动脉、股动脉等大动脉搏动消失，测不出血压，呼吸心跳停止，皮肤黏膜发绀或苍白；瞳孔散大，对光反射消失。

（2）使用者对仪器操作的标准性、操作性和便捷性的评价等评价标准。

1）在实施心肺复苏前，必须评估患者状况并启动急救反应系统（时限 30s 内）。①判断意识：拍打患者双肩，大声询问"喂，你怎么了？"②启动急救反应系统：患者没有意识，立即指定现场其他人员启动院内急救反应系统并取得抢救设备（腹部提压复苏仪、除颤仪、球囊面罩等）。③判断呼吸：观察患者胸部起伏，判断患者是否有自主呼吸，或者是呼吸不正常（微弱、异常缓慢等），还是濒死呼吸样喘息，时间 5～10s。④同步判断脉搏：观察患者胸廓同时，先找到患者喉结（甲状软骨处），以双手指（示指和中指）指腹部在喉结旁 1.5～2cm 处，胸锁乳突肌肌间沟处触摸颈动脉搏动，时间 5～10s。⑤判断呼吸和脉搏应该同步完成。

2）实施高质量的腹部提压心肺复苏。①开放气道：检查患者口腔有无异物，单手指法清除口腔内污物，采用仰头提颏法开放气道。②仪器开机：快速准备仪器、检查电量、按键开机。③提压部位：将腹部复苏仪置于中上腹部，顶角位于双肋缘与剑突下。④吸附腹部：按腹部吸附固定键，提压仪准确吸附腹部，无漏气且稳固。⑤提压频率：根据指示灯显示，以 100 次/分进行提拉按压。⑥提压力度：以正确的力量进行腹部提压心肺复苏，提拉 10～30kg，按压 40～50kg。⑦操作手法正确：施救者按压时双臂绷直，双肩在中上腹上方正中，利用上半身体重和肩、臂部肌肉力量垂直向向下按压，提拉时双臂屈曲，利用臂部力量向上提拉。连续实施 5 个循环（30 次/循环，共计 150 次）的腹部提压心肺复苏。

3）完成总共 5 个循环的心肺复苏：按照上述标准对之后（第 2～5 个循环）的每组操作进行评价。

4）复苏后评估：完成 5 个循环的心肺复苏后，再次评估患者的意识、呼吸和脉搏，默认患者自主循环和呼吸恢复，仍没有意识。口述"患者自主循环、呼吸恢复，停止复苏，置于复苏后体位"。

5）关机移除：长按开机键（>2s）关机，听到"滴"声，以示指、中指并拢压低真空吸盘一侧的皮肤，同时略上提同侧真空吸盘，使真空吸盘漏气；待真空吸盘松动，再整体移离被救者腹部。

（3）记录治疗相关的不良事件。

（六）质量控制

1. 设立质量监控领导组织机构

（1）设立专家咨询委员会：由国内知名专家组成，对项目内容、计划、部署、组织实施的科学性和可行性进行指导。

（2）设立质量控制专家委员会：由中国研究型医院学会心肺复苏学专业委员会、其他研究的相关专家及技术人员组成，全面负责总体及各项质量控制方案的制订、调查和监督质量控制方法，留存现场抢救视频，并定期进行现场质量监察。

（3）设立培训工作委员会：由中国研究型医院学会心肺复苏学专业委员会设立培训中心，对参加研究的相关医院进行腹部提压心肺复苏的标准操作、注意事项以及项目的实施等进行培训。

2. 统一配备项目工作手册。

3. 设备仪器质量控制：定期对仪器进行检查，确保仪器的有效性，并登记备案。

4. 数据录入质量控制：对每次临床研究过程中产生的数据进行记录，并核对数据准确性，登记备案。

（七）项目的年度计划及目标

项目的年度计划及目标见表 6-17。

表 6-17　项目的年度计划及年度目标

时间	课题年度计划及年度目标
2017-01-01～2017-04-01	1）选择项目研究中心 2）腹部提压心肺复苏仪核对检查 3）研究人员操作方法、病例采集、数据录入等培训 4）设立质量监控领导组织机构 5）召开项目启动会议，开展项目相关启动工作

时间	课题年度计划及年度目标
2017-04-01～2019-07-01	1）病例采集、收集、录入、处理、整理、归纳 2）仪器定期质量检查、维护 3）研究人员定期项目进展汇报、总结 4）阶段性成果归纳 5）召开中期总结会议
2019-07-01～2019-12-31	1）数据审核、整理、归纳 2）数据讨论、处理、统计分析 3）撰写发表论文 4）总结、验收

（八）预期的科研及社会价值

源于实施传统的标准心肺复苏时受胸外按压禁忌证限制的腹部提压心肺复苏方法，在应用于胸外按压禁忌证的同时，因胸外按压过程中 30%～80% 并发肋骨或胸骨骨折、骨软骨交界分离，甚而损伤肺、胸膜及心脏，限制了对 CA 患者高质量 CPR 的实施，影响了 CA 患者的 CPR 成功率。而腹部提压心肺复苏方法弥补了上述不足，且随着临床研究与实践的深入，腹部提压心肺复苏与胸外按压心肺复苏协同救治于 CA 患者，为完成高质量 CPR 发挥了至关重要的作用。腹部提压心肺复苏方法开辟了经腹心肺复苏新途径，是 CPR 时胸外按压禁忌患者的最佳选择；是 CPR 时出现胸肋骨骨折后的最佳措施；是 CPR 时紧急人工呼吸支持时的最佳途径。

（九）临床应用研究说明

参加本项目的所有医院，所取得的本项目相关数据应交至项目组，所有参与本项目的医院数据共享，均可使用本项目的所有科研数据发表论文。为了科学有效地进行技术应用研究过程中的技术标准、知识产权和成果的管理，要重视技术档案、技术标准、知识产权和阶段性成果的管理。因此，本项目及各医院发表的论文、出版专著，以及在产品和技术宣传推广时，必须标注"中国研究型医院学会心肺复苏学专业委员会科研项目"字样，论文、专著等出版物在提交发表或出版前必须经过集中审查。

第三节　心肺复苏中疑难问题探究

一、心肺复苏误区思考

心搏骤停（CA）是一类直接威胁人们生命健康的急症，我国每年有近 50 万人发生猝死，且随着心脑血管疾病患病人数的逐年攀升，CA 已成为世界性难题而备受关注。心肺复苏（CPR）作为抢救 CA 的有效方法，经过 50 余年的探索实践，院内 CPR 的自主循环恢复（ROSC）率虽有提高，但患者生存出院率却很不理想。因此，临床在发掘完善新方法的同时，亦应不断总结经验教训，找出 CPR 进程中的误区，以正确把握并实施 CPR，提高救治成功率。

（一）CPR 程序"刻板化"

CPR 程序"刻板化"是指不顾主客观实际需求而一成不变地沿用既定的 CPR 抢救程序。2010 版 CPR 指南改变了自 20 世纪 60 年代国际标准 CPR 指南建立以来一直沿用的 ABC（A 开放气道—B 人工通气—C 胸外按压）抢救程序，冲破了传统 ABC 程序的局限性，更改为 CAB 程序（C 胸外按压—A 开放气道—B 人工通气），这是对 CPR 再认识上的一次飞跃。然而每次 CPR 的实施都有不同特点，拘于任何一种固定的抢救程序都会使一部分患者失去 CPR 成功的机会。

问题不在于程序本身，而在于对程序适应范围的认知。CPR 的抢救程序可以是 ABC、CAB 甚至是 ACB 等多种模式，可根据救助对象的状况、救助员的能力、救助环境的设施等特殊性，审慎地组合 CPR 程序。例如，成人死亡多以心脏停搏和心室颤动（VF）等原发性 CA 为主；儿童则以窒息引起继发性 CA 为主。前者 CA 时体内动脉血氧含量丰富，故可先行胸外按压（CAB 程序）；后者 CA 时体内动脉血氧含量严重下降，不足以维持机体的氧需求，故应先开放气道行人工呼吸（ABC 程序），以帮助提高患者动脉血氧含量。总之，临床 CPR 中要冲破既定 CPR 程序的禁锢，坚持实事求是组合 CPR 程序的原则，才能准确地把握好 CPR 抢救程序，做到以变应变，变有序为有用。

（二）CPR 通气"无效腔化"

CPR 通气"无效腔化"是指人工循环中止后再进行通气，导致通气与血流相脱节的呼吸支持。无论是 2000 版 CPR 指南中提到的 2 次人工呼吸后再进行 15 次胸外按压，还是 2010 版 CPR 指南中提到的先行 30 次胸外按压后再给予 2 次通气，都是在按压的间歇期予以通气支持，人工呼吸和胸外按压被独立分割。在行人工呼吸时，因为没有胸外按压建立人工循环，所以只有很少甚至没有肺血流，VA/Q 比值增大，肺内气体不能充分被氧合；而在胸外按压时，仅有限的甚至没有肺通气，VA/Q 比值下降，VA/Q 比例失调，近乎呈现一种"无效腔化"通气状态，血液内气体得不到有效更新，不能有效地缓解机体缺氧和二氧化碳潴留，无法实现人工呼吸支持。为此，笔者提出腹部提压 CPR 法，此法一方面通过增加腹主动脉的阻力，使冠脉灌注压升高，即增加心脏的血氧供给，并促进下腔静脉血液回流，维持有效人工循环；另一方面可使膈肌上下移动，使胸腔压力发生变化，膈肌下移时胸腔负压增大，利于空气进入肺部，膈肌上移时则利于肺部气体排出，充分发挥肺泵的作用，从而使 VA/Q 比值合理化，实现有效肺换气，提高动脉血氧含量。腹部提压 CPR 法使"肺泵"与"心泵"相结合，真正实现人工循环和呼吸支持一体化 CPR。

（三）CPR 按压"形式化"

CPR 按压"形式化"是指忽略胸外按压的效果，而过分强调胸外按压的实施。临床上 CA 的抢救以徒手胸外按压为主，临床实践证明，随 CA 时间延长（>15min），心脏顺应性明显减低；同时，胸外按压要求施救者的操作达到足够的按压力度和按压幅度（成人胸骨按压至少 5 cm），有可能使得其中约 1/3 的被救者发生肋骨骨折。上述情况发生后，胸外按压中的"心泵"和"肺泵"机制均被极大地削弱，不再具有推动血液循环的作用，心排血量明显减少，CPR 成功率严重减低。然而在临床实践中，医务工作者本身的义务、责任，以及患者家属难以抗拒的诉求，均驱使施救者继续实施本已无效的 CPR。在此种情形下应另辟蹊径，寻求其他有效的抢救方法，如利用前述腹部提压法，或采用主动加压-减压 CPR 的方法，即利用吸盘吸附于胸廓进行提拉与按压（胸外提压）交替进行的 CPR。胸外提压法在主动扩张胸廓的同时，充分发挥"心泵"与"肺泵"作用，故对于 CA 时间较长的患者常规徒手胸外按压复苏效果不明显时，宜采用胸外提压的 CPR 方法。

（四）CPR 开胸"概念化"

CPR 开胸"概念化"是指开胸心脏按压理论标准与实际运用并不相符的现象。早在 1972 年就有关于开胸心脏按压的描述，研究认为当胸外按压 20min 无效时，可采用开胸进行直接心脏按压复苏，当接诊胸腹部穿透伤并发 CA、肺栓塞、心脏压塞、胸廓畸形等情况的患者，行常规体外 CPR 时均应尽快开胸手术，实施直接心脏按压。研究也指出，积极行开胸 CPR 有益于提高复苏成功率。但临床实践中，开胸 CPR 受到现场条件、人员技术、设备需求等诸多因素的制约，除非术中发生 CA，否则鲜有行开胸 CPR 的临床报道。此外开胸 CPR 的复苏成功率约为 50%，而其创伤程度巨大、术后护理难度高，患者及其家属较难接受。针对这一现象区，笔者提出的利用腹部手术开放的切口，经膈肌下抬挤心脏，迅速建立有效的血液循环进行 CPR 的方法，能够弥补上述传统开胸 CPR 方法的不足。经临床及动物实验证明，经膈肌下抬挤心脏 CPR 方法能够提高患者的抢救成功率，不失为一种因地制宜、因人而异的个体化 CPR 方法。

（五）CPR 通路"单一化"

CPR 通路"单一化"是指只循静脉为唯一循环通路过程途径。在进行 CPR 时，及时、有效、安全地建立输液通道可确保药物在最短时间内抵达循环，提高 CPR 成功率。然而临床实践表明，5%～10%的患者难以建立血管通路。在 2005，AHA CPR 指南指出复苏药物可经静脉或者骨髓腔(IV / IO)给药，并推荐："在急诊抢救时，成人在外周静脉穿刺失败 2 次，或时间超过 90s，即为建立骨髓通路指征；儿科患者首选骨髓通路。"然而骨髓通路在我国却并未普及。一方面，观念上人们过于担心骨髓炎的发生（尽管事实上骨髓炎的发生率从未超过 1%）；另一方面，建立骨髓通道的电动装置价格昂贵，手动装置费时费力缺乏稳定性。因此从某种意义上说，CPR 通路"单一化"影响了 CPR 的成功率。笔者通过螺旋推进的逆向或正向原理，借助人力推进的压力产生向前的旋转作用，为各种骨髓穿刺针提供驱动力，在这种力的作用下将骨髓穿刺针便捷地穿入骨髓腔内，可进行快速给药补液。经临床初步应用取得了较好的效果，被誉为"快速建立循环通路的好推手"。总之，积极推进骨髓通路的建立，与血管通路相互补充，快速、有效地建立输液通道是 CPR 成功的重要保障。

（六）CPR 背板"无声化"

CPR 背板"无声化"是指缺乏智能互动反馈信息，而习惯于依赖单向 CPR 辅助装置。复苏期间胸外按压频率与幅度对于能否恢复自主循环，以及存活后是否具有良好的神经系统功能非常重要，按压次数受按压速率和按压比例（进行 CPR 过程中实施按压的总时间）的共同影响，然而在进行 CPR 时，无论专业还是非专业人员，大多凭个人对 CPR 技能的掌握程度和临床经验来进行胸外心脏按压；由于缺乏现场即时反馈的客观数据提示和评判监督指示，使施救者难以按照标准力度和频率的要求进行 CPR，必然会影响 CPR 的成功率。为解决这一问题，笔者设计的感控式 CPR 背板，在进行 CPR 时将其置于患者胸背部下方，据 2010 国际 CPR 指南进行徒手胸外心脏按压，参照背板显示窗口的标准压力及频率提示实时调整，以完成标准的胸外按压，使原来具有单一支撑功能的垫板变成了能够为施救者提供标准按压参数和频率提示的多功能智能化背板，有效规避了不规范胸外按压引发的胸肋骨骨折等并发症，行 CPR 时操作的规范性明显优于传统的 CPR。

（七）CPR 时限"教条化"

CPR 时限"教条化"是指机械性地依照理论的 CPR 指南要求来控制复苏时限。以往患者心脏骤停后行 30 min 的 CPR，未见 ROSC，评估脑功能有不可逆的表现，医师则宣告终止 CPR。这在很大程度上取决于医师的即刻判断，存在主观因素误差。而随着对疾病的认识和现代科技的进步，部分 CA 患者通过适当延长 CPR 时间也可重获新生。因此不应单纯依据指南要求的共性时限停止复苏，以下情况可酌情实施超长时间 CPR：①特殊病因，溺水、低温（冻伤）、强光损伤、药物中毒等导致的 CA，如溺水者由于"潜水"反射使血液从肠道和四肢驱至脑和心脏，具有一定的保护作用，这时可延长复苏时限；②特殊弱势群体，尤其是 5 岁以下儿童发生 CA，因小儿对损伤的耐受力较成人强，即使神经系统检查已经出现无反应状态，某些重要的脑功能仍可恢复；③特殊医疗环境，如手术麻醉状态下发生 CA 可能有麻醉低代谢的前提，加之监护与治疗设施齐备，以及训练有素的复苏人员参与，国外学者谓之为延长 CPR 时间的理想场所；④特殊器械介入，如主动加压-减压 CPR、分阶段胸腹加压-减压 CPR、主动脉内球囊反搏及开胸心脏按压等器械介入的 CPR。总之，在临床实践中，我们要依据患者具体状况酌情采用超长 CPR，争取提高 CPR 成功率。

（八）CPR 普及"边缘化"

CPR 普及"边缘化"是指部分医护人员中存在着轻视 CPR 科普的误区。亚洲复苏理事会成员国的观察性研究表明，目击者行 CPR 对提高院外 CA 患者生存率有积极的影响。发达国家在 20 世纪中后期已普遍实现了急救医疗立法，规定每个公民都有急救的义务，而我国在这一领域相对滞后，我国的院前急救体系尚不完善，国民 CPR 普及率远远低于欧美等发达国家，且一味依赖医院或院前急救组织而被动等待，这也是导致 CA 救治存活率低的重要因素。作为急救医疗系统和医务工作者需识别和加强我国生命链中的薄弱环节，把 CA 院前急救的重点放在普及家庭互救和社区医疗急救上，以此为己任，从自己做起，从家人做起。我们呼吁：1 名医师培训 5～10 名亲友，我国 200 万名医师即可让 1000 万～2000 万人掌握家庭自助急救的基本技能，这也是 CPR 培训模式的一种，被称为"滚雪球培训模式"，以此构建一个家庭自助急救、社区干预急救、120 专业急救、医院高级急救"四位一体"的院前急救新模式，既可降低 CPR 培训成本，将 CPR 技能推向更多的群众，又可大大提高我国 CA 的救治存活率。

CPR 是对患者生命的最后支持，能否准确认知 CPR，直接关乎患者的生命安危，容不得丝毫的疏忽，我们审慎地查找并归纳了 CPR 过程中的盲点与误区，并积极尝试修正。然而 CPR 过程中尚存在诸多未被认识的问题，切忌"机械化"地强调循证医学，避免束缚 CPR 技术与推广的创新发展。总之，CPR 技术的准确把握和创新、推广任重而道远。

二、"石头心"重在预防

"石头心"又称缺血性心脏挛缩，是心肌缺血挛缩导致的心肌硬度增加，心室游离壁渐进性增厚，心室腔内容积缩小而不能产生有效血流，犹如石头一样坚硬而得名；即使采用心脏按压的复苏方法亦难以实现心脏射血，是 CA 的一种特殊类型。"石头心"最早发现于心脏外科手术，属于早期心肺转流术的并发症；近些年来有研究发现，在长时程未经处理的心室颤动中也可见，亦是 CPR 失败的原因之一。"石头心"一旦发生，常常是致命性的，由于传统 CPR 方法干预往往很难奏效，因而防止"石头心"的发生和发展就显得十分必要。笔者拟从其发生机制、病理进程等微观角度出发，着重探讨构建预防"石头心"的复苏体系，为临床 CPR 工作者科学应对"石头心"提供参考。

（一）阻断钙离子超载

阻断钙离子超载是指从"石头心"发生的机制入手，通过拮抗引起钙超载的相关离子泵，达到减弱心肌细胞损伤的预防策略。目前认为"石头心"发生机制可能为 CA 后心肌细胞缺血缺氧发生无氧代谢，细胞内酸中毒，大量的细胞内 H^+ 激活钠-氢交换体，Na^+ 大量进入细胞内，Na^+-K^+ 泵因缺乏能量无法将细胞内的 Na^+ 转移到细胞外形成细胞内 Na^+ 蓄积，引起 Na^+-Ca^{2+} 泵的反向激活，大量 Ca^{2+} 进入细胞内形成 Ca^{2+} 超载，如果肌质网的容量不足以容纳胞质蓄积的钙或因为缺乏能量而无法转运胞质中的钙离子，则会出现胞质内钙离子浓度持续增高，在 CA 早期胞质 Ca^{2+} 进行性升高的情况下，由于肌丝仍然保留有收缩能力，随胞质内钙离子浓度升高而收缩不能控制的过强的收缩力，使心脏挛缩变得像石头一样坚硬。Maczewski 等在离体鼠心脏研究中发现，用钠-氢交换体(NHE)抑制剂 Cariporide 和 Na^+-Ca^{2+} 交换体(NCE)抑制剂 KB-R7943 明显抑制了细胞内 Ca^{2+} 聚集的同时，也减少氧自由基的产生。阻断 Ca^{2+} 超载，可以减弱心肌细胞损伤及改善心肌功能。

（二）启动缺血预处理

启动缺血预处理（ischemic preconditioning，IPC）是指用一次短暂的缺血缺氧刺激使心肌细胞对随后发生的长时间缺血的耐受能力提高，使其在后续的长期缺血（或缺氧）中得到保护。预处理的保护作用具有时相性，包括预处理后即刻出现并持续 2～3h 的早期保护和 12～24 h 再度出现并持续 24～72 h 的延迟保护。研究表明，缺血预处理可以通过抑制炎性反应发挥心肌保护作用；另外，IPC 时线粒体敏感的钾通道易于在后续的长期缺血中被激活开放，减少细胞钙超载，保护心肌收缩功能，减少心肌能量消耗。Glenn 等实验证实了经缺血预处理可以减轻心肌细胞 Ca^{2+} 超载，而且在再灌注后更易恢复 Ca^{2+} 稳态。Lu 等在二尖瓣置换术中采用 2 轮 3min 主动脉缺血和再灌注的 IPC，明显减轻了心电图 ST 段抬高的程度和 CK 释放，且心肌收缩功能明显改善。可见，启动缺血预处理在"石头心"的预防上也可发挥理想效果。

（三）适量用肾上腺素

适量用肾上腺素是指依据其在心肺复苏时的药理学特点，把握肾上腺素使用的剂量与"石头心"发生率呈正相关的规律，酌情准确应用肾上腺素的适宜剂量。以期预防"石头心"的发生。肾上腺素作为目前临床上 CPR 的一线用药，其药理作用主要是通过对心脏、血管的α、β受体的激动作用，使外周血管收缩，冠脉灌流压增加，增强心肌收缩力、兴奋性及加速传导，是一个强效的心脏兴奋药。然而随着心肌代谢与心肌耗氧量的增加，为"石头心"的发生埋下隐患。孟庆义等研究表明肾上腺素在窒息致 CA 大鼠模型中可导致大鼠心脏硬度增加，且与肾上腺素剂量息息相关；表明肾上腺素剂量较大时，心脏更容易过度收缩致舒张障碍，分析是大剂量肾上腺素疗效不佳的原因之一。也有学者尝试将拮抗腺苷的药物氨茶碱用于 CPR，并比较了其与肾上腺素对于 CPR 的自主循环恢复率的效果，发现二者疗效无显著差异，而肾上腺素较氨茶碱更易于导致"石头心"的发生，通过两者合用于 CPR 时，产生互补以抵消其副作用的效应。适量用肾上腺素乃至于寻求联合用药为"石头心"的预防提供了思路。

（四）保持体内亚低温

保持体内亚低温是指采用物理或药理学等方法，维系体内温度在 32～34℃，化解心肌缺血缺氧时的氧供需失衡矛盾，是规避"石头心"发生的重要环节。亚低温在 CPR 中的应用由来已久，亚低温能减轻脑水肿的形成，可预防再灌注损伤对蛋白质合成环节的抑制，促进抑制细胞凋亡作用的蛋白合成，改善神经功能预后；亚低温疗法能减低 CPR 后心肌损伤，提高 CA 后心肺脑复苏生存率，减少 CA 后综合征的发生。有研究表明，在闭合胸的长时程不干预的室颤猪的模型中，亚低温可以延缓"石头心"的发生进展。卢一等发现，正常温度复苏组心肺复苏后心肌明显受损，心肌肌丝断裂，线粒体空泡样变、嵴断裂。而经低温处理后，心肌损伤程度明显减轻，可见心肌肌丝排列整齐，肌节清楚，线粒体电子密度偏高，但结构清晰。由于 ATP 主要在线粒体中产生，亚低温对线粒体的保护作用可限制心肌细胞 ATP 减少和酸中毒的发生，这也可能是其延缓"石头心"发生进展的机制所在。因此，亚低温在"石头心"预防方面的应用值得尝试。

基于"石头心"CA 时心肌处于缺血挛缩状态的病理结构的特点，致使传统的心脏按压方法失去用武之地。鉴于此，笔者着重从预防"石头心"的角度切入，归结出阻断钙离子超载、启动缺血预处理、适量用肾上腺素、保持体内亚低温的"四位一体"的防范"石头心"策略，力求最大限度降低"石头心"的发生率。诚然，"石头心"作为 CA 的一种特殊类型，无论是基础研究还是临床应用方面，尚有诸多未知的领域需要我们去拓展。而从"石头心"发生的源头上进行干预，不失为一种防患于未然的重要举措。

三、海水淹溺特殊化心肺复苏

随着海洋在军事、经济等领域战略地位的不断提升，海难发生率呈现增长趋势；海难救援相关技术的研究显得十分必要,这其中海水淹溺相关性 CA 的救治举足轻重；如何依据海水淹溺病理生理变化特点，提高海水淹溺患者 CPR 成功率与生存率，是 CPR 工作者面临的又一重大课题。基于海水淹溺 CA 的基本规律，结合海水淹溺临床 CPR 的实际需求，探索海水淹溺特殊条件下的 CPR 技法，是科学实施海水淹溺 CPR 的重要保证。鉴于此，笔者拟与同道探讨交流以下内容，即海水淹溺特殊化 CPR 程序、海水淹溺特殊化 CPR 方法、海水淹溺特殊化 CPR 时限。

（一）海水淹溺特殊化 CPR 程序

2010 年国际心肺复苏指南对心肺复苏的顺序进行修改，即将既往的 A（开放气道）—B（口对口人工呼吸）—C（人工循环）改为当前的 C—A—B，而对于海水淹溺者，心肺复苏指南推荐沿用 A—B—C 的顺序复苏。究其原因，不得不从海水淹溺 CA 的源头考虑，对于淹溺患者，其病理生理变化的顺序依次是：第一阶段意识丧失，第二阶段呼吸停止，第三阶段 CA；其主要矛盾在于缺氧性 CA，因而开放气道，改善缺氧状态，应摆在复苏首位。然而，对于无专业，无人工呼吸意愿，乃至于无条件进行人工呼吸时，则不必因无法开放气道或人工呼吸而耽误救治；研究表明，约 17.9%的淹溺相关性院外 CA 有目击者，进行旁观者 CPR 可提高复苏成功率及出院率；因此，依据救助人员条件、救助环境设施、救助对象状况，进行因地、因人、因情、因器、因时而异的差异化 CA 程序，活用包括 C—A—B 在内的 CPR 程序，显得尤为必要。

（二）海水淹溺特殊化 CPR 方法

海水淹溺特殊化 CPR 方法是指针对海水淹溺患者的伤情特点，有的放矢地进行 CPR，采用包括海姆立克 CPR、腹部提压 CPR、人工膜肺 CPR、控制复温 CPR 等在内的特殊化 CPR 方略。

1. 海姆立克 CPR　对海水淹溺患者进行 CPR 前，先采取海姆立克法去除呼吸道可能吸入的水。依据 2010 年国际心肺复苏指南，在淹溺这一特殊情况下，由于喉头痉挛等原因，淹溺者吸入的水量很少，且很快会进入循环而清除，故对于已脱离水体环境的淹溺者来说，呼吸道的水并不是阻碍呼吸道的严重因素，因此无须尝试排除；然而对于海水淹溺者的救治，控与不控水，颇有争议；笔者认为，鉴于海水高渗的特点，易于继发渗透性肺水肿，此时人工呼吸不但无效，还可能会加重肺损伤，故应首先采取排水措施，因此，笔者建议对于海水淹溺 CA 患者，应首先采取海姆立克法去除呼吸道可能吸入的水。

2. 腹部提压 CPR　是指采用腹部提压仪进行的 CPR 方法，施救者将提压仪负压吸盘平放在被救者的中上腹部，肋缘和剑突下方。以 100 次 / 分的频率连续交替向下按压与向上提拉腹部，按压和提拉的时间比为 1：1。这一方法主要适用于高处入水，以及水情复杂水域的海水淹溺者，该类患者常常伴有创伤，在复苏开始前应仔细检查是否伴外伤，明确伤情。一旦出现胸部创伤、胸廓畸形、胸肋骨骨折、血气胸等海水淹溺 CA，胸外按压 CPR 难以保障按压力度与幅度，导致"胸泵机制"难以发挥，甚至于骨折断端移位，出现次生伤害，此时，可采用腹部提压法进行 CPR。

3. 人工膜肺 CPR　是指采用 ECMO 的方法抢救海水淹溺 CA 患者。该方法是抢救垂危患者生命的新技术，特别是对于难治性心源性休克或 CA 患者，能提供有效的呼吸和循环支持。研究表明，海水淹溺造成的肺部损伤较淡水淹溺更为明显，低氧血症、肺水肿和炎症反应更严重；此时，患者肺功能严重受损，对常规治疗效果不佳，机械通气可能加重肺部损伤，采用 ECMO 承担气体交换，可使肺暂时处于休息状态，有利于患者的最终康复。如果患者同时伴有心功能受损，"血泵"尚可代替心脏泵血功能，维持血液循环。

4. 控制复温 CPR　是针对低温海域的海水淹溺患者在坚持实施心脏按压及人工通气支持的同时，采用控制性复温措施，缓慢恢复海水淹溺者体温。采用该方法的原因：①浸泡于低温海域的海水淹溺患者，心室颤动阈值降低，故低体温者心室颤动发生率较高。②低体温时酶的活性极大降低，导致药物难以发挥应有作用，此时心脏对药物不敏感，药物的代谢能力也降低，盲目给药容易造成药物蓄积中毒。③研究表明，低温海水淹溺后，快速复温及维持机体的低体温均会导致机体酸碱平衡紊乱程度加重,缓慢复温方式（复温速度在 2～4℃/h）则可以在早期较好地维持机体对酸碱平衡的代偿性调节作用，给后期的治疗争取时间。

（三）海水淹溺特殊化 CPR 时限

海水淹溺特殊化 CPR 时限不应拘泥于 CPR 指南，而是应该依据不同群体的病理生理特点进行特殊化时限界定。一些特殊人群如儿童尤其是 5 岁以下的群体，其对缺血-再灌注损伤的耐受力较强，即使神经系统检查已经出现无反应状态，某些重要的脑功能仍可以恢复，类似儿童超长心肺复苏的成功案例报道屡见不鲜；对于低温海域的淹溺者，因低温下淹溺者的基础代谢慢，氧气消耗少，脑皮质的缺氧性损伤轻，故在 CA 后能耐受更长的时间，其 CPR 的时间应该适当延长，不可轻易放弃抢救；海水淹溺者在长时间淹没于水中后仍有完全复苏的可能，分析其机制系"潜水"反射起重要作用，此时，患者心率减慢、周围小动脉收缩，将血液从肠道和四肢驱至脑和心脏，故对已知循环停止的溺水者即使是超过复苏的时限，而通过适度延长 CPR 时间仍可能存活；此外，自主循环恢复仅仅是 CA 后心肺复苏的第一步，因 CA 后，不仅存在全身性缺血-再灌注反应，还包括 CA 后心肌功能损伤、脑损伤等 CA 后综合征，因此，在自主循环恢复后仍应进行积极干预，防止心搏骤停后综合征，以改善预后。

（四）结语

诚然，探讨采用特殊化 CPR 程序、特殊化 CPR 方法、特殊化 CPR 时限，是满足海水淹溺临床 CPR 的实际需求的重要保证；须知在指南所述复苏策略并非适用于所有情形下 CA 的救治，在指南指导下探索因人而异的特殊化 CPR 道路任重而道远。

第七章　心肺复苏未来发展

第一节　中国心肺复苏发展理念

中国的心肺复苏（CPR）历史源远流长，早在《史记》中就曾记载复苏成功的事例，中医经典《金匮要略》《华佗神方》和《肘后方》等均有对 CPR 具体方法的描述，但随着近代西方医学的涌入，上述祖国传统医学中 CPR 的早期理念与方法未能得到传承和发展，而是代之以欧美国家制定的、定期更新的、突出欧美特色的《心肺复苏指南》。故立中国 CPR 之言，即总结和更新适合国人生理特点的、突出中国医学特色并继承祖国医学研究成果的 CPR 技术与方法，是中国医学领域，尤其是急诊医学界亟须解决的问题。

早在春秋战国时期，鲁国大夫叔孙豹提出"立德""立功""立言"为"三不朽"："太上有立德，其次有立功，其次有立言，虽久不废，此之谓三不朽"（《左传·襄公二十四年》）；其中"立德"，即树立高尚的道德；"立功"，即为国为民建立功绩；"立言"，即提出具有真知灼见的言论。后来唐代学者孔颖达对"三立"作了精辟的阐述："立德，谓创制垂法，博施济众；立功，谓拯厄除难，功济于时；立言，谓言得其要，理足可传，其身既没，其言尚存。"故立中国 CPR 之言，撰写并推出具有中国特色的 CPR 系列指南与专家共识，是近期中国研究型医院学会心肺复苏学专业委员会的主要任务。

一、传承中国 CPR 之大成

（一）《金匮要略》的启示

早在 1700 多年前的东汉时期，名医张仲景在《金匮要略·杂疗方第二十三》中，对若干猝死的急救方法进行了叙述，尤以对自缢、淹溺人员的急救技术叙述较为具体。急救自缢强调"徐徐抱解，不得断绳，上下安被卧之，一人以脚踏其两肩，手少挽其发，常弦弦勿纵之，一人以手按据胸上，数动之。一人摩捋臂胫、屈伸之。若已僵，但渐渐强屈之，并按其腹，如此一炊顷，气从口出，呼吸眼开，而犹引按莫置，亦勿苦劳之。须臾，可少桂汤及粥清含与之，令濡喉，渐渐能咽，及稍止。若向令两人以管吹其两耳……此法最善，无不活也"。关于淹溺，还记载"取灶中灰两石余，以埋人，从头至足，水出七孔，即活"。文中所述的通过开放气道、人工呼吸法抢救自缢，在理论和实际操作上均符合人体解剖与生理的基本原则，并强调多种复苏方法的并用；故现代医学常将其解读为，救自缢者：①"安被卧之"：平卧体位；②"登肩挽发"：患者头后仰，开放气道；③"以手按据胸上，数动之"：连续胸外心脏按压；④"摩捋臂胫屈伸之"：屈伸臂胫，伸展胸廓，助以呼吸；⑤腹部按压：助以通气和血液回流；⑥"呼吸眼开，而犹引按莫置"：复苏有效后，强调不可中断心脏按压，直至最终成功。其中提出的"按其腹"，为腹部 CPR 的雏形；取"灶中灰"进行复苏，提示温度与复苏效果的关系；"埋人，从头至足"，提示应注意复苏方法实施的顺序，当然其机制尚不能完全用现代科学思维去解析，还有待于挖掘和思考。

（二）《肘后方》的启示

祖国医学中还记载了一些复苏方法，晋代葛洪所著的《肘后方》中写道："塞两鼻孔，以芦管内其口中至咽，令人嘘之。"这可能是人类历史上进行口对口人工通气的最早记载。解析其整个复苏方法与过程，发现古人对上气道鼻腔与咽腔的解剖结构有准确的认识，进行口对口人工通气时需塞两鼻孔，这与现代复苏方法"用手捏住鼻翼"相近，但是，古法用"鼻塞"，今人用"手捏"，二者在内涵上还是存在差异的，故复苏时是否直接选用"鼻塞"，是今后需探讨的问题；其次，"以芦管内其口中至咽"，这是早期"口咽通气管"的雏形，且用"芦管"易得之物，提示现场复苏时，简单易得"口咽通气管"待用品的重要性。另外，《康熙字典》对"嘘"的释义，"出气急曰吹，缓曰嘘；蹙唇吐气曰吹，虚口出气曰嘘；吹气出于肺属阴，故寒；嘘气出丹田属阳，故温。"《肘后方》记载口对口人工通气为"嘘"，不是"吹"，"嘘"内涵为"轻的、缓慢的"吹气，是用"丹田之气"，准确地解读了西方医学中口对口人工通气时，缓慢吹气，可避免文丘里效应导致食管张开后，气体吹入胃内的弊端，并且还强调口对口人工通气时，需用腹式呼吸的要领，此要点既往所用各类西方指南均未提及。比较而言，西方从提出口对口人工通气"快速吹气"，到改为"缓慢吹气"，整整走过了半个世纪。充分说明了古人智慧之伟大。

二、汲取西方复苏历史之精粹

（一）《圣经》的启示

回顾历史，早在《圣经》故事中，先知伊莱贾抱着孩子向上帝祈祷，然后，他舒展了孩子三次，上帝倾听到了伊莱贾的声音，孩子的灵魂再度进入，他复活了。故事提示"舒展上肢"在 CPR 中的作用，由于重力作用，抬高和屈曲双上肢，可使上肢的血液进出胸腔，也起到一种"循环泵"的作用，虽然这个"泵"的作用很有限，但却不能忽视，早期的复苏方法中，就有一种是抬高、舒展和屈曲上肢的 CPR 法。王立祥等对于法洛四联症患者通过下肢加压方法来缓解其缺氧发作，就是一个实践例证。

（二）颠簸复苏法的启示

西方颠簸复苏法主要是指马背复苏法，是将心搏骤停（CA）患者放到马背上，施救者牵马跑步，进行颠簸；还有一种啤酒桶复苏法，即将患者俯卧到啤酒桶上，施救者握其双足，来回滚动；国人坊间也有类似方法，尤其是解救溺水患者，需将其扛在肩上，施救者高抬腿跑步进行颠簸。这些颠簸的方法，机制之一是借助颠簸对腹部和部分胸部进行冲击按压，同时发挥"胸泵"和"腹泵"的作用，与目前临床应用的胸腹联合按压 CPR 异曲同工。王立祥等倡导的腹部提压 CPR，通过提拉与按压腹部改变腹腔内压力致膈肌上下移动，产生循环与呼吸并重的复苏效应，亦具启示作用。颠簸复苏法另一个容易被忽略的机制是，此种复苏方法与平常平卧位的方法不同，患者上半身都处于"悬垂"状态，由于重力作用，大量的血液进入脑部，可优先保证脑部的供血；王立祥等提出的插入式腹主动脉按压、持续性腹主动脉按压、胸外按压联合腹主动脉反搏等 CPR 方法，就是对此"悬垂"机制利于脑灌注的发展应用；上半身"悬垂"状态有利于清除气道内堵塞物，可起到开放气道的作用。提示在心肺复苏时要注意发挥体位的作用，将患者置于倒立悬垂，或屈曲悬垂，或俯卧悬垂状态，理论上较目前通常的仰卧位更有利于 CPR，但其应用尚有待于今后探讨。此外，笔者还提示 CPR 不应只关注胸腹部，也要发挥四肢和体位的作用，将人体的几个部位和相关因素置于不同的时间和空间中考量，其部位的最佳组合和多种因素的有机配合，可能会取得更好的效果。

三、彰显复苏方法的时空要素

（一）复苏方法的地点要素

复苏现场环境因素与原发病和呼吸心搏停止的类型、复苏设备条件等要素密切相关，应根据复苏地点的不同，制定相应的 CPR 指南。过去多关注医院内外的复苏差异，强调第一反应人与地点之间的关系，突出院前、现场、目击等要素，不同程度提高了 CPR 的成功率；但还应细化不同复苏地点对复苏方法的影响，如在医院内不同区域，普通病房、ICU 和急诊抢救区及麻醉手术间，CA 患者均有其自身特征，故 CPR 具体方法之间也存在差异。王立祥等建议对出现 CA 的开腹手术患者，应采用经膈肌下抬挤心脏的 CPR 方法。其次，还必须强调特殊环境与特殊场景，如机舱内、航天和战场等的 CPR 有其特殊性；又如，在收治严重急性呼吸综合征（SARS）、中东呼吸综合征和埃博拉病毒感染患者的病房，因这几种疾病均存在呼吸道传染问题，复苏时不但应严禁开放式人工呼吸，还应禁止胸外按压。胸外按压有一定通气作用，可能加剧病毒从气道播散，且容易致医务人员感染。此时可考虑应用腹部提压法进行人工循环与呼吸，某种程度上可阻断与患者的密切接触，规避医源性感染。

（二）复苏方法的人物要素

古书《周礼注疏》记载："扁鹊治虢太子暴疾尸厥之病，使子明炊汤，子仪脉神，子术按摩"，描述了春秋战国时期，名医扁鹊抢救尸厥患者一事，体现了施救者身份不同，在抢救过程中所扮演的角色和承担的任务也不同，因此 CPR 的具体方法也应因"人物"要素的变换而不同。理论上应从两个层面去思考，即施救者与被救者。施救者的身份包括急救人员与非急救人员、专业急救人员与一般急救人员、非医护人员与医护人员、普通公众与特殊人群（警察、士兵等）、医院中的临床科室人员与非临床科室人员、不同等级与来源的急救相关人群（急救者、麻醉师、急诊护士等），这些不同类别的施救者应予以不同的复苏方法。被救者身份特征的变换，也应伴随复苏方法的改变，过去只注意到成人与小儿的差异，西方学者曾分别编制了针对两者的不同的 CPR 指南；实际上，年龄、性别、基础疾病情况、CA 的类型等有关人的要素，均应在复苏指南与方法中加以体现。关于复苏方法的人物要素，尚不容忽略的是如何对民众进行 CPR 的普及。制定适合我国国情的 CPR 普及策略可谓当务之急，如王立祥等倡导的家庭自助急救、社区干预急救、120 专业急救、医院高级急救"四位一体"院前急救新体系，以及"医务者是主教员、家庭成员是主对象、医院是主考官"的"三主"医务工作者向家庭成员普及 CPR 的模式，必将有力地促进我国 CPR 的推广与普及。

（三）复苏方法的时间要素

人的死亡虽然有时是突然的，如颈部被切断、头部辗压、高空坠落所致的多脏器破裂、身体支离断碎等引起的死亡。但是，这些情况毕竟是少数，在一般情况下，死亡是一个逐渐发展的过程，表现出各种不同的阶段性变化，这些变化是人体生命功能逐步丧失的结果。法医学将典型的死亡发展过程分为 3 个阶段，即濒死期、临床死亡期和生物学死亡期。虽然死因千差万别，决定了不同死因的死亡过程各有特点，但其基本规律是相同的。因此基于死亡的不同阶段，制定相应的复苏方案是十分必要的。对于 CA 超过 15min 的患者，因其心肌细胞顺应性下降，就像一个失去弹性的"皮球"，此时靠以"心泵"为主的胸外按压方法难以奏效，而采用王立祥等提出的胸外提压 CPR，能够最大限度改变胸内压力，充分发挥"胸泵"机制，提高 CPR 成功率。如从时间要素来考量，在过去时态中，应关注 CA 前的预防与处理，即围心脏停搏综合征概念的内涵；从复苏后综合征到心脏停搏综合征，再到围心脏停搏综合征，提示 CPR 的处理应开始于 CA 之前。在现在时态中，应关注 CA 时间的长短对复苏方法有效性的影响，以及 CA 时间不明确的患者，其 CPR 方法的特殊性。在未来时态中，则应强调 CA 后的处理，停搏后近期与远期的处理应有各自的特点。

四、创立个体化 CPR 方法

临床上 CA 患者千变万化，各不相同，故个体化复苏和个体化治疗是 CPR 方法的精髓。唯物辩证法认为，普遍性孕于特殊性之中，故除了在 CPR 中强调时间、地点、人物三要素的特殊性之外，还应抓住其普遍性，即核心原理，才能做到个体化 CPR。荀子《大略》中讲道：善学者尽其理，善行者究其难。应将 CPR 的具体方法升华为基本理论（数理学原理），即"形而上"。如有核心原理做指导，以理论指导实践，复苏时才能做到随机应变、游刃有余，这也是个体化 CPR 的内涵。王立祥等主张"因时、因地、因人、因情、因器"的"五因"个体化 CPR 理念，对于拓展精确 CPR 医学具有现实意义。

韩非子《喻老》中讲道，"天下之难事，必作于易；天下之大事，必作于细"，提示个体化 CPR 应从简单和基础做起，建议以问题为导向，突出重点，以点带面。古人云："夫人之立言，因字而生句，积句而成章，积章而成篇。"（南朝梁刘勰《文心雕龙》）系列化的CPR 指南需要漫长的积累过程，最终形成完整的中国心肺复苏指南和数理理论指导体系。

总之，CPR 是一个发展中的系统，对其概念和意义的认识，不应只着眼于简单结构的静态观察，而应从历史的轨迹和前进发展中来考量，故立中国 CPR 之言，必须继承和发扬东西方 CPR 历史文化之精华，用辩证唯物主义时空观对其进行多角度考量，建立完整的数理学理论体系，创立具有中国特色的个体化 CPR 之路。

第二节　中国心肺复苏发展创新

CA 因其突发性、致命性而成为人类共同面临的"死敌"，全世界都在为此倾注大量的人力物力。首部《2016 中国心肺复苏专家共识》凸显的中国心肺复苏生存环即 CA 前期的预防、预识、预警的"三预"方针，CA 中期的标准化、多元化、个体化的"三化"方法，CA 后期的复生、超生、延生的"三生"方略，无疑是以王立祥教授为代表的心肺复苏工作者对 CPR 本质规律认识提供中国智慧方案。如何贯彻心肺复苏生存理念，在围 CA 期因地制宜、因人而异、因病而为地开展心肺复苏工作有着重要的指导意义。缘于实施传统的标准心肺复苏（STD-CPR）时受到胸外按压禁忌证限制，同时在实施 STD-CPR 过程中 30%～80%并发肋骨或胸骨骨折、骨软骨交界分离，继而导致损伤肺、胸膜及心脏损伤，从而限制了对 CA 患者高质量 STD-CPR 的实施，影响了 CA 患者的 CPR 成功率，如此种种，腹部提压心肺复苏法（AACD-CPR）应运而生。如何使 AACD-CPR 方法能够恰当、灵活、正确地被运用于 CA 的救治，由中国研究型医院学会心肺复苏学专业委员会、中国老年保健协会心肺复苏专业委员会、中华医学会科学普及分会及心肺复苏专家指导委员会、北京医学会灾难医学与心肺复苏分会、全军重症医学专业委员会心肺复苏学组、武警部队危重病专业委员会等组成的《中国心肺复苏专家共识》编委会，特颁布《2016 中国心肺复苏专家共识》之腹部提压心肺复苏临床应用指南。

一、AACD–CPR 临床适应证

依据《腹部提压心肺复苏专家共识》，AACD-CPR 是采用腹部提压心肺复苏仪（LW-1000）对腹部吸附于患者中上腹部，以 100 次/分的频率连续交替对腹部实施向下按压（压力 40～50kg）和向上提拉（拉力 10～30kg），达到同步建立人工循环和通气，以实现自主循环恢复。

（一）适应证

1. 开放性胸外伤或心脏贯通伤、胸部挤压伤伴 CA 且无开胸手术条件。

2. 胸部重度烧伤及严重剥脱性皮炎伴 CA。

3. 大面积胸壁不稳定（连枷胸）、胸壁肿瘤、胸廓畸形伴 CA。

4. 大量胸腔积液及严重胸膜病变伴 CA。

5. 张力性及交通性气胸、严重肺大疱和重度肺实变伴 CA。

6. 复杂先天性心脏病、严重心包积液、心脏压塞及某些人工瓣膜置换术者（胸外按压加压于置换瓣环可导致心脏创伤）。

7. 主动脉缩窄、主动脉夹层、主动脉瘤破裂继发 CA。

8. 纵隔感染或纵隔肿瘤伴 CA。

9. 食管破裂、气管破裂伴 CA。

10. 胸椎、胸廓畸形，颈椎、胸椎损伤伴 CA。

11. STD-CPR 过程中出现胸肋骨骨折者。

（二）禁忌证

腹部外伤、腹主动脉瘤、膈肌破裂、腹腔器官出血、腹腔巨大肿物。

二、AACD–CPR 临床操作方法

腹部提压心肺复苏技术采用腹部提压心肺复苏仪（LW-1000）吸附于 CA 患者中上腹部，以 100 次/分的频率连续交替对腹部实施向上提拉（拉力 10～30kg）和向下按压（压力 40～50kg），达到同步建立人工循环和通气的腹部提压心肺复苏方法。经过多年临床摸索与实践，总结出 AACD-CPR 标准化、多元化、个体化操作方法（图 7-1）。

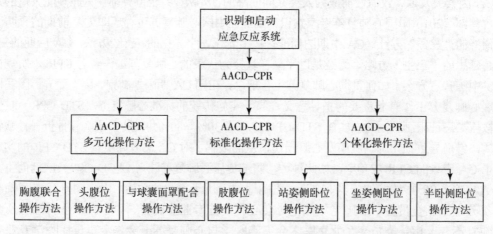

图 7-1　《2016 中国心肺复苏专家共识》之腹部提压心肺复苏操作指南

（一）AACD-CPR 标准化操作方法

腹部提压心肺复苏标准化应用方法适用于场地空阔、患者可以平躺于硬地板或床上（图 7-2）。

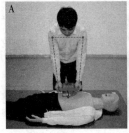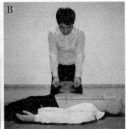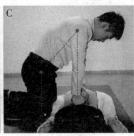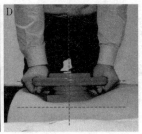

图 7-2 腹部提压心肺复苏标准化操作

1. 跪在患者一侧（身体中线与肚脐、剑突中点一致）双手抓紧手柄（图 7-2A）。

2. 启动仪器，将仪器放置患者的中上腹部自动吸附。

3. 吸附完毕后，根据指示以 100 次/分的速率进行腹部提压，下压力度为 40～50kg，上提力度为 10～30kg。提压过程中肘关节不可弯曲（图 7-2B、C）。

4. 提压时面板要与患者平行，避免前后、左右晃动，垂直进行提压（图 7-2D）。

5. 操作完毕后，双手指按压吸附处皮肤，移除仪器操作完毕。

（二）AACD-CPR 多元化操作方法

多元化是在标准化的基本框架下的丰富和延伸，受制于空间受限（如直升机、灾难废墟等狭窄空间）、呼吸支持、联合胸外按压等场景，AACD-CPR 标准化方法无法施行时可用多元化操作方法。主要有头腹位操作方法、肢腹位操作方法、胸腹联合操作方法、与球囊面罩配合操作方法等。

1. AACD-CPR 头腹位（图 7-3）

（1）双腿岔开跪跨在被救者的头部。

（2）吸附被救者腹部与底板紧密贴紧。

（3）右手抓握仪器面板与手柄右上角，左手抓握仪器面板与手柄左下角（图 7-3A、B）。

（4）重心前倾，两臂与面板垂直（图 7-3C、D）。

（5）其余操作同 AACD-CPR 标准化操作。

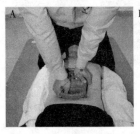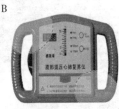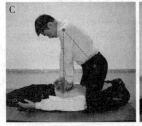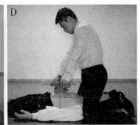

图 7-3 腹部提压心肺复苏多元化头腹位操作

2. AACD-CPR 肢腹位（图 7-4）

（1）双腿岔开跪骑在被救者的髋关节处。

（2）将仪器放置吸附于被救者腹部与底板紧密贴紧。

（3）右手抓握仪器面板与手柄右上角，左手抓握仪器面板与手柄左下角（图7-4A、B）。

（4）重心前倾，两臂伸直，提压时与面板垂直（图7-4C、D）。

（5）其余操作同 AACD-CPR 标准化操作。

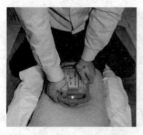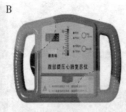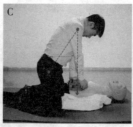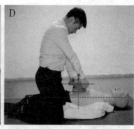

图 7-4　腹部提压心肺复苏多元化肢腹位操作

3. AACD-CPR 胸腹联合球囊面罩配合（图7-5）

（1）AACD-CPR 胸腹联合

1）两人位于患者两侧相对。

2）其中一人以标准的形式进行胸外按压，用左手掌跟紧贴患者的胸骨中下1/3处，两手重叠，左手五指翘起，双臂伸直，用上身力量连续用力按压（频率为100次/分，深度为胸骨下陷5～6cm，按压后保证胸骨完全回弹）。

3）另一人将腹部提压心肺复苏仪放在患者的腹部，以 AACD-CPR 标准化操作进行。

4）在胸部按压胸廓回弹时同步按压腹部，按压胸部时同步上提腹部，腹部与胸部按压频率比例为1:1（图7-5A）。

（2）AACD-CPR 与球囊面罩配合

1）使用球囊面罩的施救者跪于患者头侧。

2）其中一人以 AACD-CPR 标准化操作进行。

3）另一人用球囊面罩进行配合。

4）腹部提压30次，给予2次球囊给气，每次通气大于1s，球囊给气时，腹部上提，球囊舒张时，腹部下压（图7-5B、C）。

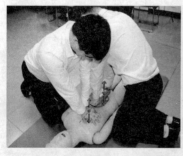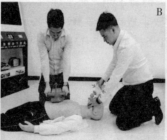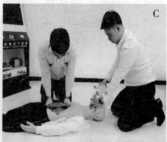

图 7-5　腹部提压心肺复苏多元化胸腹联合及与球囊面罩配合操作方法

（三）AACD-CPR 个体化操作方法

个体化强调关注每个个体的需求，本节主要探讨的是针对每个患者的实际，为其提供个体化应用方法。腹部提压心肺复苏个体化应用方法适用于空间受限（如直升机、灾难废墟等狭窄空间）、患者无法平躺、战场复杂环境等情景。主要有站姿侧卧位、坐姿侧卧位、半卧侧卧位、匍匐侧卧位操作方法等。

1. **AACD-CPR 站姿侧卧位**

（1）患者侧卧位，后背硬物支撑。

（2）操作者身体呈弓步，两臂自然伸直与患者平面垂直（图7-6）。

（3）其余操作同 AACD-CPR 标准化操作方法。

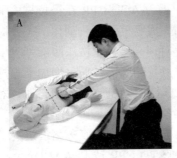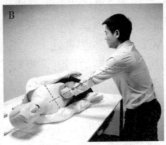

图 7-6　腹部提压心肺复苏个体化站姿侧卧位操作方法

2. **AACD-CPR 坐姿侧卧位**

（1）患者侧卧位，后背硬物支撑。

（2）操作者于椅子上自然坐直，两臂自然伸直与患者平面垂直（图7-7）。

（3）其余操作同 AACD-CPR 标准化操作方法。

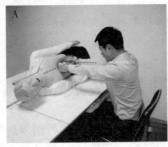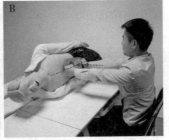

图 7-7　腹部提压心肺复苏个体化坐姿侧卧位操作方法

3. **AACD-CPR 半卧侧卧位**

（1）患者侧卧位，后背硬物支撑。

（2）操作者半卧于患者正面，两臂自然伸直与患者平面垂直（图7-8）。

（3）其余操作同 AACD-CPR 标准化操作方法。

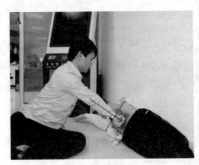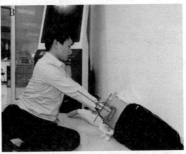

图 7-8　腹部提压心肺复苏个体化半卧侧卧位操作方法

三、AACD-CPR 临床操作的要义

AACD-CPR 的腹泵机制为实现高质量 CPR 奠定了基础。①海姆立克效应：AACD-CPR 按压腹部使腹腔内压力上升致膈肌上移，迅速产生较高的呼出流速排出气道和肺内潴留的异物，帮助患者畅通上下呼吸道；②人工呼吸效应：AACD-CPR 在提拉与按压腹部促使膈肌上下移动，通过改变腹、胸腔内压力，促使肺部完成吸气与呼气动作，充分提供氧合；③人工循环增强效应：AACD-CPR 为患者建立人工循环时，提拉与按压腹部可驱使动静脉血液回流增加，尤其是增加腹主动脉压的同时，提高了冠状动脉灌注压，增加了心排血量，建立更有效的人工循环；④争分夺秒的时间效应：AACD-CPR 为患者进行复苏时，对上身的穿刺、气管插管等其他相关操作影响较小，充分提供血容量并提高了协同配合效率，同时为患者实施体外电除颤时，不需要停止按压，不影响腹部提压操作，为复苏赢得宝贵时间。当 CA 患者无胸外按压禁忌证时可协同运用 AACD-CPR 和 STD-CPR 技术。AACD-CPR 可以对 STD-CPR 的抢救环节进行协同加强，提高 CPR 的效率和效果。当 CA 患者存在胸外按压禁忌证时，可运用 AACD-CPR 方法开放气道、协助呼吸、建立循环、放置电极贴片除颤而不需要停止按压，均能在与"死神"抗争、与时间赛跑上发挥作用。

随着《2018 中国心肺复苏培训专家共识》的正式颁布，训练专业的技能、多维的技艺、灵活的技法的"三训"方案指导我们在心肺复苏的实际工作中，需要专业地、多维地、灵活地应用心肺复苏方法。指南从 CA 患者实际出发，结合实地环境，通过临床实践而颁布的标准化、多元化、个体化临床操作方法，将为临床开展腹部提压心肺复苏技术提供指导性参考标准。

第三节　中国心肺复苏发展战略

纵观现代心肺复苏（CPR）发展史，中国 CPR 事业发展之路可谓步履蹒跚，突破性进展寥寥无几，尤其是成功率及生存率并无大的改善。究其原因，以往过多从技术层面考量，忽略了我国现代 CPR 体系的建设，致使导向性总体战略缺乏、顶层设计缺陷，弱化了国际竞争力。如何明确方向、立足本土、把控规律、实现复兴，制定科学严谨、实事求是的中国 CPR 发展战略势在必行。鉴于此，笔者拟以"三大"理念、"三立"工程、"三界"跨越为主线，与同道一同探讨中国 CPR 发展战略之路。

一、秉承"三大"理念

（一）大视野

所谓 CPR 发展大视野，是指开阔对 CPR 历史与现状的理解与认知。对于同一事物，若能从不同角度、不同视野去观察，就能达到"横看成岭侧成峰"的意境；如若能跨越时空边界，另辟蹊径，则会别有洞天。以胸外按压 CPR 为主导的现代 CPR 经历了半个多世纪的里程，遇到了诸多挑战，总结下来，有三个困难：一是胸外按压的局限性，胸廓畸形、胸肋骨骨折、血气胸等是胸外按压的禁忌证；二是胸外按压的缺陷性，传统胸外按压中约 1/3 被救者发生了肋骨骨折，此时标准的按压力度和幅度难以保证，影响了 CPR 的质量；三是胸外按压的片面性，传统胸外按压不能兼顾循环和呼吸，导致通气/血流比值异常，影响肺内气体交换，不能形成有效的血氧分压。笔者在"胸路"不通时，另辟"腹路"，通过腹外途径（如

腹部提压 CPR、腹部按压 CPR 等）、腹内途径（如经膈肌下抬挤 CPR 法、咳嗽复苏法）、胸腹途径（如胸腹联合按压、胸腹联合提压、插入式腹主动脉反搏等），使力作用于腹部，引起腹腔内压力和胸腔内压力变化，充分利用"腹泵""胸泵""肺泵""心泵"及"血泵"机制，取得良好的复苏效果。由此看来，提高 CPR 成功率需要尝试各种 CPR 技法，且需不断完善；同时注意心搏骤停（CA）前期的预防、CA 期的救治及 CA 复苏后综合征的恰当处理，这为不断开阔视野、开启大思路提出了要求与挑战。

（二）大格局

所谓 CPR 发展大格局，是指架构 CPR 海陆空"三位一体"的立体发展格局。传统意义上的 CPR 通常以陆地 CA 复苏为主，而笔者倡导的立体发展格局，不仅局限于陆地上的 CPR，而是在海洋、太空领域的军事、经济、战略地位不断提升前提下的必然结果。海水淹溺 CA 患者的病理生理变化有别于普通 CA 患者，基于海水淹溺 CA 的基本规律，结合海水淹溺临床 CPR 的实际需求，探索海水淹溺特殊条件下的 CPR 技法，是科学实施海水淹溺 CPR 的重要保证。笔者曾提出海水淹溺特殊化 CPR 程序、方法和时限，进行因人、因情而异的 CPR。而在航空航天保障中，针对太空舱及宇宙环境改变等因素，确保宇航员在与地球迥异的太空中生存，探索全方位的生命支持，发掘太空 CPR 的技法尤为重要。笔者曾通过分析太空的特殊环境及宇航员的特殊状态，探讨了特殊的应对方法，包括自动除颤背心、感应式复苏腹带及反搏式加压短裤。在完善陆地上 CPR 的同时，着眼于建立海陆空立体发展结合的多通道立体发展格局，是保证心肺复苏学良性发展的关键。

（三）大数据

所谓 CPR 发展大数据，是指优化 CPR 海量信息资产的应用与配置，包括从数据采集、处理、存储到形成结果的整个过程，以及从各种各样类型的数据中快速获得有价值信息的能力。2007 年，美国一项针对哈佛医学院附属医院 870 名医师的调查显示，超过 50%的医生认为使用电子化临床信息与决策支持，可以帮助他们每周至少减少 1 次用药差错，如果中国能建立 CPR 领域大数据网络，优化转化应用平台，使用互联网、手机、平板电脑等智能工具，使临床医师能在最快的时间内得到最新、最有价值的信息，指导临床抢救，必将提高 CPR 的成功率，也为大样本多中心 CPR 临床试验提供帮助。

二、夯实"三立"工程

（一）立言

所谓 CPR 发展的"立言"工程，是指创立中国特色的 CPR 理论体系。众所周知，现代 CPR 方法在二十世纪五六十年代逐步形成，已挽救了众多呼吸、CA 患者的生命。AHA 1974 年开始制定了 CPR 和心血管急救（ECC）指南，并在医学发展的进程中逐步完善 CPR 内容，并于 1980 年、1986 年和 1992 年多次修订再版，且作为全美高等急救培训教程应用于 CPR 主要机构，为救助者和急救人员提供了有效、科学的救治建议，指导挽救了更多的心血管急症患者。作为第一个国际性 CPR 和 ECC 指南，2000 年由各国专家组成的国际小组经过 2 年的时间，认真讨论和详尽评估，制定出一个全球性的标准，意在指导救助者与急救人员以最有效的方法救治心血管急症。现今 AHA 每 5 年更新一次 CPR 指南。由于中国人自身的病理生理特点及伦理学的限制，使得进行多中心的临床试验受限，因此很难得到有说服力的临床数据来制定中国的 CPR 指南。用 AHA 主席 Robertson 教授的话来说，指南制定的目的是提供一个最科学的救生方法，照搬国外指南显然不是对中国 CPR 事业最科学的救生方法，应充分认识到国际复苏指南是一个原则性指导纲要，具体执行时还要充分考虑到不同国家、不同地区、不同社会、不同人群等诸多差异，并结合 CA 时的多重因素加以灵活运用。在医学科学日新月异的今天，建立由中国复苏专家组成的工作小组，经过科学、客观地评估，制定出中国人自己的 CPR 指南已刻不容缓。

（二）立基

所谓 CPR 发展的"立基"工程，是指建立具有中国特色的转化医学应用基地。2003 年美国国立卫生研究院正式提出转化医学的概念后，受到各国医学界的广泛关注。医学转化打破了科研与临床应用的固有屏障，弥补了基础实验研发与临床和公共卫生应用之间的鸿沟，为研究新的治疗方法开辟出了一条具有革命性意义的新途径。美国设有 NCATS（National Center for Advancing Translational Sciences）部门，对其 60 多家转化医学研究中心进行资助，以促进基础研究向临床应用产业化过程的快速实施。我国的转化医学尚处在起步阶段，全国一些院校和科研单位相继成立了转化医学研究中心，政府的重视程度日渐增高、企业的投入逐渐加大，为我国转化医学的进一步发展打下了坚实的基础，以腹部 CPR 转化基地为例，目前在全国已经建立了 26 家腹部 CPR 医学教研基地，然而，对于中国人口基数而言，此数量远远不够。从解决 CPR 成功率低的现实需求，以及医院技术实力出发，应加强转化基地建设，大力开展临床技术研究，以科研带动临床，用创新性成果来解决 CPR 的问题，力争在临床诊治水平上有重大突破。

（三）立众

所谓 CPR 发展的"立众"工程，是指打破 CPR 专业界限，做好公众普及。心源性猝死80% 发生于院外，第一目击者往往是家庭成员。研究表明，CA 发生 4min 内给予 CPR，并于 8min 内给予高级生命支持，患者生存率可达 43%。如果家庭成员能够担负起实施 CPR 的重任，第一时间给予复苏，则在很大程度上能提高 CPR 的成功率。然而笔者对万余名医务人员的调查结果却显示，不足 1% 的医务人员曾向其家庭成员传授 CPR 技法，与英美等发达国家相比尚有一定差距，造成普及资源的极大闲置与浪费。因此，调动社会各方因素，深入发掘普及潜力显得尤为重要。为促进 CPR 普及、降低 CA 致死率，我们曾提出过倡议：在我国应建立家庭自助急救体系；起草类似"Good Samaritan Statutes"的法律；注重提高偏远农村地区 CPR 的普及工作；对高危人群和特殊人群（警察、消防员、司机等）及高校学生进行CPR 普及等。应建立医务人员是主教员、家庭成员是主对象、医院是主考官的"三主"CPR普及模式，其中从事医疗专业的医生理应率先垂范，重视普及工作，即每一名医务人员要对其身边至少 5 名家庭成员每隔一年进行一次 CPR 知识与技能的普及，通过这种以点带面乃至"滚雪球"的方式，以突破我国 CPR 普及率低的"瓶颈"，摸索出一条符合中国特色的CPR 普及之路。

三、实现"三界"跨越

（一）跨越科界

所谓 CPR 发展跨越科界，是指突破科系间分工界限，共同探讨提高 CPR 成功率的良策。CA 的病因复杂，涉及各个器官系统及各类疾病的最终转归，而且患者年龄和性别也不同。如果为急性心脏病变或是暂时性代谢紊乱，则预后较佳；如果为慢性心脏病晚期或严重的非心脏情况（如肾衰竭或癌症等），则复苏成功率并不比院外发生的 CA 复苏成功率高。这也决定了单一学科或有限合作的模式难以满足临床 CPR 的需求。这种科室各自独立、临床条块分割导致的沟通藩篱和行政障碍，使得包括会诊在内的各类跨学科医疗合作难以顺利和有效进行，在一定程度上增加了医疗专科高度分化的团队合作风险，用单因素致病的传统研究方法已经无法解决疾病的诊治需要。虽然医学专业人员学习和实践 CPR 已有 30 多年的历史，急救人员参与 CPR 的实践也有 25 年历史，但至今 CPR 的结局仍不理想。现代医学发展历史表明，未来医学突破性的进展有赖于与其他学科的交叉与结合，发挥各自优势，通力合作。

（二）跨越院界

所谓 CPR 发展跨越院界，是指中国 CPR 应能顺应新形势，加强院际交流合作。随着医学科学的发展，传统的医院管理模式已无法满足我国医疗卫生事业发展的要求，加强院际合作，建立优势互补、资源共享，多层次、多领域的科研协作机制，形成院际结合的科研攻关模式，实现科研规模化、系统化、效益化已成为时代趋势。医院要加快信息化、数字化建设的步伐，使医院实现数据采集实时化、信息存储数字化、信息服务个性化、信息交换兼容化、信息管理规范化，最终把医院建设成为一个高起点、高质量、高水平、高安全的具有示范性的一流数字化医院，实现区域信息共享，医院间卫生数字化体系连接，做到信息资源共享。

（三）跨越国界

所谓 CPR 发展跨越国界，是指中国 CPR 走出去、走进来的"两走"发展模式。现代 CPR 理论体系以胸外按压、人工呼吸和电除颤为基石，目前公认的关于 CPR 的最早记载是国外公元前 800 年左右对先知 Elijah 口对口人工呼吸，这一技术一直为国外助产士所使用；直至 1956 年 Zoll 等成功实施了第一例电击除颤和心脏起搏术，首次引入除颤器的使用；1960 年，Kouwenhoven 和同事们公布胸外按压对恢复 CA 患者的循环是有效方法，现代 CPR 体系才基本成形。然而，若是对中国古典医学有所了解，就会发现，早在 1800 年前我国医圣张仲景在《金匮要略》中就对 CPR 方法有所描述，书中详细记载了自缢患者的急救复苏方法，包括通畅气道、胸部按压和压胸抬臂通气等，如此看来，最早的 CPR 应是起源于中国。然而我国 CPR 研究在国际的影响力却寥寥，归结起来原因种种，笔者认为最重要的是中国的 CPR 没有充分"走出去"，使得既有的研究成果珠沉沧海，或者妄自菲薄，认为只有"舶来品"才是 CPR 良方。另一极端则是，"两耳不闻窗外事，一心只读圣贤书"，关起门来做学问。在信息爆炸发展的今天，中国 CPR 只有走出去与请进来相结合，才能走上飞速发展的道路。

参考文献

陈伟伟, 高润霖, 刘力生, 等, 2016. 《中国心血管病报告 2015》概要[J]. 中国循环杂志, 31 (6): 521-528.

范国辉, 张林峰, 2015. 心源性猝死的流行病学研究进展[J]. 中华流行病学杂志, 36 (1): 87-89.

郝素芳, 浦介麟, 2015. 2015 年《ESC 室性心律失常治疗和心原性猝死预防指南》解读[J]. 中国循环杂志, 30 (Z2): 37-47.

华伟, 丁立刚, 2014. 心脏性猝死的预防与前景[J]. 中国循环杂志, 29 (12): 961-963.

黎敏, 宋维, 欧阳艳红, 等, 2016. 腹部提压心肺复苏的临床应用[J]. 中华危重病急救医学, 28 (7): 651-653.

孟庆义, 王立祥, 2015. 传承与发展: 论立中国心肺复苏之言[J]. 解放军医学杂志, 40 (9): 693-698.

米玉红, 祁璇, 闫树凤, 等, 2018. 院外规范化治疗对急性肺栓塞患者复发的影响[J]. 中华急诊医学杂志, 27 (8): 893-900.DOI: 10.3760/cma.j.issn.1671-0282.2018.08.015.

米玉红. 2017. 急性肺血栓栓塞症的诊断与治疗规范及面临的问题[J]. 中国急救医学, 37 (1): 17-22. DOI: 10.3969/j.issn.1002-1949.2017.01.005.

王丹丹, 米玉红, 2018. 步入肺循环——从慢性血栓栓塞性肺动脉高压开始[J]. 中华急诊医学杂志, 27 (8): 833-839. DOI:10.3760/cma.j.issn.1671-0282.2018.08.003.

王立祥, 2014. 建立和完善腹部心肺复苏学[J]. 中华危重病急救医学, 26 (10): 689-691.

王立祥, 王发强, 2016. 开展心肺复苏普及进亿家健康工程的创新实践[J]. 中国研究型医院, 3 (4): 20-22.

王立祥, 2015. 中国心肺复苏发展战略观[J]. 中华危重病急救医学, 27 (3): 161-163.

余涛, 2015. 高质量心肺复苏的实施——从指南到实践[J]. 中华急诊医学杂志, 24 (1): 17-21.

张文武, 2015. 急诊内科学[M]. 北京: 人民卫生出版社, 624-625.

中国腹部心肺复苏协作组, 2014. 经膈肌下抬挤心肺复苏共识[J].中华急诊医学杂志, 23 (4): 369-370.

中华医学会呼吸病学分会肺栓塞与肺血管病学组, 中国医师协会呼吸医师分会肺栓塞与肺血管病工作委员会, 全国肺栓塞与肺血管病防治协作组, 2018. 肺血栓栓塞症诊治与预防指南[J]. 中华医学杂志, 98 (14): 1060-1087. DOI: 10.3760/cma.j.issn.0376-2491.2018.14.007.

中华医学会器官移植学分会, 中华医学会外科学分会移植学组, 中国医师协会器官移植医师分会, 2014. 中国心脏死亡捐献器官评估与应用专家共识[J]. 中华移植杂志（电子版）, 8 (3):117-122.

Atkins DL, Berger S, Duff JP, et al, 2015. Part 11: Pediatric Basic Life Support and Cardiopulmonary Resuscitation Quality:2015 American Heart Association Guidelines Update for Cardiopulmonary Resuscitation and Emergency Cardiovascular Care [J]. Circulation, 132 (18 Suppl 2): S519-525.

Bagate F, Bedet A, Mekontso Dessap A, et al. 2018, Paradoxical brain embolism shadowing massive pulmonary embolism [J]. Am J Emerg Med, 36 (8): 1527. e1-1527. e2. DOI: 10.1016/j.ajem.2018.05.024.

Bhanji F, Donoghue AJ, Wolff MS, et al, 2015. Part 14: Education:2015 American Heart Association Guidelines Update for Cardiopulmonary Resuscitation and Emergency Cardiovascular Care [J]. Circulation, 132 (18 Suppl 2): S561-573.

Brooks SC, Anderson ML, Bruder E, et al, 2015. Part 6: Alternative Techniques and Ancillary Devices for Cardiopulmonary Resuscitation: 2015 American Heart Association Guidelines Update for Cardiopulmonary Resuscitation and Emergency Cardiovascular Care [J]. Circulation, 132 (18 Suppl 2): S436-443.

Dhami S, Panesar SS, Roberts G, et al, 2014. Management of anaphylaxis:a systematic review [J]. Allergy, 69 (2): 168-175.

Di Nisio M, van Es N, Büller HR. 2016. Deep vein thrombosis and pulmonary embolism [J]. Lancet, 388 (10063): 3060-3073. DOI: 10.1016/S0140-6736(16)30514-1.

Escott ME, Gleisberg GR, Kimmel K, et al, 2014. Simple thoracostomy.Moving beyong needle decompression in traumatic cardiac arrest [J].JEMS, 39 (4): 26-32.

Fujie K, Nakata Y, Yasuda S, et al, 2014. Do dispatcher instructions facilitate bystander-initiated cardiopulmonary resuscitation and improve outcomes in patients with out-of-hospital cardiac arrest ? A comparison of family and non-family bystanders [J].Resuscitation, 85 (3): 315-319.

Ghofrani HA, Simonneau G, D'Armini AM, et al.2017, Macitentan for the treatment of inoperable chronic thromboembolic pulmonary hypertension (MERIT-1): results from the multicentre, phase 2, randomised, double-blind, placebo-controlled study [J]. Lancet Respir Med, 5 (10): 785-794. DOI: 10.1016/S2213-2600(17) : 30305-3.

Girotra S, Cram P, Spertus JA, et al, 2014. Hospital variation in survival trends for in-hospital cardiac arrest [J]. J Am Heart Assoc, 3 (3): e000871.

Gordon L, Paal P, Ellerton JA, et al, 2015. Delayed and intermittent CPR for severe accidental hypothermia [J]. Resuscitation, 90:46-49.

Grimaldi D, Dumas F, Perier MC, et al, 2014. Short- and long-term outcome in elderly patients after out-of-hospital cardiac arrest:a cohort study [J]. Crit Care Med, 42 (11): 2350-2357.

Hazinski MF, Nolan JP, Aickin R, et al, 2015. Part 1: Executive Summary:2015 International Consensus on Cardiopulmonary Resuscitation and Emergency Cardiovascular Care Science With Treatment Recommendations [J]. Circulation, 132 (16 Suppl 1): S2-39.

Holcomb JB, Tilley BC, Baraniuk S, et al, 2015. Transfusion of plasma, platelets, and red blood cells in a 1:1:1 vs a 1:1:2 ratio and mortality in patients with severe trauma: the PROPPR randomized clinical trial [J]. JAMA, 313 (5): 471-482.

Hollenbeck RD, McPherson JA, Mooney MR, et al, 2014. Early cardiac catheterization is associated with improved survival in comatose survivors of cardiac arrest without STEMI [J]. Resuscitation, 85 (1): 88-95.

Idris AH, Guffey D, Pepe PE, et al, 2015. Chest compression rates and survival following out-of-hospital cardiac arrest [J]. Crit Care Med, 43 (4): 840-848.

Kearon C, Akl EA, Ornelas J, et al. 2016. Antithrombotic therapy for VTE disease: CHEST guideline and expert panel report [J]. Chest, 149 (2): 315-352. DOI: 10.1016/j.chest.2015.11.026.

Kjaergaard J, Nielsen N, Winther-Jensen M, et al, 2015. Impact of time to return of spontaneous circulation on neuroprotective effect of targeted temperature management at 33 or 36 degrees in comatose survivors of out-of hospital cardiac arrest [J]. Resuscitation, 96 : 310-316.

Kleber C, Giesecke MT, Lindner T, et al, 2014. Requirement for a structured algorithm in cardiac arrest following major trauma:epidemiology, management errors, and preventability of traumatic deaths in Berlin [J]. Resuscitation, 85 (3): 405-410.

Kleinman ME, Brennan EE, Goldberger ZD, et al, 2015. Part 5: Adult Basic Life Support and Cardiopulmonary Resuscitation Quality:2015 American Heart Association Guidelines Update for Cardiopulmonary Resuscitation and Emergency Cardiovascular Care [J]. Circulation, 132 (18 Suppl 2): S414-435.

Konstantinides SV, Torbicki A, Agnelli G, et al, 2014. 2014 ESC guidelines on the diagnosis and management of acute pulmonary embolism [J]. Eur Heart J, 35 (43): 3033-3069,3069a-3069k.

Konstantinides SV, Torbicki A, Agnelli G, et al. 2014. 2014 ESC guidelines on the diagnosis and management of acute pulmonary embolism [J]. Eur Heart J, 35 (43): 3033-3069, 3069a-3069k. DOI: 10.1093/eurheartj/ehu283.

Kudenchuk PJ, Brown SP, Daya M, et al, 2016. Amiodarone, Lidocaine, or Placebo in Out-of-Hospital Cardiac Arrest [J]. N Engl J Med, 374 (18): 1711-1722.

Latacz P, Simka M, Brzegowy P, et al. 2018. Treatment of high- and intermediate-risk pulmonary embolism using the AngioJet percutaneous mechanical thrombectomy system in patients with contraindications for thrombolytic treatment: a pilot study [J]. Wideochir Inne Tech Maloinwazyjne, 13 (2): 233-242. DOI: 10.5114/wiitm.2018. 75848.

Lavonas EJ, Drennan IR, Gabrielli A, et al, 2015. Part 10: Special Circumstances of Resuscitation: 2015 American Heart Association Guidelines Update for Cardiopulmonary Resuscitation and Emergency Cardiovascular Care [J]. Circulation, 132(18 Suppl 2): S501-518.

Lieve KV, van der Werf C, Wilde AA, 2016. Catecholaminergic Polymorphic Ventricular Tachycardia [J]. Circ J, 80 (6):1285-1291.

Link MS, Berkow LC, Kudenchuk PJ, et al, 2015. Part 7: Adult Advanced Cardiovascular Life Support: 2015 American Heart Association Guidelines Update for Cardiopulmonary Resuscitation and Emergency Cardiovascular Care [J]. Circulation, 132 (18 Suppl 2): S444-464.

Lipman S, Cohen S, Einav S, et al, 2014. The Society for Obstetric Anesthesia and Perinatology consensus statement on the management of cardiac arrest in pregnancy [J]. Anesth Analg, 118 (5): 1003-1016.

Maj G, Melisurgo G, De Bonis M, et al, 2014. ECLS management in pulmonary embolism with cardiac arrest: which strategy is better?[J] Resuscitation, 85 (10): e175-176.

Meyer G, Vicaut E, Danays T, et al. 2014. Fibrinolysis for patients with intermediate-risk pulmonary embolism [J]. N Engl J Med, 370 (15): 1402-1411. DOI: 10.1056/NEJMoa1302097.

Moriarty JM, Edwards M, Plotnik AN. 2018, Intervention in massive pulmonary embolus: catheter thrombectomy/thromboaspiration versus systemic lysis versus surgical thrombectomy [J]. Semin Intervent Radiol, 35 (2): 108-115. DOI: 10.1055/s-0038-1642039.

Mozaffarian D, Benjamin EJ, Go AS, et al, 2015. Heart disease and stroke statistics— 2015 update: a report from the American Heart Association [J]. Circulation, 131 (4): 29-322.

Muraro A, Roberts G, Worm M, et al, 2014. Anaphylaxis: guidelines from the European Academy of Allergy and Clinical Immunology [J].Allergy, 69 (8): 1026-1045.

Nolan JP, Soar J, Cariou A, et al, 2015. European Resuscitation Council and European Society of Intensive Care Medicine Guidelines for Post-resuscitation Care 2015: Section 5 of the European Resuscitation Council Guidelines for Resuscitation 2015 [J].Resuscitation, 95 : 202-222.

Oami T, Oshima T, Oku R, et al. 2018, Successful treatment of pulmonary embolism-induced cardiac arrest by thrombolysis and targeted temperature management during pregnancy [J]. Acute Med Surg, 5 (3): 292-295. DOI: 10.1002/ams2.345.

Patroniti N, Sangalli F, Avalli L, 2015. Post-cardiac arrest extracorporeal life support [J]. Best Pract Res Clin Anaesthesiol, 29 (4):497-508.

Perkins GD, Jacobs IG, Nadkarni VM, et al, 2015. Cardiac arrest and cardiopulmonary resuscitation outcome reports: update of the Utstein Resuscitation Registry Templates for Out-of-Hospital Cardiac Arrest: a statement for healthcare professionals from a task force of the International Liaison Committee on Resuscitation (American

Heart Association, European Resuscitation Council, Australian and New Zealand Council on Resuscitation, Heart and Stroke Foundation of Canada,InterAmerican Heart Foundation, Resuscitation Council of Southern Africa, Resuscitation Council of Asia); and the American Heart Association Emergency Cardiovascular Care Committee and the Council on Cardiopulmonary, Critical Care, Perioperative and Resuscitation [J]. Circulation, 132 (13): 1286-1300.

Perkins GD, Lall R, Quinn T, et al, 2015. Mechanical versus manual chest compression for out-of-hospital cardiac arrest (PARAMEDIC):a pragmatic, cluster randomised controlled trial [J]. Lancet, 385 (9972): 947-955.

Priori SG, Blomström-Lundqvist C, Mazzanti A, et al, 2015. 2015 ESC Guidelines for the management of patients with ventricular arrhythmias and the prevention of sudden cardiac death: The Task Force for the Management of Patients with Ventricular Arrhythmias and the Prevention of Sudden Cardiac Death of the European Society of Cardiology (ESC). Endorsed by: Association for European Paediatric and Congenital Cardiology (AEPC) [J]. Eur Heart J, 36 (41): 2793-2867.

Reis SP, Zhao K, Ahmad N, et al.2018, Acute pulmonary embolism: endovascular therapy [J]. Cardiovasc Diagn Ther, 8 (3): 244-252. DOI: 10.21037/cdt.2017.12.05.

Ringh M, Rosenqvist M, Hollenberg J, et al, 2015. Mobile-phone dispatch of laypersons for CPRin out-of-hospital cardiac arrest [J].N Engl J Med, 372 (24): 2316-2325.

Rubertsson S, Lindgren E, Smekal D, et al, 2014. Mechanical chest compressions and simultaneous defibrillation vs conventional cardiopulmonary resuscitation in out-of-hospital cardiac arrest:the LINC randomized trial [J]. JAMA, 311 (1): 53-61.

Say L, Chou D, Gemmill A, et al, 2014. Global causes of maternal death:a WHO systematic analysis [J]. Lancet Glob Health, 2 (6):e323, 333.

Shao F, Li CS, Liang LR, et al, 2016. Incidence and outcome of adult in-hospital cardiac arrest in Beijing, China [J]. Resuscitation, 102: 51-56.

Shao F, Li CS, Liang LR, et al, 2014. Outcome of out-of-hospital cardiac arrests in Beijing, China [J]. Resuscitation, 85 (11): 1411-1417.

Simonneau G, D'Armini AM, Ghofrani HA, et al. 2015, Riociguat for the treatment of chronic thromboembolic pulmonary hypertension: a long-term extension study (CHEST-2) [J]. Eur Respir J, 45 (5): 1293-1302. DOI: 10.1183/09031936.00087114.

Simonneau G, Torbicki A, Dorfmüller P, et al. 2017, The pathophysiology of chronic thromboembolic pulmonary hypertension [J]. Eur Respir Rev, 26 (143). pii: 160112. DOI: 10.1183/16000617.0112-2016.

Singletary EM, Zideman DA, De Buck ED, et al, 2015. Part 9: First Aid:2015 International Consensus on First Aid Science With Treatment Recommendations [J]. Circulation, 132 (16 Suppl 1): S269-311.

Smith JE, Rickard A, Wise D, 2015. Traumatic cardiac arrest [J]. J R Soc Med, 108 (1): 11-16.

Soar J, Nolan JP, Böttiger BW, et al, 2015. European Resuscitation Council Guidelines for Resuscitation 2015: Section 3. Adult advanced life support [J]. Resuscitation, 95 : 100-147.

Stiell IG, Brown SP, Nichol G, et al, 2014. What is the optimal chest compression depth during out-of-hospital cardiac arrest resuscitation of adult patients? [J]. Circulation, 130 (22):1962-1970.

Stipulante S, Tubes R, El Fassi M, et al, 2014. Implementation of the ALERT algorithm, a new dispatcher-assisted telephone cardiopulmonary resuscitation protocol, in non-Advanced Medical Priority Dispatch System (AMPDS) Emergency Medical Services centres [J]. Resuscitation, 85 (2): 177-181.

Szpilman D, Webber J, Quan L, et al, 2014. Creating a drowning chain of survival [J]. Resuscitation, 85 (9): 1149-1152.

Travers AH, Perkins GD, Berg RA, et al, 2015. Part 3: Adult Basic Life Support and Automated External Defibrillation: 2015 International Consensus on Cardiopulmonary Resuscitation and Emergency Cardiovascular Care Science With Treatment Recommendations [J]. Circulation, 132 (16 Suppl 1): S51-83.

Truhlář A, Deakin CD, Soar J, et al, 2015. European Resuscitation Council Guidelines for Resuscitation 2015: Section 4. Cardiac arrest in special circumstances [J]. Resuscitation, 95: 148-201.

Vadeboncoeur T, Stolz U, Panchal A, et al, 2014. Chest compression depth and survival in out-of-hospital cardiac arrest [J]. Resuscitation, 85 (2): 182-188.

Winkel BG, Risgaard B, Sadjadieh G, et al, 2014. Sudden cardiac death in children (1-18 years): symptoms and causes of death in a nationwide setting [J]. Eur Heart J, 35 (13): 868-875.

Wu Q, Zhang L, Zheng J, et al, 2016. Forensic pathological study of 1 656 cases of sudden cardiac death in southern China [J].Medicine (Baltimore), 95 (5): 2707.

Yeung J, Chilwan M, Field R, et al, 2014. The impact of airway management on quality of cardiopulmonary resuscitation:an observational study in patients during cardiac arrest [J].Resuscitation, 85 (7): 898-904.

Yoshikawa T, 2015. Takotsubo cardiomyopathy, a new concept of cardiomyopathy: clinical features and pathophysiology [J]. Int J Cardiol, 182: 297-303.

Zhang S, Liu Q, Han S, et al, 2016. Standard versus Abdominal Lifting and Compression CPR[J]. Evid Based Complement Alternat Med, 2016: 9416908.

Zhang S, Singh B, Rodriguez DA, et al, 2015. Improve the prevention of sudden cardiac arrest in emerging countries: the Improve SCAclinical study design [J]. Europace, 17 (11): 1720-1726.

Zhang S，2015. Sudden cardiac death in China: Current status and future perspectives [J]. Europace, 17 Suppl 2: ii14-18.

Zijlstra JA, Stieglis R, Riedijk F, et al, 2014. Local lay rescuers with AEDs, alerted by text messages, contribute to early defibrillation in a Dutch out-of-hospital cardiac arrest dispatch system [J]. Resuscitation, 2014, 85 (11): 1444-1449.

附　录

附录 1　腹部提压心肺复苏专家共识

现代心肺复苏（cardiopulmonary resuscitation，CPR）历经 50 余年的实践，自主循环恢复（ROSC）率虽有提高，但生存出院率仍不理想。完善和发掘 CPR 的适宜技术与方法，以求提高 CPR 患者的生存率，是心肺复苏工作者的重要使命。中国腹部提压心肺复苏协作组从临床 CPR 实际需求出发，弥补传统胸外按压心肺复苏的缺陷，达成了经腹部提压进行 CPR 的共识。

一、腹部提压 CPR 产生的背景

（一）传统心肺复苏法的局限性

传统心肺复苏法（STD-CPR）时受其胸外按压禁忌证局限性的制约，而缩窄了其临床应用的范围。在实施按压时需要足够的力度（45~55kg）和幅度（＞5cm），有约 1/3 被救者发生肋骨骨折，而对于合并有胸部外伤肋骨骨折的心搏骤停（CA）患者，胸外按压因可能加重骨折、导致骨折断端伤及肺脏与胸膜而属于禁忌；且此时胸廓复张受限，难以保证传统的按压力度和幅度，影响"心泵"和"胸泵"作用的理想发挥，继而可降低 CPR 效果。因此对于部分具有胸外按压禁忌的 CA 患者而言，单一的胸外按压方法是不能满足临床需求的。

（二）传统心肺复苏法的缺陷性

STD-CPR 存在只能单一建立循环而不能兼顾呼吸的缺陷性。依国际心肺复苏指南的胸外按压与通气比例实施 CPR 时，胸外按压人工循环终止后再给予人工通气，这种按压的中断期予以通气的方式，人为地使人工通气和胸外按压被独立开来，使其在进行人工呼吸时没有人工循环支持，导致通气与血流相脱节，通气/血流比（V/Q）异常，影响肺内气体交换，不能保证 CPR 时的氧合，导致复苏成功率降低。

（三）传统心肺复苏法的片面性

在实际的临床心肺复苏中的，CA 大致可分为原发性 CA 和继发性 CA 两类，其中继发性 CA 多因窒息缺氧引发（如溺水，窒息，呼吸衰竭等），CA 时氧储备可能已经耗尽，故更强调呼吸支持的重要性，此时提供符合生理机制的理想人工通气模式，即在人工循环的状态下给予同步通气，以利于保证肺泡换气的有效进行，确保 CPR 时的氧合，而单纯的 STD-CPR 胸外按压是不够的。当无条件建立人工气道，尤其是在经气管插管连接呼吸器通气前，尽早维持有效的肺通气极为重要。

二、腹部提压 CPR 的主要机制

（一）腹泵机制

Babbs 等提出了腹泵机制，认为在腹部加压时腹腔内压力升高，压迫肝脏促使肝脏内血液迅速排空，这种排空作用使肝静脉血流汇入下腔静脉，血压提升。腹部放松时，腹腔内压

力减小，腹腔大静脉开放，下肢血液顺利回流，适当的腹部压力可以产生 6 L/min 的心排血量。当实施腹部按压时腹腔内压力升高，腹部脏器及容量血管受压，使腹部器官中含有的人体 25% 血液回流入心脏，增加动脉压力及冠脉灌注压。实施提拉腹部时，腹腔内压力减小，利于心脏输出，同时腹腔大静脉开放，下肢血液顺利回流，为下次心脏输出做准备。

（二）胸泵机制

以往 Rudikoff 等提出了胸泵学说，指出在胸外按压时推动血液循环的是胸腔内外的压力梯度。胸外按压是通过增加胸内压、心内压、胸腔血管内压，促使血液向前流动，胸外按压放松胸廓反弹，胸腔内外静脉压差使血液反流回心脏。实施腹部按压时，腹腔内压力增大，使膈肌受压上移，胸腔内容积减小，增加胸内压，心脏受压容积减小，发挥胸泵作用，心脏摄血产生前向血流，提高心排量。提拉腹部时腹腔压力迅速减低，膈肌最大限度下移，扩大了胸腔的容积，增大了胸腔的负压，亦充分发挥了胸泵机制，心脏舒张，促进了血液回流，为下次按压心脏泵血做准备。

（三）肺泵机制

王立祥等提出了腹部提压时的肺泵机制，研究指出在按压腹部时，腹腔压力升高，促使膈肌上移，导致胸腔容积减小，胸腔内负压减小，肺脏受压回缩使肺泡内气体排出，CPR 患者完成呼气动作。提拉腹部时，腹腔压力下降，促使膈肌下移，导致胸腔容积增大，胸腔内负压增大，肺脏因此而膨胀使空气进入肺泡，患者完成吸气动作。腹部提压 CPR 通过膈肌地被动下上移动，来促成呼吸动作，发挥了肺泵作用，完成肺脏的呼吸功能。并与腹泵机制协同作用，在不间断循环的状态下完成人工呼吸支持，真正实现了呼吸与循环共举的复苏举措。

三、腹部提压 CPR 的临床应用

（一）腹部提压 CPR 的器具

腹部提压 CPR 方法利用由提压板、负压装置和提压手柄三部分组成的腹部提压装置，通过对腹部进行按压和提拉实施 CPR。该装置提压板的外形是一个上部为等腰三角形、下部为长方形的多边形，且长方形的长边为等腰三角形的底边，长方形的中部有一个圆形开口。负压装置为一个活塞式负压器，其开口与提压板下部长方形的圆形开口紧密连接。提压手柄位于负压装置的上部，并与负压装置的外壳在平行于提压板的水平面上紧密连接（附图 1-1）。

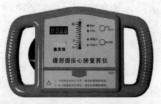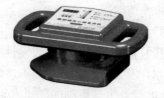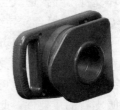

专利权人：北京德美瑞医疗设备有限公司
专利产品违者必究
400-120-160

附图 1-1　腹部提压心肺复苏仪

（二）腹部提压 CPR 的方法

施救者用双手紧握提压手柄将提压板平放在被救者的中上腹部，提压板上方的三角形的顶角放在肋缘和剑突下方，负压装置的开口与被救者的皮肤紧密接触，快速启动负压装置，使患者的腹部和提压板紧密结合。施救者于患者侧方通过提压手柄以 100 次/分的频率连续交替向下按压与向上提拉，按压和提拉的时间为 1：1，向下按压时垂直用力，勿左右摆动，提

拉时垂直向上均衡用力，按压力度控制在 40~50kg，提拉力度控制在 20~30kg。

（三）腹部提压 CPR 的适应证

早期应用腹部提压 CPR，救治胸部创伤性 CA、呼吸肌无力及呼吸抑制的全麻患者，表明在建立有效循环的同时达到了体外腹式呼吸的作用，实现了不间断人工循环状态下给予通气。尤其适用于存在胸廓畸形、胸部外伤、胸肋骨骨折、血气胸等胸外按压禁忌，以及窒息与呼吸肌麻痹的心搏、呼吸骤停患者；在腹部外伤、膈肌破裂、腹腔脏器出血、腹主动脉瘤、腹腔巨大肿物等状况时禁用。

随着时间的推移、技术的进步，尤其是实验研究的深入及临床应用的展开，开辟经腹 CPR 新途径具有广阔的前景。经腹实施 CPR 另辟腹路起"腹"心动，让胸外按压禁忌成为过去的同时，其起腹呼吸的体外腹式呼吸亦满足了 CA 患者呼吸支持之需求，实现了心与肺复苏并举的科学理念。现行的按压与通气不能同步进行，即胸外按压时只有循环而无通气，而后予以人工通气时又无人工循环维系，导致通气血流比例失调，肺内换气不能有效地进行；而经腹实施 CPR 通过腹部提压实现了不间断人工循环状态下给予通气，使肺泡换气功能有效进行，确保 CPR 时的氧合，这将为心肺复苏提供新的模式和注入新的活力。

附录2　中国心肺复苏培训课程

一、中国心肺复苏培训导师班

见附表 2-1。

授予证书：中国心肺复苏专业培训证书。

课程时长：2 天。

招收人群：专业医务人员。

附表 2-1　中国心肺复苏培训导师班课程

【中国心肺复苏导师培训 1+X+Y+Z 理论教学】
《2016 中国心肺复苏专家共识》
《2018 中国心肺复苏培训专家共识》
《中国心肺复苏专家共识》之腹部提压 CPR 指南
《中国心肺复苏专家共识》之静脉血栓栓塞性 CA 指南
《中国心肺复苏专家共识》之 CPR 转化创新思维导图指南
【中国心肺复苏导师培训 1+X+Y+Z 案例教学】

模块一	心搏骤停前期的预防、预识、预警"三预"方针
	心搏骤停前期血运重建术预防
	心搏骤停前期高危心电图预识
	心搏骤停前期血流动力学预警
模块二	心搏骤停中期的标准、多元、个体"三化"方法
	CA 中期高质量的 CPR 标准化技能
	CA 中期腹部提压 CPR 多元化技术
	CA 中期特殊人群 CPR 个体化技艺

模块三	心搏骤停后期的复生、超生、延生"三生"方略
	心搏骤停后期低温调控复生方案
	心搏骤停后期呼吸支持超生方策
	心搏骤停后期移植伦理延生方要

【中国心肺复苏导师培训 1+X+Y+Z 实战教学】	
模块一	时间维度心肺复苏实战方法技能
	心脏起搏+电击除颤
	胸外按压 CPR+腹部提压 CPR
	人工气道建立+骨髓腔通道建立
模块二	空间维度心肺复苏实战方法技能
	头颈位 CPR +肢腹位 CPR
	胸腹肢立体 CPR+溺水 CPR
	团队复苏+CA 救助网络应用
模块三	世间维度心肺复苏实战方法技能
	个人启动 EMSS+止血包扎固定转运
	家庭自助应急预案+海姆立克急救法
	社区"525"CPR 普及+平安站建立

人民健康 ♥ 行动
——立体心肺复苏全国大赛河南赛区漯河预选赛

培训班结业式

二、中国心肺复苏培训导师班之 1+X 班

见附表 2-2。

授予证书：中国心肺复苏专业培训证书。

课程时长：1.5 天。

招收人群：专业医务人员。

附表 2-2　中国心肺复苏导师培训（1+X）
——静脉血栓栓塞性心搏骤停指南高级课程班

概论:静脉血栓栓塞症（venous thrombembolism,VTE）
静脉血栓栓塞症的回顾：VTE 之历程、VTE 之经验、VTE 之教训
静脉血栓栓塞症的现状：VTE 之诊断、VTE 之治疗、VTE 之愈后
静脉血栓栓塞症的发展：VTE 之传承、VTE 之整合、VTE 之创新

模块一	静脉血栓栓塞性 CA 前期的预警、预识、预防"三预"方针
	预警：院前患者识别、院中患者识别、院后患者识别
	预识：床旁预识手段、初筛预识手段、确诊预识手段
	预防：高危宣教预防、物理方法预防、药物精准预防

模块二	静脉血栓栓塞性 CA 中期的标准、多元、个体"三化"方法
	标准化：预防标准化、治疗标准化、疗程标准化
	多元化：溶栓多元化、抗凝多元化、取栓多元化
	个体化：禁忌证个体化、高风险个体化、特殊人个体化
模块三	静脉血栓栓塞性 CA 后期的复生、超生、延生"三生"方略
	复生：稳固临床基本生命体征、稳定血流动力学的指标、稳准去除 CA 内外因素
	超生：脏器功能支持、凝血功能维持、血栓事件寻持
	延生：深挖易栓因素、细耕替代方案、创生捐赠供体
模块四	心电莫测——观肺栓塞心电图"七十二变"
	心电图典型改变($S_I Q_{III} T_{III}$)
	心电图非典型改变(ST-T)
	心电图动态演变（P-QRS-T）
模块五	右心之冠——肺栓塞时隐姓埋名的右心室
	生死攸关（死亡信号、危险分层、长期预后）
	委屈求全（"低压"—"低阻"—"低张"）
	恃强凌弱（心室交互、房室交互、心肺交互）
模块六	神探超侠——肺栓塞时悉心查脉超声诊断
	肺动脉（"粗细"明是非）
	右心室（"大小"辨病征）
	三尖瓣（"开闭"表心理）
模块七	求因溯源——静脉血栓栓塞症诊断之路
	血流因素（层流、涡流、流速）
	血液因素（凝血、抗凝、纤溶）
	血管因素（内皮、管壁、管腔）
模块八	尖峰时刻——静脉血栓栓塞症迷案追踪
	精彩病例（报告、讨论、提升）
	指点迷津（重点、难点、疑点）
	授之以渔（思想、思维、思路）
中国心肺复苏导师培训——静脉血栓栓塞性心搏骤停指南高级课程班"结业式"	

三、中国心肺复苏培训导师班之 1+Y 班

见附表 2-3。

授予证书：中国心肺复苏专业培训证书。

课程时长：1.5 天。

招收人群：专业医务人员。

附表 2-3　腹部提压心肺复苏培训高级班课程

开班仪式
《腹部提压心肺复苏专家共识》
《经膈肌下抬挤 CPR 专家共识》
腹部提压心肺复苏技术转化进展报告
胸部按压与腹部提压心肺复苏
模块一　腹部提压心肺复苏（AACD-CPR）基础理论
AACD-CPR 解剖与生理
AACD-CPR 原理与机制
AACD-CPR 研究与转化
模块二　腹部提压心肺复苏（AACD-CPR）方法应用
AACD-CPR 绝对适应证
AACD-CPR 相对适应证
AACD-CPR 禁忌适应证
模块三　腹部提压心肺复苏（AACD-CPR）实操教学
AACD-CPR 标准化
AACD-CPR 多元化
AACD-CPR 个体化
模块四　 腹部提压心肺复苏（AACD-CPR）案例分析
AACD-CPR 精彩病例
AACD-CPR 指点迷津
AACD-CPR 授之以渔
模块五　 腹部提压心肺复苏（AACD-CPR）线上考核
中国腹部心肺复苏培训导师班"结业式"
三立工程与精彩回顾
学员分享与培训总结
授予徽章与颁发证书
腹部提压心肺复苏培训高级课程班闭幕辞

四、中国心肺复苏公众培训班

见附表 2-4。

授予证书：中国心肺复苏公众培训证书。

课程时长：1 天。

招收人群：18 岁以上非医务人员、从事一定专业并有可能经常遇到紧急情况而需要及时施救，担任单位健康管理、应急救护职责，以及社会急救志愿人员。

附表 2-4　中国心肺复苏导师培训【Z】——中国心肺复苏公众培训初级课程班

概论	中国公众心肺复苏（CPR）
	必要性（"三率"）
	可行性（"三立"）
	预期性（"三程"）
模块一	心脏骤停前把握"三预"
	预识"三停"
	预警"三痛"
	预防"三步"
模块二	心脏骤停中突出"三法"
	胸外按压法
	腹部提压法
	体外除颤法
模块三	心脏骤停后完善"三表"
	遗体捐献表
	器官捐赠表
	慈善捐报表

附录 3　中国心肺复苏规范化实操量表

一、高质量胸外按压方法实操量表

1. 复苏前准备：根据考核题干，评估抢救现场环境安全性，并口述现场环境安全；做好个人防护（使用手套、复苏面罩等）或口述已做好个人防护；记录抢救时间。

2. 在实施心肺复苏前，必须评估患者状况并启动急救反应系统（时限 30s 内）

（1）判断意识：拍打患者双肩，大声询问："喂，你怎么了？"

（2）启动急救反应系统：患者没有意识，立即指定现场其他人员中的一人启动急救反应系统（院外场景：拨打急救电话 120；院内场景：启动院内抢救流程）并取得抢救设备（如除颤仪、球囊面罩等）。如果现场仅有施救者本人，则应用手提电话拨打急救电话（120 或院内应急电话），并将手提电话开启至免提通话模式，放置于身旁，边通电话，边进行后续抢救措施。

（3）判断呼吸：观察患者胸部起伏，判断患者是否有自主呼吸，或者是呼吸不正常（微弱、异常缓慢等），还是濒死呼吸样喘息，时间 5～10s。

（4）同步判断脉搏：观察患者胸廓的同时，先找到患者喉结（甲状软骨处），以双手指（示指和中指）指腹部在喉结旁 1.5～2cm 处，胸锁乳突肌肌间沟处触摸颈动脉搏动，时间 5～10s。

（5）判断呼吸和脉搏应该同步完成。

3. 实施高质量的心肺复苏，着重于胸外按压

（1）按压位置正确（胸骨下半段，双乳头连线中点），以一手手掌根部（大小鱼际）置于按压位置，另一手叠置于该手之上，以髋关节为支点，用上半身力量垂直于施救平面，向下用力按压。

（2）快速按压：按压频率 100～120 次 / 分，要求在 15～18s 完成 30 次连续按压。秒表计时，低于 15s 或高于 18s，该项质量不合格。

（3）用力按压：按压深度 5～6cm，可采用辅助手段自动记录按压深度，增强培训效果。

（4）胸廓充分回弹：按压放松时，胸廓应该完全回弹，避免施救者按压时双手位置倾斜并在按压间歇双手仍倚靠在患者胸部。

（5）尽量减少按压中断：任何时候胸外按压中断时间不能超过 10s，整体心肺复苏按压分数不得低于 60%。

以上胸外按压各项指标也可采用专业心肺复苏按压质量监测与反馈设备进行自动测量，每个循环总体按压质量合格率不低于 80%。

4. 开放气道充分，给予人工通气：检查患者口腔有无异物。采用仰头提颏法开放气道，气道开放充分。采用防护装置（便携面罩或呼吸隔膜）进行人工通气，连续两次通气，每次 1s，每次通气胸廓起伏明显。避免过度通气：按压／通气比例＝30：2，通气不可过快过猛，否则考核此项不合格。

5. 完成总共 5 个循环的心肺复苏：按照上述标准，对之后（第 2～5 个循环）的每组操作进行评价。

6. 复苏后评估：完成 5 个循环的心肺复苏后，再次评估患者的意识、呼吸和脉搏，默认患者自主循环和呼吸恢复，仍没有意识。口述"患者自主循环、呼吸恢复，置于复苏后体位"。

7. 考核结束。

8. 注意事项：导师在对学员进行操作考核时应该按照上述技能操作描述严格考核，并在考核表中，把按要求完成的选项前空白方框内打"√"，未按要求完成的，不打钩。所有项目合格并打钩后才能够通过考核，可判为"合格"。对仅有少量错误（仅 1～2 项未完成）的学员，可立即予以补考，补考时能够正确完成所有考核项目可判为"补考合格"。错误超过 3 处或以上学员，应该判为"未通过考核"应该在重新练习或学习后再重新进行考核（附表 3-1）。

附表 3-1　医务人员高质量胸外按压方法实操考核量表（单人成人基础生命支持）

学员姓名＿＿＿＿＿＿＿＿＿＿　　　日期＿＿＿＿＿＿＿＿＿＿

导师给出操作考核场景，开始考核。		
□安全意识	□个人防护措施	□记录抢救时间
评估并启动急救系统		
□判断患者意识	□大声呼救（启动院外/院内急救反应系统）	
□判断呼吸	□触摸脉搏　　□同步完成（5～10s）	
心肺复苏质量评价		

第 1 循环　按　压	**通　气**
□按压位置正确（胸骨下半段，双乳头连线中点） □快速按压（频率 100～120 次／分） □用力按压（按压深度 5～6cm） □胸廓充分回弹（按压无倾斜） □每次通气胸廓起伏明显	□尽量减少按压中断（中断时间小于 10s） □检查口腔异物 □有效开放气道 □人工通气（连续 2 次，每次 1s） □避免过度通气 □按压／通气比例＝30：2

续表

其他循环心肺复苏质量评价：（如高质量完成在方框内打"√"）		
第2循环 □按压	□通气	□按压中断时间小于10s
第3循环 □按压	□通气	□按压中断时间小于10s
第4循环 □按压	□通气	□按压中断时间小于10s
第5循环 □按压	□通气	□按压中断时间小于10s
复苏后评估		
□判断呼吸 □触摸脉搏 □复苏后处理（口述）		
考核结束		
考核结果： □合格 □补考合格 □未通过考核		
导师签名：	日期： 年 月 日	

©中国心肺复苏培训课程 2017 年制

二、腹部提压心肺复苏法实操量表

1. 复苏前准备：根据导师给出的考核题干，遵照适应证，正确选择腹部提压心肺复苏法。评估抢救现场环境安全性，并口述现场环境安全；做好个人防护（使用手套、复苏面罩等）或口述已做好个人防护；记录抢救时间。

腹部心肺复苏法的适应证：①开放性胸外伤或心脏贯通伤、胸部挤压伤伴 CA 且无开胸手术条件；②胸部重度烧伤及严重剥脱性皮炎伴 CA；③大面积胸壁不稳定（连枷胸）、胸壁肿瘤、胸廓畸形伴 CA；④大量胸腔积液及严重胸膜病变伴 CA；⑤张力性及交通性气胸、严重肺大疱和重度肺实变伴 CA；⑥复杂先天性心脏病、严重心包积液、心脏压塞及某些人工瓣膜置换术者（胸外按压加压于置换瓣环可导致心脏创伤）；⑦主动脉缩窄、主动脉夹层、主动脉瘤破裂继发 CA；⑧纵隔感染或纵隔肿瘤伴 CA；⑨胸椎、胸廓畸形，颈椎、胸椎损伤伴 CA；⑩STD-CPR 过程中出现胸肋骨骨折者。

2. 在实施心肺复苏前，必须评估患者状况并启动急救反应系统（时限30s内）

（1）判断意识：拍打患者双肩，大声询问："喂，你怎么了？"

（2）启动急救反应系统：患者没有意识，立即指定现场其他人员中的一人启动院内急救反应系统并取得抢救设备（腹部提压复苏仪、除颤仪、球囊面罩等）。

（3）判断呼吸：观察患者胸部起伏，判断患者是否有自主呼吸，或者是呼吸不正常（微弱、异常缓慢等），还是濒死呼吸样喘息，时间5～10s。

（4）同步判断脉搏：观察患者胸廓同时，先找到患者喉结（甲状软骨处），以双手指（示指和中指）指腹部在喉结旁 1.5～2cm 处，胸锁乳突肌肌间沟处触摸颈动脉搏动，时间5～10s。

（5）判断呼吸和脉搏应该同步完成。

3. 实施高质量的腹部提压心肺复苏

（1）开放气道：检查患者口腔有无异物，单手指法清除口腔内污物，采用仰头提颏法开放气道。

（2）仪器开机：快速准备仪器、检查电量、按开机键。

（3）提压部位：将腹部复苏仪置于中上腹部，顶角位于双肋缘与剑突下。

（4）吸附腹部：按腹部吸附固定键，提压仪准确吸附腹部，无漏气且稳固。

（5）提压频率：根据指示灯显示，以 100 次/分进行提拉按压。

（6）提压力度：以正确的力量进行腹部提压心肺复苏，提拉 10～30kg，按压 40～50kg。

（7）操作手法正确：施救者按压时双臂绷直，双肩在中上腹上方正中，利用上半身体重和肩、臂部肌肉力量垂直向下按压，提拉时双臂屈曲，利用臂部力量向上提拉。连续实施 5 个循环（30 次/循环，共计 150 次）的腹部提压心肺复苏。

4. 完成总共 5 个循环的心肺复苏：按照上述标准对之后（第 2～5 个循环）的每组操作进行评价。

5. 复苏后评估：完成 5 个循环的心肺复苏后，再次评估患者的意识、呼吸和脉搏，默认患者自主循环和呼吸恢复，仍没有意识。口述"患者自主循环、呼吸恢复，停止复苏，置于复苏后体位"。

关机移除：长按开机键（>2s）关机，听到"滴"声，以示指、中指并拢压低真空吸盘一侧的皮肤，同时略上提同侧真空吸盘，使真空吸盘漏气；待真空吸盘松动，再整体移离被救者腹部。

6. 考核结束。

7. 注意事项：导师在对学员进行操作考核时应该按照上述技能操作描述严格考核，并在考核表中，把按要求完成的选项前空白方框内打"√"，未按要求完成的，不打钩。所有项目合格并打钩后才能够通过考核，可判为"合格"。对仅有少量错误（仅 1～2 项未完成）的学员，可立即予以补考，补考时能够正确完成所有考核项目可判为"补考合格"。错误超过 3 处或以上学员，应该判为"未通过考核"应该在重新练习或学习后再重新进行考核（附表 3-2）。

附表 3-2 医务人员腹部提压心肺复苏法实操考核量表

学员姓名＿＿＿＿＿＿＿＿＿＿　　　日期＿＿＿＿＿＿＿＿＿＿

根据导师给出操作考核场景，正确选择腹部提压心肺复苏法，开始考核。		
□安全意识	□个人防护措施	□记录抢救时间
评估并启动急救系统		
□判断患者意识	□大声呼救（启动院外/院内急救反应系统）	
□判断呼吸	□触摸脉搏	□同步完成（5～10s）
腹部提压质量评价		

第 1 循环

□**开放气道**：清除口腔污物，开放气道。

□**开机准备**：准备仪器、检查电量、按开机键。

□**提压部位**：置中上腹部，顶角位于双肋缘与剑突下。

□**吸附腹部**：提压仪准确吸附腹部，无漏气且稳固。

□**提压频率**：根据指示灯显示以 100 次/分进行提拉按压。

□**提压力度**：提拉 10～30kg，按压 40～50kg。

□**操作手法**：施救者按压时双臂绷直，双肩在中上腹上方正中，利用上半身体重和肩、臂部肌肉力量垂直向下按压，提拉时双臂屈曲，利用臂部力量向上提拉。

□连续实施 5 个循环（30 次/循环，共计 150 次）的腹部提压心肺复苏。

其他循环心肺复苏质量评价：（如高质量完成在方框内打"√"）			
□第 2 循环	□第 3 循环	□第 4 循环	□第 5 循环

复苏后处理
□判断呼吸　　　　　□触摸脉搏　　　　　□复苏后处理（口述）
□关机移除：长按开机键（>2s）关机，听到"滴"声，以示指、中指并拢压低真空吸盘一侧的皮肤，同时略上提同侧真空吸盘，使真空吸盘漏气；待真空吸盘松动，再整体移离被救者腹部。

考核结束
考核结果：　　□合格　　　　□补考合格　　　　□未通过考核
导师签名：　　　　　　　　　　　日期：　　　年　　月　　日

©中国心肺复苏培训课程 2017 年制

三、气道开放与呼吸支持实操量表

1. 抢救前准备：根据导师给出的考核题干，评估抢救现场环境安全性，并口述现场环境安全；做好个人防护（使用手套、外科口罩等）或口述已做好个人防护；记录抢救时间。

2. 在实施抢救前，必须评估患者状况并启动急救反应系统（时限 30s 内）

（1）判断意识：拍打患者双肩，大声询问："喂，你怎么了？"

（2）启动急救反应系统：患者没有意识，立即指定现场其他人员中的一人启动院内急救反应系统并取得抢救设备（腹部提压复苏仪、除颤仪、球囊面罩等）。

（3）判断呼吸：观察患者胸部起伏，判断患者是否有自主呼吸，或者是呼吸不正常（微弱、异常缓慢等），还是濒死呼吸样喘息，时间 5～10s。

（4）同步判断脉搏：观察患者胸廓同时，先找到患者喉结（甲状软骨处），以双手指（示指和中指）指腹部在喉结旁 1.5～2cm 处，胸锁乳突肌肌间沟处触摸颈动脉搏动，时间 5～10s。

（5）判断呼吸和脉搏应该同步完成：此处默认患者没有呼吸，但有脉搏。

3. 实施气道开放与呼吸支持

（1）开放气道：检查患者口腔有无异物，单手指法清除口腔内污物，采用仰头提颌法开放气道。

（2）通气准备：位于患者头侧，准备并组装好球囊面罩，连接氧气。

（3）固定面罩：用 E-C 手法扣紧面罩，并开放气道。

（4）球囊面罩通气：采用适合的潮气量通气（胸廓明显起伏，1/2 球囊），避免过度通气。

（5）通气时间：约 1 秒 / 次。

（6）通气频率：10 次 / 分（每 6 秒通气 1 次）。

（7）及时识别气道不畅，正确选择口咽通气道：使用口咽通气道在患者同侧口角至耳垂的长度比较作为大小选择的依据。

（8）正确手法置入口咽通气道：将合适大小的口咽通气道尖端朝向头侧从口部正中，

或口咽通气道尖端朝向一侧（左或右），沿患者同侧嘴角将气道置入，到达舌根部或顶住硬腭时旋转 180°或 90°，沿舌根将口咽通气道置入口腔内，开放气道。

4. 人工通气：口咽通气道置入完毕，立即以上述手法高质量行人工通气 3 次。

5. 考核结束。

6. 注意事项：导师在对学员进行操作考核时应该按照上述技能操作描述严格考核，并在考核表中，把按要求完成的选项前空白方框内打"√"，未按要求完成的，不打钩。所有项目合格并打钩后才能够通过考核，可判为"合格"。对仅有少量错误（仅 1～2 项未完成）的学员，可立即予以补考，补考时能够正确完成所有考核项目可判为"补考合格"。错误超过 3 处或以上学员，应该判为"未通过考核"应该在重新练习或学习后再重新进行考核（附表 3-3）。

附表 3-3 医务人员气道开放与呼吸支持实操考核量表

学员姓名＿＿＿＿＿＿＿＿＿＿＿　　日期＿＿＿＿＿＿＿＿＿＿＿＿

根据导师给出操作考核场景，开始考核。
□安全意识　　　　　□个人防护措施　　　　　□记录抢救时间
评估并启动急救系统
□判断患者意识　　□大声呼救（启动院外/院内急救反应系统） □判断呼吸　　　　□触摸脉搏　　　□同步完成（5～10s）
气道开放与呼吸支持
□检查口腔异物，如有清除口腔污物。 □开放气道：采用仰头提颏法开放气道。 □通气准备：准备并组装好球囊面罩，连接氧气。 □固定面罩：用 E-C 手法扣紧面罩，并开放气道。 □球囊面罩通气：采用适合的潮气量通气（胸廓明显起伏，1/2 球囊），避免过度通气。 □通气时间：约 1 秒／次。 □通气频率：10 次／分（每 6 秒通气 1 次）。 □及时识别气道不畅，正确选择口咽通气道。 □正确手法置入口咽通气道。
继续呼吸支持
继续使用球囊面罩正确通气。 □第 1 次通气　　　　□第 2 次通气　　　　□第 3 次通气
考核结束
考核结果：　□合格　　　　□补考合格　　　　□未通过考核
导师签名：　　　　　　　　　　　　　　日期：　　年　　月　　日

©中国心肺复苏培训课程 2017 年制

四、精准除颤与循环支持实操量表

1. 第一施救者复苏前准备：根据导师给出的考核题干，评估抢救现场环境安全性，并口述现场环境安全；做好个人防护（使用手套、外科口罩等）或口述已做好个人防护；记录抢救时间。

2. 第一施救者在实施抢救前，必须评估患者状况并启动急救反应系统（时限30s内）

（1）判断意识：拍打患者双肩，大声询问："喂，你怎么了？"

（2）启动急救反应系统：患者没有意识，立即指定现场其他人员中的一人启动院内急救反应系统并取得抢救设备（除颤仪、球囊面罩等）。

（3）判断呼吸：观察患者胸部起伏，判断患者是否有自主呼吸，或者是呼吸不正常（微弱、异常缓慢等），还是濒死呼吸样喘息，时间5～10s。

（4）同步判断脉搏：观察患者胸廓同时，先找到患者喉结（甲状软骨处），以双手指（示指和中指）指腹部在喉结旁1.5～2cm处，胸锁乳突肌肌间沟处触摸颈动脉搏动，时间5～10s。

（5）判断呼吸和脉搏应该同步完成。

3. 第一施救者实施高质量的心肺复苏，着重于胸外按压

（1）按压位置正确（胸骨下半段，双乳头连线中点），以一手手掌根部（大小鱼际）置于按压位置，另一手叠置于该手之上，以髋关节为支点，用上半身力量垂直于施救平面，向下用力按压。

（2）快速按压：按压频率100～120次/分，要求在15～18s完成30次连续按压。秒表计时，低于15s或高于18s，该项质量不合格。

（3）用力按压：按压深度5～6cm，可采用辅助手段自动记录按压深度，增强培训效果。

（4）胸廓充分回弹：按压放松时，胸廓应该完全回弹，避免施救者按压时双手位置倾斜并在按压间歇双手仍倚靠在患者胸部。

（5）尽量减少按压中断：任何时候胸外按压中断时间不能超过10s，整体心肺复苏按压分数不得低于60%。

以上胸外按压各项指标也可采用专业心肺复苏按压质量监测与反馈设备进行自动测量，每个循环总体按压质量合格率不低于80%。

4. 第二施救者实施精准除颤及高质量循环支持

（1）除颤前准备：尽快取除颤仪和球囊面罩，并放置于合适位置（患者头部左侧），打开除颤仪电源（开关置于除颤键，并选择合适的除颤能量）。

（2）使用干毛巾快速擦拭患者胸部除颤位置皮肤。

（3）双侧电极板均匀涂抹导电凝胶。

（4）口述："大家离开，分析心律"，将电极板正确置于患者胸前位置，判断心律。

（5）确定为可除颤（心室颤动或无脉性室性心动过速）心律，口述："室颤，准备除颤"，充电。

（6）口述："大家离开"，将电极板正确置于患者胸前位置，压紧；双手同时按下除颤键。

（7）放电成功，立即恢复高质量胸外按压。

5. 第二施救者实施高质量的循环支持，着重于胸外按压（3个循环）。

（1）按压位置正确（胸骨下半段，双乳头连线中点），以一手手掌根部（大小鱼际）置于按压位置，另一手叠置于该手之上，以髋关节为支点，用上半身力量垂直于施救平面，向下用力按压。

（2）快速按压：按压频率100～120次/分，要求在15～18s完成30次连续按压。秒表计时，低于15s或高于18s，该项质量不合格。

（3）用力按压：按压深度 5～6cm，可采用辅助手段自动记录按压深度，增强培训效果。

（4）胸廓充分回弹：按压放松时，胸廓应该完全回弹，避免施救者按压时双手位置倾斜并在按压间歇双手仍倚靠在患者胸部。

（5）尽量减少按压中断：任何时候胸外按压中断时间不能超过 10s，整体心肺复苏按压分数不得低于 60%。

以上胸外按压各项指标也可采用专业心肺复苏按压质量监测与反馈设备进行自动测量，每个循环总体按压质量合格率不低于 80%。

6. 第一施救者实施球囊面罩人工通气（3 个循环）

（1）通气准备：交换位置于患者头侧，准备并组装好球囊面罩，连接氧气。

（2）检查口腔异物：检查患者口腔有无异物，单手指法清除口腔内污物。

（3）固定面罩：用 E-C 手法扣紧面罩，并开放气道。

（4）球囊面罩通气：采用适合的潮气量通气（胸廓明显起伏，1/2 球囊），避免过度通气。

（5）通气时间：约 1 秒 / 次。

（6）通气频率：10 次 / 分（每 6 秒通气 1 次）。

7. 考核结束。

8. 注意事项：导师在对学员进行操作考核时应该按照上述技能操作描述严格考核，并在考核表中，把按要求完成的选项前空白方框内打"√"，未按要求完成的，不打钩。所有项目合格并打钩后才能够通过考核，可判为"合格"。对仅有少量错误（仅 1～2 项未完成）的学员，可立即予以补考，补考时能够正确完成所有考核项目可判为"补考合格"。错误超过 3 处或以上学员，应该判为"未通过考核"应该在重新练习或学习后再重新进行考核。学员分别交叉扮演第一和第二施救者，导师使用同一表格分别对学员操作进行评判（附表 3-4）。

附表 3-4 　医务人员精准除颤与循环支持实操考核量表

（双人成人基础生命支持）

学员姓名_____ 　日期_____

根据导师给出操作考核场景，开始考核。		
□安全意识	□个人防护措施	□记录抢救时间
评估并启动急救系统		
□判断患者意识	□大声呼救（启动院外/院内急救反应系统）	
□判断呼吸	□触摸脉搏	□同步完成（5～10s）
第一施救者：循环支持（高质量心肺复苏）		
□按压位置正确（胸骨下半段，双乳头连线中点）		
□快速按压（按压频率 100～120 次 / 分）		
□用力按压（按压深度 5～6cm）		
□胸廓充分回弹（按压无倾斜）		
□尽量减少按压中断（中断时间小于 10s）		
□实施连续单纯胸外按压		

续表

第二施救者：精准除颤
□除颤前准备：将除颤仪和球囊面罩置于合适位置，打开除颤仪电源（开关置于除颤键，并选择合适的除颤能量）。 □使用干毛巾快速擦拭患者胸部除颤位置皮肤。 □双侧电极板均匀涂抹导电凝胶。 □口述："大家离开，分析心律"，将电极板正确置于患者胸前位置，判断心律。 □确定为可除颤（心室颤动或无脉性室性心动过速）心律，口述："室颤，准备除颤"，充电。 □口述："大家离开"，将电极板正确置于患者胸前位置，压紧；双手同时按下除颤键。 □放电成功，立即恢复高质量胸外按压。

除颤后循环支持（高质量心肺复苏）	
第二施救者：实施高质量胸外按压（循环支持）	第一施救者：球囊面罩行人工通气
□按压位置正确（胸骨下半段，双乳头连线中点） □快速按压（按压频率100～120次/分） □用力按压（按压深度5～6cm） □胸廓充分回弹（按压无倾斜） □按压/通气比例＝30∶2	□组装好球囊面罩，连接氧气。 □检查口腔异物。 □用E-C手法扣紧面罩，并开放气道。 □采用适合的潮气量通气（胸廓明显起伏，1/2球囊），避免过度通气。 □通气时间：约1秒/次。 □通气频率：10次/分（每6秒通气1次）。
□第2循环　　□第3循环	□第2循环　　□第3循环

考核结束
第一施救者考核结果：　　□合格　　□补考合格　　□未通过考核
第二施救者考核结果：　　□合格　　□补考合格　　□未通过考核

导师签名：	日期：　　年　　月　　日

©中国心肺复苏培训课程2017年制

五、海姆立克急救法应用实操量表

1. 抢救前准备：根据导师给出的考核题干，评估抢救现场环境安全性，并口述现场环境安全；做好个人防护（使用手套、外科口罩等）或口述已做好个人防护；记录抢救时间。

2. 在实施抢救前，必须评估患者状况（时限10s内）：观察患者是否出现气道梗阻征象（双手紧握颈部），患者无法发声，或高调的吸气杂音，面部充血或发绀。婴儿哭闹无声，面色苍白和发绀。

3. 实施海姆立克手法

（1）施救者站立于成人患者身后，呈"丁"字步形，保持身体稳定。

（2）一手握拳，并将拳部平面置于患者肚脐和剑突之间的位置（孕妇或肥胖人士置于胸骨下半段，胸外按压的位置），另一手包握前手。

（3）让患者轻度前倾，头向下。采用海姆立克手法将环抱患者的双手快速向后（己方）向上做连续、快速的冲击 5 次。

（4）连续快速冲击腹部，直至异物被患者吐出或患者意识丧失。

（5）抢救婴儿时用手臂平托患婴，婴儿面部脸朝下，用手掌托稳患儿下颌部（避免压迫颏下软组织），使其整个骑跨于施救者前臂，头低位。

（6）施救者取坐位或跪立姿势，在腿上安全支撑患儿。

（7）用另一只手的手掌根在婴儿肩胛之间用力向下、向前快速拍击，连续 5 次。

（8）施救者保持体位，交换双手。拍击手手掌托稳患儿枕部，前臂仰面平托患儿，使患婴骑跨前臂，头低位，保持稳定。

（9）另一手以双指按压手法，在胸外按压部位（双乳连线下一横指）处向下向前做快速按压冲击，连续 5 次。

（10）双手交替实施，直至气道异物梗阻解除或患儿意识丧失。

4. 考核结束。

5. 注意事项：导师在对学员进行操作考核时应该按照上述技能操作描述严格考核，并在考核表中，把按要求完成的选项前空白方框内打"√"，未按要求完成的，不打钩。所有项目合格并打钩后才能够通过考核，可判为"合格"。对仅有少量错误（仅 1～2 项未完成）的学员，可立即予以补考，补考时能够正确完成所有考核项目可判为"补考合格"。错误超过 3 处或以上学员，应该判为"未通过考核"应该在重新练习或学习后再重新进行考核（附表 3-5）。

附表 3-5　医务人员海姆立克急救法应用实操考核量表

学员姓名＿＿＿＿＿＿＿＿＿＿　　　日期＿＿＿＿＿＿＿＿＿＿

根据导师给出操作考核场景，开始考核。 □安全意识　　　　　　□个人防护措施　　　　　　□记录抢救时间
评估患者
□判断患者状态：询问"你是不是呛着了？我学过急救，可以帮助你吗？" □评估患儿可能会出现气道异物梗阻。
海姆立克手法实施
□站立于成人患者身后，呈"丁"字步形。 □一手握拳，并将拳部平面置于患者肚脐和剑突之间的位置（孕妇或肥胖人士置于胸骨下半段，胸外按压的位置），另一手包握前手。 □让患者轻度前倾，头向下。采用海姆立克手法将环抱患者的双手快速向后（己方）向上做连续、快速的冲击 5 次。 □连续快速冲击腹部，直至异物被患者吐出或患者意识丧失。 □用手臂平托患婴，婴儿面部脸朝下，用手掌托稳患儿下颌部（避免压迫颏下软组织），使其整个骑跨于施救者前臂，头低位。 □施救者取坐位或跪立姿势，在腿上安全支撑患婴。 □用另一只手的手掌根在婴儿肩胛之间用力向下、向前快速拍击，连续 5 次。 □施救者保持体位，交换双手。拍击手手掌托稳患儿枕部，前臂仰面平托患婴，使患婴骑跨前臂，头低位，保持稳定。 □另一手以双指按压手法，在胸外按压部位（双乳连线下一横指）处向下向前做快速按压冲击，连续 5 次。 □双手交替实施，直至气道异物梗阻解除或患儿意识丧失。

续表

考核结束	
考核结果：　　□合格　　　　□补考合格　　　　□未通过考核	
导师签名：	日期：　　　年　　月　　日

©中国心肺复苏培训课程 2017 年制

六、团队复苏的现场应用实操量表

1. 团队组长根据导师给出场景，到达现场运用系统评估方法迅速对患者和现场形势做出总体评估，果断启动院内急救反应系统，组织复苏团队。

2. 团队组长明确给组员分工，合理、有序、高效，并给予清晰、明确的指令。

3. 复苏团队在组长调动下迅速到达各自抢救岗位，站位合理。

4. 各组员在组长指挥下各司其职，能够实施高质量的心肺复苏和抢救。

5. 组长熟悉复苏相关科学、诊疗流程，带领组员严格按照相关抢救流程有序、高效实施团队抢救、复苏，抢救步骤、措施正确，各抢救复苏技能实施到位、有效。

6. 在抢救复苏过程中，团队成员能够熟练应用系统评估方法（初步评估和进一步评估）对患者病情进行准确评估，指导抢救。

7. 整个团队高效运作，达到高效团队调动的八项标准：①团队分工明确；②明确的信息传达；③闭环式沟通；④知识分享；⑤建设性干预；⑥知道队员的不足；⑦总结分析；⑧相互尊重。

8. 团队组长履职到位，表现出足够的领导、组织能力和独立指导抢救的能力：①总体评估；②整体控制局面；③有序组织团队；④分工合作良好；⑤准确评估组员；⑥适时支援团队；⑦有效增进沟通；⑧树立榜样；⑨尊重组员。

9. 考核结束。

10. 注意事项：本项技能考核仅限于对担任团队组长的学员进行考核。导师在对学员进行操作考核时应该按照上述技能操作描述严格考核，并在考核表中，把按要求完成的选项前空白方框内打"√"，未按要求完成的，不打钩。所有项目合格并打钩后才能够通过考核，可判为"合格"。对仅有少量错误（仅 1～2 项未完成）的学员，可立即予以补考，补考时能够正确完成所有考核项目可判为"补考合格"。错误超过 3 处或以上学员，应该判为"未通过考核"，应该在重新练习或学习后再重新进行考核（附表 3-6）。

附表 3-6　医务人员团队复苏的现场应用实操考核量表

学员姓名＿＿＿＿＿＿＿＿＿＿＿＿＿＿＿　日期＿＿＿＿＿＿＿＿＿＿＿＿＿＿＿

根据导师给出操作考核场景，开始考核。
场景类别：　　　　→　　　　　　　　→　　　　　　　　→
复苏科学应用与技能
□掌握系统化评估方法（□初步评估　　　□进一步评估）
□熟练掌握相关抢救流程（□呼吸管理　　□心搏骤停　　　□复苏后处理
□缓慢型心律失常　　　□快速型心律失常）
□团队成员站位合理，位置交换科学
□团队实施高质量心肺复苏

高效团队的调动			
□团队分工明确	□明确的信息传达	□闭环式沟通	□知识分享
□建设性干预	□知道队员的不足	□总结分析	□相互尊重

组长职责履行		
□总体评估	□整体控制局面	□有序组织团队
□分工合作良好	□准确评估组员	□适时支援团队
□有效增进沟通	□树立榜样	□尊重组员

特别优点

考核结束

考核结果：	□合格	□补考合格	□未通过考核
导师签名：		日期： 年 月 日	

附录 4 经膈肌下抬挤心肺复苏专家共识

既往对于各种原因与不同环境下出现的 CA，尤其是对腹部创伤患者在开腹手术等特殊条件下出现的 CA，常用的 CPR 方法有胸外按压 CPR 及开胸心脏按压术（OC-CPR）。然而胸外按压 CPR 在开腹情况下难以充分发挥"胸泵"作用，OC-CPR 需另辟切口，耗费时间、手术损伤大等。故临床复苏成功率低，且复苏后患者的生存质量难以达到令人满意的程度。经临床及动物实验证明，经膈肌下抬挤心脏 CPR 方法通过使膈肌上下移动改变胸腔容积，能够达到维持循环和通气的目的，在一定程度上弥补了常规胸外按压的不足，提高患者的抢救成功率。故中国腹部心肺复苏协作组从临床 CPR 实际需求出发，达成了经膈肌下抬挤进行CPR 的共识。

一、经膈肌下抬挤 CPR 产生的背景

CA 是各类开腹手术中最严重的并发症，其发生率在不同国家之间有一定的差异，从4.3/10 000 例次到 34.6/10 000 例次不等。尽管导致 CA 的原因各异，但术中尽早建立循环和呼吸是抢救成功的关键。目前，临床工作中对存在胸外按压禁忌、开胸心脏按压受到限制，尤其是开腹手术中出现的 CA 患者，常规的心肺复苏方法存在一定的局限性，使临床医师时常面临力不从心、束手无策的窘迫局面，影响了临床 CPR 抢救的成功率。

以往在开腹手术中发生的 CA，常规应用胸外按压进行 CPR，由于腹部切口敞开，胸外按压难以充分发挥"心泵"和"胸泵"作用，使临床 CPR 成功率大幅减低。传统胸外按压心肺复苏法对成人要求施救者按压力度为 55kg，按压幅度为 5cm，容易导致胸肋骨骨折等诸多并发症而影响 CPR 效果。同时，临床上遇有胸外伤、血气胸、胸廓畸形等胸外按压禁忌的CA 的患者，使这一常规的复苏方法的实施受到了限制。开胸心脏按压 CPR 效果虽优于胸外按压，但因其需另辟切口，耗费时间长，手术损伤大，易使冠脉受压影响灌注等诸多缺陷，

使其临床应用难以常规普及。鉴于此，临床上急需寻找一种便捷有效的 CPR 方法应对开腹手术中出现 CA 患者的救治。

二、经膈肌下抬挤 CPR 的主要机制

经膈肌下抬挤 CPR 在规避徒手胸外按压和开胸心脏按压不足的同时，结合临床实际，针对不同境遇下出现的 CA，依据只有贴近心脏的挤压才能保证较好心搏出量的原则，设计了开腹经膈肌下向上向前抬挤心脏的 CPR 方法。

（一）"心泵"机制

Kouvenhoven 等在提出胸外心脏按压术的同时提出了"心泵"学说。即通过体外按压胸廓，按压时心脏泵血；按压松弛时，心脏恢复原状，静脉血吸入心脏内，形成人工循环。经膈肌下抬挤通过心脏的解剖及位置实现"心泵"机制。心脏位于胸腔之内，其前为胸骨，下抵膈肌，后靠脊柱，心包限制心脏左右移动，但是心脏膈肌面具有一定活动度。膈肌具有一定弹性，当操作者用 2～5 掌指托起膈肌上移抬挤胸骨后方的心脏，使心腔变形，血液受到向上向前的冲击，被排挤处心脏；放松膈肌，心腔恢复原状，静脉血回流入心，通过膈肌的上下移动实现"心泵"机制达到泵血。

（二）"胸泵"机制

Rudikoff 等提出了"胸泵"学说，指出在胸外按压时推动血液循环的是胸腔内外的压力梯度。胸外按压时通过增加胸内压、心内压和胸腔血管内压，促使血液向前流动；胸外按压放松时胸廓反弹，胸腔内外静脉压差使血液反流回心脏。经膈肌下抬挤膈肌使其上移，亦可导致胸腔容积相对变小致胸内压升高而发挥了"胸泵"机制，从而提高了心脏排血。当操作者 2～5 掌指放下膈肌回位，胸腔容积相对变大致胸内压减低，使静脉血回流至心脏，如此有节奏地经膈肌下抬挤心脏，而代替心脏自然搏动，以达到维持血液循环的目的。

（三）"肺泵"机制

王立祥等提出了"肺泵"机制，研究指出膈肌上移，导致胸腔容积减小，可使肺脏受压排出肺泡内气体，完成呼气动作；膈肌下移，导致胸腔容积增大，肺脏膨胀使空气进入肺泡，完成吸气动作。经膈肌下抬挤亦可引起膈肌上下移动，导致胸腔压力的变化，发挥了"肺泵"作用，赋予一定的肺部通气，达到同时维持循环与通气的目的。

三、经膈肌下抬挤 CPR 的临床应用

行经膈肌下抬挤 CPR 时，施救者将右手从手术切口伸入膈肌下方，将 2～5 指并拢，放置于心脏后下方膈肌贴附面，左手掌置于胸骨中下 1/3 处固定后，双手配合以右肘关节协调带动右手 2～5 掌指有节律冲击性地向胸骨处抬挤，使膈肌上移 4～5cm，然后迅速放松使膈肌回至原位。如此交替进行，抬挤心脏频率为 100 次/分（附图 4-1）。

经膈肌下抬挤 CPR 优势：①开腹入路损伤小、耗时短、操作易、便于实施；②通过贴近心脏的膈肌上下移动，能够充分发挥"心泵"和"胸泵"作用，利于提高心排血量。③经膈肌下抬挤心脏过程中，膈肌上下移时胸腔内负压改变，具有一定的通气作用。④根据患者发生 CA 时的场所，顺势因地制宜地选用经膈肌下抬挤 CPR 方法，能争分夺秒适时进行循环和呼吸支持。⑤经膈肌下抬挤 CPR 是向上向前抬挤胸骨后方的心脏，不同于经膈肌按压心脏，故可充分按摩心脏发挥"心泵"作用。

经膈肌下抬挤心脏的 CPR 方法是对目前诸多 CPR 方法的补充和发展，该方法能充分运用"心泵""胸泵""肺泵"原理，因势利导迅速建立有效的血液循环，并可产生一定的呼吸作用，可谓是实用、便捷、安全、可靠的人工循环、呼吸支持方法，适用于各种情况（如

胸外按压禁忌、开胸手术受限）尤其是腹部创伤手术出现心搏、呼吸骤停时 CPR 抢救急用；另外，开腹经膈肌下抬挤心脏 CPR 方法，尚具有很大的灵活性，如对原发或继发膈肌破裂的 CA 患者，尚可直接经膈肌入路进入胸腔实施直接心脏按压。经膈肌下抬挤 CPR 确实为一种值得推荐的能够提高心搏、呼吸骤停抢救成功率的新方法。

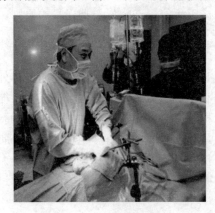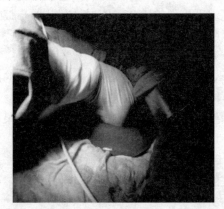

附图 4-1　开腹经膈肌下抬挤心脏 CPR

　　进行临床 CPR 时，急救医学工作者要在遵循国际 CPR 指南的前提下，充分认识到已颁布的国际指南仅是一个原则性指导纲要，具体执行时还要充分考虑不同人的差异，并结合 CA 时的多重因素加以灵活应用；针对不同个体在不同情况下出现的心搏、呼吸骤停，摸索个体化 CPR 的方法以提高 CPR 的抢救成功率，这其中经膈肌下抬挤心脏 CPR 无疑是一个颇具意义的尝试。

附录5　中国公众心肺复苏卫生健康指南

　　心脏，生命动力之源，一刻不歇地推动血液在全身流动。一旦心脏跳动异常而导致泵血功能丧失（通常我们称为心搏骤停），生命就会受到严重威胁，数秒钟内患者会出现意识丧失（没有反应），60s 就呼吸停止，4min 就会出现脑细胞死亡，超过 10min 被抢救存活的可能性几乎为零。成人心搏骤停的发生与各种心脑血管疾病密切相关。目前，中国有 3 亿人患有心脑血管疾病，每年有超过 54 万人会出现心搏骤停，相当于大约每 1 分钟就有人因为心搏骤停而突然倒下。在发达国家，心搏骤停患者的总体抢救成功率为 5%～10%，个别先进的地方甚至超过 50%，而在我国却不到 1%。心搏骤停已经成为威胁我国广大人民群众生命和健康的重要杀手，而这一问题也随着我国经济生活水平的提高和老龄化社会的到来变得更加突出。国内外大量的研究和实践已经证实：当有人突然倒下，目击者（或第一反应人）立即识别并进行高质量的心肺复苏（按压、通气和电除颤）是成功救命的关键。而要彻底解决心搏骤停带来的各种危害，注重预防、健康生活和全民动员才是我国的根本策略。故此，为推动我国公众心肺复苏科学和技术的普及推广，帮助公众掌握应对心搏骤停的防治方法，倡导健康生活、科学防治的大急救理念，中华医学会科学普及分会、中华医学会灾难医学分会、中华医学会急诊医学分会、中国研究型医院学会心肺复苏学专业委员会、中国老年保健协会心肺复苏专业委员会、中国健康管理协会健康文化委员会及中华精准健康传播团和中国心肺复苏科学普及团等组成的中国公众卫生健康指南编写委员会特颁布本健康指南，以期为我国公众心肺复苏的健康教育和普及培训提供重要的参考和指导。

一、心搏骤停预判把握"三停"

由于心脏停搏的发生具有起病骤急、进展飞快、死亡率高等特点，所以公众在第一时间识别心搏骤停的发生就显得尤为重要。在确保周围环境安全的前提下，预先识别倒地患者是否发生心搏骤停的关键点主要是"三停"，即意识停止、呼吸停止、心跳停止。①意识停止：面对突然倒地或不动的患者，首先要判断的就是患者的意识状态，一般常用的方法为用力拍打呼叫患者是否有反应。②呼吸停止：如果患者意识停止，要迅速判断患者是否有呼吸，一般常用的方法为用手指置于患者鼻前感受是否有气流，以及侧头平视患者胸廓是否有起伏变化。③心跳停止：是心搏骤停发生最为重要的一点，判断是否有心跳一般常用的方法为一手示指与中指并拢伸直，其余手指弯曲，置于患者气管正中部（相当于喉结的位置），旁开两指的凹陷处，判断时间 6～10s，用指腹感受是否有搏动。心搏骤停发生突然，病情险恶，需要及早识别并启动应急反应体系。心搏骤停一旦发生，最典型的表现就是突发的意识丧失（也就是失去反应）。患者可以表现为突然无原因的跌倒且呼之不应。继而没有循环（心跳）的征象，如讲话、发声、肢体活动及脉搏消失等。最后患者出现呼吸异常，呼吸停止或出现濒死叹气样呼吸，也就是长时间间隔的用力抽泣样呼吸。通常，我们发现一个人突然跌倒或没有反应，我们便会用力拍打他或他的双肩，大声询问"喂，你怎么了？"如果患者还是没有反应，且呼吸停止（胸廓没有起伏）或异常超过 5s，我们就可以认定为心搏骤停，就应立即启动急救系统，开始心肺复苏。有时患者可以表现为无意识的全身抽搐，伴全身瘫软，这也是心搏骤停。与癫痫发作（俗称羊角风）不同，患者不会出现全身肌肉的僵硬、强直，而且抽搐停止后患者可能不会恢复自主呼吸和意识。启动急救系统就是指拨打当地的急救电话，如中国内地全境是"120"，香港和澳门特别行政区是"999"。拨打急救电话时应该首先讲明事发现场的确切地址，伤患者和现场抢救的情况。更重要的是不要轻易挂断急救电话，必要时应在调度员指引下实施高质量的心肺复苏或其他急救措施，保持与调度员的沟通直至对方要求挂断。通过社交媒体和手机 App 求救并启动社会急救应急力量正逐渐成为可能和现实，公民应该主动关注并积极参与身边或社区的可靠的应急救援相关机制（成为合格的急救志愿者或使用该急救模式），能够缩短有效的急救时间，提高患者生存的概率。

二、心搏骤停预警重视"三痛"

各种意外、毒物接触、过劳激动等都可能导致心搏骤停的发生。对于我们每个人、各年龄段都有出现猝死的风险和可能。我们无法预知心搏骤停何时发生，但某些心搏骤停发生前会给我们一些信号，即"三痛"，即胸痛、腹痛、头痛。①胸痛：是一种常见而又能危及生命的疾病症状，造成胸痛的原因复杂多样，其中就包括了冠心病、肺栓塞和心肌梗死等能诱发心搏骤停的一些心血管疾病。②腹痛：这一疾病症状在我们日常生活中比较常见，容易被忽视，腹腔血管及脏器疾病易诱发心搏骤停，同时它也是某些心肌梗死患者的起病表现。③剧烈的头痛常常是脑出血、脑梗死等脑部血管疾病的主要起病表现，这种情况下极易发生心搏骤停。不同年龄段的患者，发生心搏骤停的原因不尽相同，小儿防意外，青少年防疾病，中壮年防劳累，老年人防慢病。小儿和儿童缺乏自我保护意识和能力，产生心搏骤停的原因多是意外（溺水、伤害等）和窒息（气道异物、呕吐等），作为孩童的家长应该主动积极预防。青少年心搏骤停多是心肌炎引起，他们中很多患者是在感冒后的 1 周内仍然参加过量运动。因此，青少年应该慎防心肌炎。中、壮年则应该谨防心脏病和过劳死，而老年人出现心搏骤停多是因为慢性疾病没有有效控制或急性加重，因此，对老年人应该防控慢性病。

三、心搏骤停救治突出"三法"

诞生于 1960 年的现代心肺复苏,在其核心技术基础上不断优化和发展,至今需要公众掌握使用"三法",即胸外按压心肺复苏、腹部提压心肺复苏、海姆立克急救法。①胸外按压心肺复苏操作方法为于患者胸骨下半部,即两乳头连线中点,用左手掌跟紧贴患者的胸部,两手重叠,左手五指翘起,双臂伸直,用上身力量连续用力按压 30 次(按压频率为 100~120 次/分,按压深度为胸骨下陷 5~6cm,按压后保证胸骨完全回弹,胸外按压时最大限度地减少中断)。②腹部提压心肺复苏是基于胸外按压心肺复苏使用禁忌证而诞生的、具有中国自主知识产权的、避免按压导致胸肋骨骨折的心肺复苏方法。其操作方法为施救者采用由北京德美瑞医疗器械有限公司开发转化的具有自主知识产权的腹部提压心肺复苏仪,双手紧握腹部提压心肺复苏仪的提压手柄将提压板平放在被救者的中上腹部,提压板上方的三角形顶角放在肋缘和剑突下方,负压装置的开口与被救者的皮肤紧密接触,快速启动负压装置,使患者的腹部和提压板紧密贴合。施救者于患者侧方通过提压手柄以 100 次/分的频率连续交替向下按压与向上提拉,按压与提拉的时间比为 1:1,向下按压时垂直用力,勿左右摆动,提拉时垂直向上均衡用力,按压力度控制在 50kg 左右,提拉力度控制在 30kg 左右。③急性呼吸道异物堵塞在生活中并不少见,由于气道堵塞后患者无法进行呼吸,故可能致人因缺氧而意外死亡。海姆立克急救法是能够为气道阻塞(食物嵌顿或窒息)的人员进行现场急救的有效方法。其操作方法为急救者首先以前腿弓、后腿蹬的姿势站稳,然后使患者坐在自己弓起的大腿上,并让其身体略前倾。然后将双臂分别从患者两腋下前伸并环抱患者。左手握拳,右手从前方握住左手手腕,使左拳虎口贴在患者胸部下方,肚脐上方的上腹部中央,形成"合围"之势,然后突然用力收紧双臂,用左拳虎口向患者上腹部内上方猛烈施压,迫使其上腹部下陷。大多数成人心搏骤停的原因都是心血管疾病,因此大部分患者通过传统的心肺复苏流程和策略可以获救,而部分特殊情况则应该根据个体化原因采取不同的复苏策略,随机应变。婴儿和儿童的心搏骤停多是呼吸原因引起,心肺复苏时一定要联合人工呼吸。同样,窒息造成的心搏骤停,人工呼吸至关重要。例如,溺水后的心搏骤停,患者离水后要立即给予连续五次的人工呼吸,之后马上进行胸外按压联合人工呼吸进行复苏。电击伤(雷电或触电)引发的心搏骤停、低体温和年轻的心搏骤停患者应该适当延长心肺复苏抢救的时间。亚洲人种的老年人体型偏瘦小,胸外按压时应适当调浅按压深度(5cm 左右),避免造成过度损伤。

四、心搏骤停技术掌握"三器"

心肺复苏的成功有时需要特殊装备的协助,适合于公众使用的心肺复苏装备主要有"三器",即体外自动除颤器(AED)、腹部提压心肺复苏器、口咽通气器。①大多数成人突发非创伤性心搏骤停的原因是心室颤动,电除颤是救治心室颤动最为有效的方法。体外自动除颤器能够自动识别可除颤心律,如果施救现场有体外自动除颤器,施救者应从胸外按压开始心肺复苏,并尽快使用体外自动除颤器。②腹部提压心肺复苏采用腹部提压心肺复苏仪对腹部进行提拉与按压,通过使膈肌上下移动改变胸腹内压力,建立有效的循环和呼吸支持。对于老龄化社会的今天,老年人的心搏骤停的心肺复苏成功率依然很低,主要原因是传统的胸外按压心肺复苏方法使老年人几乎无例外地出现胸肋骨骨折,严重影响了心肺复苏的成功率,胸路不通走腹路的腹部提压心肺复苏术就派上了用场。③口咽通气器适用于:意识不清的患者因呕吐反射减弱或颈部肌肉松弛引起的气道梗阻;头后仰,抬下颏或抬下颌法等其他方式开放气道无效时;经口插管者放置口咽通气管,作为牙垫的作用,可防止患者咬气管导管;呼吸道分泌物增多时,便于更易更快吸出患者口咽部的分泌物。救人过程中直接接触患者的体液（如唾液、血液、呕吐物、尿液等）可能会感染传染性疾病（如艾滋病、肝炎、梅毒等）。因此，建议施救者在实施急救特别是口对口人工呼吸和处理伤口时应该使用个人防护装备（带阻隔装置的呼吸面膜、便携式面罩、手套、防护目镜等）。这些装备一般可在体外自动除颤器包装、急救箱（包）（站）获得，也可以自己准备一些方便携带（钥匙扣等）的防护装备。当然，急救后及时使用消毒液或肥皂洗手是有效的预防措施之一。

五、心搏骤停防控牢记"三步"

为了避免心搏骤停事件的发生，从根本上解决心搏骤停这一世界难题，最关键的还是要改变不良的健康习惯，倡导健康的生活方式，应该主动做到"一戒、二控、三调"。一戒，戒烟。吸烟是心脑血管疾病的重要危险因素，对于吸烟者和被动吸入者都产生显著危害。要远离心脏病，首先要戒烟。二控，控体重、控三高。肥胖同样是心脑血管疾病的好伙伴，有效控制体重，适量参加体育锻炼，是促进心血管健康的重要基础。三高（高血压、高血糖、高血脂）已被证明是心脑血管疾病的重要危险因素，及时筛查发现可能的三高，并通过综合措施有效控制血压、血糖和血脂的水平，能够有效降低发生心脑血管疾病的风险。三调，调饮食、调心理、调节奏。"病从口入"是心脑血管疾病发生的重要原因，调饮食，将大鱼大肉调整为蔬菜瓜果，将高脂高盐调整为清淡原味，将暴饮暴食调整为每餐"八分饱"，就能够使心血管更健康。调心理，心脏病突发往往与各种情绪的过度产生关系密切，因此有效调节自身情绪，避免大喜大怒、极悲极恐能够减少突发状况的发生。保持心情的愉悦，避免长期的紧张和焦虑也有助于预防心血管急症。调节奏，提倡劳逸结合，避免过度劳累，保持良好的工作、生活节奏是保持身心健康的重要保障。近年来很多行业大量出现的心搏骤停事件多是因为长期连续加班或劳累，忽视身体的亚健康所致，也就是我们经常说到的"过劳死"。这应该值得大家警惕，并应该及时调整，纠正。

六、心搏骤停公益完善"三表"

心脑血管疾病已成为我国居民死亡的主要因素，其中导致心脏性猝死的最大元凶是心脏呼吸骤停，拯救这一直接威胁人类生命急症的主要手段——心肺复苏就成为主角，而如何使这一"起死回生"之术植根于华夏大地、融入于社会力量、成就于民族善举，可谓是"救人一命，胜造七级浮屠"的关键所在。人的生命发生危急时，经过积极救治没能成功，或经过一系列生命支持也无生还可能而注定即将死亡；那么在死亡之后适当的时间内把尚有足够活力的器官（心脏）"嫁接到"其他人的身上，则死亡者的生命将会借助别人的身体得到延续。生命的"延续"可以通过填写"三表"，即遗体捐献表、器官捐赠表、慈善捐报表。①遗体捐献一般是捐献者遗体捐给医疗单位或者医学院校进行科研教学之用。凡在本省居住、无偿的志愿捐献遗体者，可直接到登记接受站登记填写遗体捐献表，也可与省红十字会联系，由省红十字会介绍到就近的登记接受站办理登记，也可要求上门登记。②器官捐献是把具有良好功能的器官完整保存下来治病救人，挽救他人的生命，改善其生活质量。有器官捐献者可以或者通过家属联系红十字会或者登录中国人体器官捐献管理中心进行相关手续的填报。③心肺复苏的普及需要公益慈善的参与，公众捐赠钱财器具一定要通过正规机构进行捐赠，中国中关村精准医学基金会专门就支持发展中国心肺复苏事业成立了一支心肺复苏全民普及公益基金，希望公众可以力所能及地献出爱心参与到拯救生命的活动中去。

几千年来，"见义勇为，救人于危难"一直是中华民族传统美德"仁爱、义利"的重要体现，也是社会主义核心价值观的重要组成部分。而掌握基本的急救技能，在他人出现危难之时挺身而出，科学施救也是身处新时代的个人应该具备的基本公民素质之一。2017 年 10

月 1 日正式实施的《中华人民共和国民法总则》中第八章民事责任之第一百八十四条已经明确规定："因自愿实施紧急救助行为造成受助人损害的，救助人不承担民事责任。"所以，无论是从个人的道德品格，还是社会的责任都倡导大家在突发时刻能够出手相助，国家层面对于救命的"好心人"也已有了明确的法律保护。勇敢的同时不忘急救原则，才能科学施救，最大限度地保全被救者和施救人。现场急救强调：及时呼叫帮助和后援，确保现场环境的安全及做好个人的防护。因此，我们倡导大家都应学会心肺复苏的基本技能，在遇到心搏骤停的患者时，大家都能科学施救，挽救生命。建议大家从此纠正不良生活习惯，以健康的生活方式预防心脑血管疾病的发生，真正实现全民健康。

（引自：《中华医学信息导报》2018 年第 21 期）

附录 6 中国公众防溺水卫生健康指南

水是所有生命生存的重要资源，被认为是生命的源泉。水在我们日常生活中随处可见，不可或缺的同时也存在着潜在的危机——溺水。溺水被定义为一种在液态介质中导致呼吸障碍的过程，简单说就是因为水导致的窒息。据统计，全世界每年有 45 万人死于溺水，其中过半数发生于 15 岁以下儿童，且绝大多数发生于发展中国家。在我国，溺水是 15 岁以下儿童意外伤害的首位死因，也是夏季意外伤害的重要原因。造成溺水的原因多种多样，主要还是因为环境、意外、个人和监管等原因。提高全民健康意识，有效预防溺水的发生，才是解决这一健康问题的最佳策略。故此，由中华医学会科学普及分会、中华预防医学会灾难预防分会、中国研究型医院学会心肺复苏学专业委员会、中国健康管理协会健康文化委员会等联合组成的中国公众卫生健康指南编委会，从公众防范溺水出发，特颁布"中国公众防溺水卫生健康指南"。

一、预防居家溺水

对于缺乏自我防护能力的婴幼儿（特别是学步期儿童）和体弱易病的老年人，居家的浴缸、厕所、水桶、鱼缸等都可能是潜在的发生溺水的地方。保护儿童是预防居家溺水的重点。首先应该禁止学步期儿童进入浴室和厕所或将马桶座圈上锁，防止小儿靠近装水的水桶、水盆、浴缸、鱼缸等，哪怕只是浅水的地方。对用浴缸洗浴或游戏的小儿应该保证时刻有人监管，且在伸手可及的距离范围内。老年人长时间受热会导致血压下降、虚脱等急性心血管事件，应该避免长时间使用盆浴沐浴。对有泳池、水上园林、鱼池等设施的私家宅院或住宅小区，应该加建护栏、警示标识等安全措施，严禁儿童单独在相关区域玩耍，停留。行走不便或自理能力较差的老年人应该减少独自进入上述危险区域的机会。

二、预防淡水溺水

淡水溺水多出现在江、河、湖泊、水塘及游泳池等地方。南方地区湿润多雨，江河密布，特别是水乡地区更是四处泽国，加之气候、环境和社会等复杂原因，极易发生溺水事故。因此，生活在南方之地，不论男女老幼，首先必须学会游泳并掌握水中安全和生存的技巧，有条件应该接受心肺复苏的培训。其次，应该学会识别各种涉水安全的警示标志并主动关注气象信息，纠正边走路边看手机等不良习惯，避免和减少各种原因导致的意外或自然灾害落水。学龄儿童，特别是留守儿童，每逢暑假时节，缺乏足够的监管，最易发生溺水事故。学校和家长要对其进行涉水安全和水中生存技巧的强化教育，关键是促使社会能够开放提供足够而安全的游泳区域供其活动。青壮年不可高估个人游泳技能，应该避免在陌生或存在复杂条件（水草茂盛、水下涡流、乱流、深浅不明或其他明确警告标志等）的水域下水，禁止在浅水或危险水域跳水等危险动作。应该选择有救生员（经过培训和认证）的游泳池或温泉活动、游玩,在水池中应该远离排水口或排污管,尤其是长头发女性。不会游泳的个人应该使用各种帮助漂浮的装置(救生圈、救生衣等),避免单独进入深水区域。禁止饮酒和服用药物后游泳或监控儿童游泳。对患有癫痫、自闭症的儿童及长 Q-T 综合征(游泳易触发严重心律失常)等涉水高危疾病的个人不建议进行游泳或涉水相关活动。

三、预防海水溺水

海水淹溺多出现在海滩游玩,从事海洋水上运动或活动以及海上工作时意外落水和海难事故等情况,抢救难度大,但可有效预防。因此,喜爱并选择海上活动首先应该学会游泳和海上安全和生存知识、技能,参加心肺复苏课程。使用救生装置,无论是海上旅游观光(乘坐小型轮渡)、工作还是从事海上运动(摩托艇、香蕉船、帆板、帆船等)都必须熟知在何时正确穿戴救生衣,学会使用非充气式的漂浮救援装置(救生圈等)。在海滩游玩时,应注意海滩的各种警示标志和救生员的各种语言、声音(哨子、广播等)和旗语等的警示,及时发现海滩的异常表现,避开离岸流。只在有救生员(经过规范培训认证,参加过心肺复苏培训)的海滩游泳、戏水。特别重视对儿童或不会游泳者的监管和看护,保持高度的专心,避免任何分散注意力的行动,如打电话、进食、游乐等,监管者必须学会心肺复苏。对于不会游泳的儿童,要实施可触及监管,即手随时可以触及到儿童。避免接触各种类型的水母和颜色鲜艳的海洋生物。禁止饮酒和服用药物(游泳或监护小孩时)。重视自身的身体状况,有涉水高危疾病或个人状态不良时应该及时暂停海上活动。

四、预防应急溺水

对于发生溺水的患者,现场急救至关重要。第一,应该及早发现和识别出现溺水的个体,并启动应急系统。当发现个体出现泳姿异常、拍水挣扎、头部在水中异常起伏或头面部朝下静息漂浮时,应该考虑溺水发生,立即通知附近救生员或拨打报警(急救)电话,组织现场人员开展救援。第二,评估现场安全,利用各种可能的手段帮助溺水者脱离水体。江、河、湖、海以及溪流等自然水体的水下情况十分复杂,盲目下水可能造成进一步的伤亡。因此,施救者应该在通知专业救援队伍之后,利用附近的船只(或可漂浮物体)和可及的救生装备(救生圈、竹竿、树枝、绳索等)进行救援。对于泳池、园林、鱼池、水库等人工水体,水下情况相对简单,可在充分利用救生装备无效的基础上,可考虑(但仍不推荐)直接下水游泳至溺水者处,安全接近溺水者(从其背侧,避免被其抓抱而产生意外)而实施救援。对被卷入离岸流的个体,应该指导其向与海岸平行的方向移动,在专业人士的指导下救援,禁止直接就地入水施救。第三,帮助溺水者脱离水体后,正确实施急救。对清醒的溺水者,在脱离水体后需要监测患者病情,注意保温。对意识不清(没有反应)的溺水者迅速判断患者呼吸和循环征象(脉搏、肢体活动、发声等),没有呼吸或呼吸异常,应该立即给予人工呼吸(连续 5 次),并实施高质量心肺复苏(按压、通气以及电除颤)直至患者恢复心跳(清醒、出现自主动作等)或专业人员到达接手。附近有腹部提压心肺复苏仪等急救设备时,应迅速取来实施腹部提压心肺复苏方法进行急救。腹部提压心肺复苏方法可排出气道异物,利于呼吸与循环同步进行,抢救溺水患者时尤为适用。对仍有呼吸的患者,应该密切监测患者病情的同时,尽快组织后送医院。第四,对于明确溺水的患者,无论病情轻重,均应常规到医院进一步观察、诊疗,防止潜在或后续健康损害可能。

总之,只要大家有足够的警惕性,积极参加游泳和急救培训,注重涉水安全和生存的教育,重点看护好儿童及高危人群,并且能够在现场开展及时、科学的急救,就能够有效预防溺水的发生并减少其伤害。

(引自:《中华医学信息导报》2018 年第 17 期)

附录7　公众防雨电卫生健康指南

时值炎炎夏日，一阵阵雨水为人们带来清凉与宁静之时，亦有电闪雷鸣打破这一祥和与安逸之刻，不可小觑的雨中"电魔"曾夺取无数宝贵的生命，雨中防"电"已成为亟待关注的卫生健康话题。当电流通过水或其他介质进入人体，可引起全身或局部的组织损伤和功能障碍，甚至发生心搏和呼吸骤停。依据雨电的基本特性及规律，中国公众卫生健康指南编委会特总结防"五电"指南见附图 7-1。

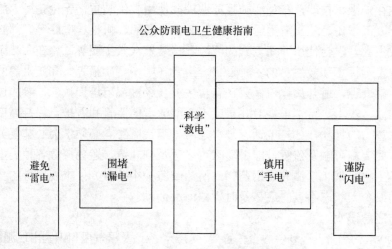

附图 7-1　公众防雨电卫生健康指南

一、避免"雷电"

雷雨天气做到"六避"：一是避免雷电入"户"（勿敞开门窗）；二是要避免雷电入"器"（勿开启电器）；三是避免雷电入"树"（勿在树、杆等下躲雨）；四要避免雷电入"顶"（勿在山顶、楼顶等高处逗留）；五要避免雷电入 "墙"（勿触摸墙上避雷针等金属）。

"雷电"伤害主要是指因闪电和雷鸣而发生的电击伤。闪电的电压很高，为 1 亿至 10 亿伏特。一个中等强度雷暴的功率可达一千万瓦，相当于一座小型核电站的输出功率。如果雷电触碰到人身上，轻者可出现头晕、心悸、面色苍白、惊慌、四肢软弱和全身乏力，重者出现抽搐和休克，可伴有心律失常，并迅速转入"假死状态"，即心搏和呼吸处于极微弱状态，外表看来似乎已经处于死亡状态，但遭受雷击伤者多数立即进入假死，应积极进行心肺复苏，甚至超长期复苏。下雨天往往伴随着雷电的发生，尤其是夏季雷电频发，应该注意避免引雷电上身。

二、谨防"伞电"

雷雨天气用伞做到"四忌"：一忌选择金属把的雨伞；二忌在电器设施下撑伞；三忌高处使用雨伞；四忌收纳雨伞时紧贴通电设备。

"伞电"伤害主要是指因使用雨伞不当而触电导致的电击损伤。部分雨伞是金属把柄，还有的带有金属尖部，这些都是促成"伞电"发生的危险隐患。当打着雨伞行走在雷雨之中时，雨伞就变成了一根导雷针，一端连着雷电，一端连着自己，很容易将雷电引至身上，导致电击伤害的发生。

三、慎用"手电"

手机在我们的生活中的使用非常普遍，已到了不可或缺的地步，在使用手机时做到"四不要"：一雷电时不要接打电话；二湿手时不要按拨电话；三充电时不要进行通话；四加油站不要使用电话。

"手电"伤害主要就是指因使用手机、收音机、平板电脑、充电宝等手持电子设备不当而触电导致的电击损伤。手机等电子设备，精密仪器集中、无线信号强、电源储备大，雨天使用一方面更容易引来雷电，另一方面如果沾了雨水又充电的话很容易发生事故，有的为了方便边充电边使用这样更是容易发生爆炸事故。这类电击伤，可致机体产生不同程度的损伤，其严重程度与电流"入口"和"出口"的状况不成比例。

四、围堵"漏电"

绘制雨中围堵漏电风险"五地图"：一标出周围高压电设施图；二标出易积水地段图；三标出电线路枢纽图；四标出防漏工具图；五标出雷雨灾害天气预报图。

"漏电"就是指电线、配电箱等电力设施失去了防护，电气设施裸露放电，接触人体时引起的组织损伤和功能障碍。网络上经常会报道一些触电身亡的新闻，因此雷雨天气防漏电很重要。首先不要在大型的变压器、电线杆、广告牌下避雨，夏季的雨往往伴随大风，这些设施容易坍塌而造成人体触电；其次尽量远离带电的设备或者设施，如果遇到要尽快离开。

五、科学"救电"

科学"救电"要做到"四断法"：一判断触电环境；二切断触电来源；三绝断触电途径；四果断触电救治。

"救电"就是针对人体接触电源或高压电经过空气或其他导电介质传递电流通过人体引起的心脏呼吸骤停严重并发症，而采取心肺复苏系统方法进行科学有效救治。如果遇到有因电而倒地的伤者，首先要沉着冷静，判断周围情况防止自己受伤，不可盲目上前；其次用竹竿、塑料制品等绝缘体迅速切断电源，使伤者脱离危险区域并拨打120寻求帮助；如果伤者发生心脏呼吸骤停时，应该及时给予胸外按压、腹部提压等心肺复苏术。其中腹部提压心肺复苏方法可排出气道异物，利于呼吸与循环同步进行，且对于有胸部外伤的心脏停搏患者"胸路不通时"，这种"走腹路"的心肺复苏方法尤为适用。

我国是世界上气象灾害发生最为频繁、种类最多、损失最为严重的国家，各类极端天气气候事件发生越来越频繁，并呈现出突发性强、局地强度大、多灾并发、次生灾害叠加的特点。据统计，气象灾害给我国带来的经济损失约占各种自然灾害损失的70%及以上，在极端的雷雨天气中，雨中"防电"关乎人民生命财产安全亦是减轻气象灾害的重要一环，防微杜渐从学会"防电"开始，愿中国公众防雨电卫生健康指南为您日常生活带来呵护！

（引自：《中华医学信息导报》2018年第16期）

附录8　公众防中暑卫生健康指南

"赤日炎炎似火烧，野田禾稻半枯焦。"在烈日的烘照下，身体也经受着"烤验"，当暴露在一个高温环境下，中枢体温会持续上升，有时人的体温都高达40℃，除自感很热、周身皮肤发红（一般不出汗），甚至失去意识，就是通常所说的中暑了。结合当下频繁拉响高温黄色预警，警示如何做好夏季的防暑降温，保证居民身心健康，是应该及时关注的。依据中暑的基本特性及规律有 "五五"二十五条防暑知识指南，以期大家度过一个平安的盛夏（附表8-1）。

附表 8-1　盛夏防中暑　熟记"二十五"

五种"人"易中暑	五种"病"需防暑	五种"药"诱中暑	五种"房"常中暑	五种"凉"抗中暑
老年人	心血管疾病	降压药	下厨房	寻凉地
婴幼儿	感染性疾病	胃病药	守机房	扇凉风
孕产妇	代谢性疾病	抗抑郁药	桑拿房	饮凉水
训练者	系统硬皮病	解热镇痛药	睡车房	穿凉衣
劳动者	内分泌疾病	部分感冒药	无风房	涂凉霜

1. 五种"人"易中暑　①"老者"，老年人由于皮肤汗腺萎缩和循环系统功能衰退，使散热不畅。有的老人行动不便，感知功能降低，不能及时调整身体，可使局部散热受阻。②"幼者"，婴幼儿各系统发育不够完善，体温调节功能差，皮下脂肪较多，尤其是在新生儿体内，棕色脂肪含量较高，对散热不利。③"孕者"，孕产妇由于怀孕或产后体力消耗大，身体虚弱，如果终日逗留在通气不良、温度较高的室内，就容易中暑。④"训者"，高强度运动、训练者主要指运动员、军人等需要高强度训练的人群，高强度的运动会加速体内产生热量，运动量越大，产热越多，越容易中暑。⑤"劳者"，特殊环境劳动工作者主要指出租车司机、炼铁工人等需在高温环境长期工作的人群。环境温度太高使得自身热量升高，热量无法排出，容易发生中暑。

2. 五种"病"需防暑　①心血管疾病，炎热会使人交感神经兴奋，加重心血管的负荷。尤其是心脏功能不全的患者，体内的热量不能及时散发而在体内积蓄，便容易中暑。②感染性疾病，细菌或病毒性感染可使人体产生内源性致热原，作用于下丘脑产热中枢，令机体产热加速；也可使机体释放大量儿茶酚胺类物质，促使血管痉挛收缩，散热不利。③代谢性疾病，营养素的缺乏可使肾脏浓缩能力减退，血压下降，反射性地引起血管的收缩；先天性汗腺缺失者，无法及时通过排汗散热，导致体内热量聚积，容易中暑。④系统性硬皮病，由于汗腺阻塞或破坏，蒸发散热的途径被阻断，使热量积蓄体内而引起中暑。⑤代谢性疾病，甲亢、糖尿病等患者，由于自身代谢功能障碍，使机体对内外环境温度和变化反应迟钝，虽热量已蓄积体内，但患者自觉症状却出现较晚或不自知，引起中暑。

3. 五种"药"诱中暑　①降压药：由于夏季气温较高，血管扩张，服用降压药后血压会比较低。尤其是利尿药使排尿和排汗增多，机体容易出现脱水和电解质失衡，可能出现乏力、倦怠、食欲缺乏、心慌等中暑症状。②胃病药：阿托品、颠茄等药物，能治疗胃痉挛引起的胃痛。服用这类药物后，人的汗液分泌受到抑制，体内热量无法正常散发，在高温之下非常容易中暑，甚至出现虚脱。③抗抑郁药：氯丙嗪、奋乃静、三氟拉嗪等精神类药物，有干扰体温调节中枢的作用。服用这些药后，人体的体温不能保持恒定，而是随外界环境的变化而改变。因此，在炎热的夏季，服这类药易导致体温升高，甚至中暑。④解热镇痛药：发热时可能会服用布洛芬、对乙酰氨基酚（扑热息痛）等退热药，这些药物在解热镇痛的同时，还会发汗，造成人体中钾的流失，出现四肢无力，严重的还有可能让人因为脱水而中暑。⑤部分感冒药：有些复方感冒药含有伪麻黄碱，具有收缩血管的作用，会使人体排汗减少、无法有效散热而中暑。

4. 五种"房"常中暑　①下厨房：厨房往往狭小，操作时会产生大量的热，环境温度升高，使得机体热负荷过大，自身热量升高，体温调节机制失衡，容易发生中暑。②守机房：机房往往密闭，大量机器运行会产生大量的热散不出去，长期在这种环境下机体热负荷升高，体温调节机制失衡，容易发生中暑。③桑拿房：桑拿房作为一种人为增加外界温度促进自身排汗的方式，使用比较广泛。但是这种高温环境下容易机体热负荷升高，体温调节机制失衡，中暑风险增大。④睡车房：车内空间密闭狭小，温度上升较快，有的人因一些情况需睡在车里，还有的家长将小孩放在车里，这种密闭环境很容易发生中暑，也有些悲剧被媒体多次报道。⑤无风房：无风房就是指空气不流通的空间，尤其要注意地下室，空气不流通且高湿环境，一则容易缺氧，二则热量不能散开，中暑事件容易发生。

5. 五种"凉"抗中暑　①寻凉地：凉地就是指阴凉没有阳光直射的地方，可以避免因环境温度过高而使机体热负荷增大。②扇凉风：凉风可以加速热量的散失，能够帮助机体散热，降低热负荷。③饮凉水：通过低温液体可以来帮助机体加强散热，通过热"对流"与"传导"降低热负荷。④穿凉衣：通过戴帽子、护袖等措施来避免阳光直射，降低外界热负荷对机体的影响。⑤涂凉霜：通过涂抹防护霜等来保护机体，降低外界热负荷对机体的影响（附表8-1）。

中暑是指人体在高温或烈日下，引起体温调节功能紊乱及散热功能障碍，热能积累所致的高热、无汗及中枢神经系统症状为主的综合征。上述 25 条，某种意义上说就是在增加热的传导、热的对流及热的蒸发，这三种散热方式就像一个"凉瓶"，而因地制宜、因人而异的热习服训练更是防中暑的"暖瓶"。

（引自：《中华医学信息导报》2018 年第 14 期）

附录9　《腹部提压心肺复苏临床应用研究病例报告表》

腹部提压心肺复苏临床应用研究
病例报告表
（Case Report Form）

临床研究单位 ＿＿＿＿＿＿＿＿＿＿＿＿＿

负责主管医师 ＿＿＿＿＿＿＿＿＿＿＿＿＿

研究开始时间 ＿＿＿＿＿＿＿＿＿＿＿＿＿

研究结束时间 ＿＿＿＿＿＿＿＿＿＿＿＿＿

项目发起单位：中国研究型医院学会心肺复苏学专业委员会

<u>在正式填表前请认真阅读下列填表说明</u>

病例报告表填写说明

1. 筛选合格者填写正式病例报告表。

2. 病例报告表应用圆珠笔用力填写。

3. 病例填写务必准确、清晰，不得随意涂改，错误之处纠正时需用横线居中画出，并签署修改者姓名缩写及修改时间。

4. 患者姓名拼音缩写四格填满，两字姓名填写两字拼音前两个字母；三字姓名填写三字首字母及第三字第二字母；四字姓名填写每一个字的首字母。

举例：张红 Z H H O　李淑明 L S M I　欧阳小惠 O Y X H

5. 所有选择项目"□"内用"×"标注。如：☒。表格中所有栏目均应填写相应的文字或数字，不得留空。

6. 研究期间应如实填写不良事件记录表。记录不良事件的发生时间、严重程度、持续时间、采取的措施和转归。如有严重不良事件发生（包括临床研究过程中发生需住院治疗、延长住院时间、伤残、影响工作能力、危及生命或死亡、导致先天畸形等事件），必须立即通知中国研究型医院学会心肺复苏学专业委员会基地办公室。

7. 临床研究应严格按照临床研究项目方案要求进行。研究不同时期需完成的检查和需记录的项目，请对照临床研究流程图执行（附表 9-1）。

附表 9-1 临床研究流程图

项目 　　　　　阶段	试验前	试验中	试验后
采集基本病史			
签署知情同意书	✓		
确定入选排除标准	✓		
填写一般资料	✓		
填写	✓	✓	✓
既往病史和治疗史	✓		
专科检查、问诊	✓		
合并用药记录	✓	✓	
有效性观察			
自主循环恢复（ROSC）及复苏成功指标		✓	
非有效观察			
复苏失败指标		✓	
其他工作			
研究数据统计			✓
研究结果总结			✓

	研究中心号 □□□	研究编号 □□	患者姓名拼音字母 □□□□	访视日期 ___/_/_ 年　月　日	第 1 页 病例入组

入选标准	是	否
符合应用腹部提压心肺复苏的适应证，无禁忌证 适应证：①开放性胸外伤或心脏贯通伤、胸部挤压伤伴 CA 且无开胸手术条件；②胸部重度烧伤及严重剥脱性皮炎伴 CA；③大面积胸壁不稳定（连枷胸）、胸壁肿瘤、胸廓畸形伴 CA；④大量胸腔积液及严重胸膜病变伴 CA；⑤张力性及交通性气胸、严重肺大疱和重度肺实变伴 CA；⑥复杂先天性心脏病、严重心包积液、心脏压塞以及某些人工瓣膜置换术（胸外按压加压于置换瓣环可导致心脏创伤）；⑦主动脉缩窄、主动脉夹层、主动脉瘤破裂继发 CA；⑧纵隔感染或纵隔肿瘤伴 CA；⑨食管破裂、气管破裂伴 CA；⑩胸椎、胸廓畸形，颈椎、胸椎损伤伴 CA；⑪STD-CPR 过程中出现胸肋骨骨折	□_____	□_____
体重 40～150kg 的成年人，性别不限	□	□
患者家属同意使用腹部提压心肺复苏方法对患者进行救治并签署《知情同意书》	□	□

如以上任何一个答案为"否"，此患者不能参加该研究

排除标准	是	否
无应用腹部提压的适应证	□	□
有应用腹部提压的禁忌证或在腹部提压中出现腹腔脏器损伤 禁忌证：腹部外伤、膈肌破裂、腹腔脏器出血、腹主动脉瘤、腹腔巨大肿物(如妊娠、肠梗阻、腹腔脏器癌肿、腹水)等	□	□
患者家属不同意使用腹部提压心肺复苏方法进行救治	□	□
体重小于 40kg 或大于 150kg	□	□
患者有明显的可能会影响到疗效评价的其他疾病者（慢性消耗性疾病如恶性肿瘤、严重的结核性疾病等）	□	□

如以上任何一个答案为"是"，此受试者不能参加该研究

	研究中心号 □□□	研究编号 □□	患者姓名拼音字母 □□□□	访视日期 ____/___/___ 年　月　日	第 2 页 病例入组

知情同意书签署情况

患者是否签署了知情同意书？□是　　　□否　　　　　　签署日期____/___/___（年/月/日）

人口学资料

出生日期：___/___/___（年/月/日）　　身高 ___ cm　　体重____kg　　性别 男 / 女

过敏史

体质过敏：□有　　□无

药物过敏：□有　　□无 请注明药物名称_____

其他过敏：□有　　□无　 请注明_____

伴随疾病：既往/目前所患疾病 □有（请填写下表）　　□无

疾病名称	开始时间 (年/月/日)	结束时间 (年/月/日)	目前持续 (请画"×")	治疗药物或方式
	___/___/___	___/___/___	□	
	___/___/___	___/___/___	□	
	___/___/___	___/___/___	□	
	___/___/___	___/___/___	□	
	___/___/___	___/___/___	□	

符合入选/排除标准：□是　　□否

专科检查情况：

	研究中心号 □□□	研究编号 □□	患者姓名拼音字母 □□□□	访视日期 ____/__/__ 年 月 日	研究观察

监测指标记录：

临床研究观测指标	临床研究观测记录时间段			
	1. 心搏、呼吸骤停时	2. 腹部提压 CPR 期间	3. ROSC 后 30min 内	4. ROSC 后 1h 内
自主循环恢复 (ROSC) □是 □否（如为否则仅填 1 列和 2 列）				
心律				
心率(HR)				
收缩压(SBP)				
经皮血氧饱和度(SpO$_2$)				
动脉血气酸碱度（pH）				
动脉血氧分压(PaO$_2$)				
动脉血二氧化碳分压(PaCO$_2$)				
动脉血碳酸氢根值（HCO$_3^-$）				
意识状态（深昏迷/浅昏迷/昏睡/嗜睡）				
瞳孔变化				
角膜反射				
对光反射				
挣扎活动				
大动脉搏动				

1.ROSC 即恢复窦性或室上性心律，SBP≥60mmHg，维持≥20min；2.上述各指标均取试验记录时间段的最好值

	研究中心号 □□□	研究编号 □□	患者姓名拼音字母 □□□□	访视日期 _____/__/__ 年 月 日	第 4 页 操作标准

操作标准：

评估并启动急救系统

□安全意识 　　　　□个人防护措施 　　　　记录抢救时间

□判断患者意识 　　□大声呼救（启动院外/院内急救反应系统）

□判断呼吸 　　　　□触摸脉搏 　　　　□同步完成（5～10s）

腹部提压质量评价

第 1 循环

□**开放气道**：清除口腔污物，开放气道。

□**开机准备**：准备仪器、检查电量、按键开机。

□**提压部位**：置中上腹部，顶角位于双肋缘与剑突下。

□**吸附腹部**：提压仪准确吸附腹部，无漏气且稳固。

□**提压频率**：根据指示灯显示以 100 次/分进行提拉按压。

□**提压力度**：提拉 10～30kg，按压 40～50kg。

□**操作手法**：施救者按压时双臂绷直，双肩在中上腹上方正中，利用上半身体重和肩、臂部肌肉力量垂直向下按压，提拉时双臂屈曲，利用臂部力量向上提拉。

□连续实施 5 个循环（30 次/循环，共计 150 次）的腹部提压心肺复苏。

其他循环心肺复苏质量评价：（如高质量完成在方框内打"√"）

□第 2 循环 　　　□第 3 循环 　　　□第 4 循环 　　　□第 5 循环

复苏后处理

□判断呼吸 　　　　□触摸脉搏 　　　　□复苏后处理

□**关机移除**：长按开机键（>2s）关机，听到"滴"声，以示指、中指并拢压低真空吸盘一侧的皮肤，同时略上提同侧真空吸盘，使真空吸盘漏气；待真空吸盘松动，再整体移离被救者腹部。

	研究中心号 □□□	研究编号 □□	患者姓名拼音字母 □□□□	访视日期 ＿＿＿＿／＿／＿＿ 年　　月　　日	第 5 页 研究观察

不良事件（ADVERSE EVENT）（填写字迹要清晰）

(用标准医学术语)记录所有观察到的和用以下问句"自上次检查后，您有何不同的感觉？"直接询问得出的不良事件。尽量使用诊断名称而不使用症状名称。每一栏记录一个不良事件。如果在试验期间有不良事件发生，请填写下表。无论有无不良事件发生均应在此表下方签名。

有无不良事件发生　　□ 有　　　　□ 无

不良事件名称			
开始发生日期和时间 (24h 制)	＿＿＿年＿＿月＿＿日 ：	＿＿＿年＿＿月＿＿日 ：	＿＿＿年＿＿月＿＿日 ：
不良事件严重程度	□轻　□中　□重	□轻　□中　□重	□轻　□中　□重
是否采取措施	□是　　　　□否	□是　　　　□否	□是　　　　□否
与临床研究关系	□肯定有关 □可能有关 □可能无关 □无关 □无法判定	□肯定有关 □可能有关 □可能无关 □无关 □无法判定	□肯定有关 □可能有关 □可能无关 □无关 □无法判定
根据研究者的判断是否符合严重不良反应事件定义 ①导致死亡；②威胁生命；③导致住院或延长住院期间；④导致持续或严重残疾/能力丧失；⑤导致先天性异常或出生缺陷；⑥重要医学事件（如有可能影响到患者并有可能需要药物/手术以防止上述结果）	□是　　　　□否 （如是，请立即电话/传真报告中国研究型医院学会心肺复苏学专业委员会基地办公室） 报告日期： ＿＿＿年＿＿月＿＿日	□是　　　　□否 （如是，请立即电话/传真报告中国研究型医院学会心肺复苏学专业委员会基地办公室） 报告日期： ＿＿＿年＿＿月＿＿日	□是　　　　□否 （如是，请立即电话/传真报告中国研究型医院学会心肺复苏学专业委员会基地办公室） 报告日期： ＿＿＿年＿＿月＿＿日
在不良事件终止或研究结束时填写以下部分			
所发生不良 事件的结局	□仍存在 □已缓解 □不知道 缓解日期： ＿＿＿年＿＿月＿＿日	□仍存在 □已缓解 □不知道 缓解日期： ＿＿＿年＿＿月＿＿日	□仍存在 □已缓解 □不知道 缓解日期： ＿＿＿年＿＿月＿＿日
患者是否因此不良事件 而退出研究	□是　　　　□否	□是　　　　□否	□是　　　　□否

记录者：＿＿＿＿＿＿＿＿　　　　　　　　　　　　记录日期：＿＿＿＿＿＿＿＿

	研究中心号 □□□	研究编号 □□	患者姓名拼音字母 □□□□	访视日期 ____/__/__ 年　月　日	第 6 页 有效性判定

临床有效性评定

有效性评价	
□　有效	ROSC：恢复窦性或室上性心律，SBP≥60mmHg（1mmHg＝0.133kPa），维持20min 以上
□　无效	未达到有效指标

研究完成情况

研究完成情况总结

开始研究日期：　　_____/___/___年/月/日

该患者试验期间是否有不良事件发生？　　　　　　□是　　□否

患者是否在规定时间内完成了临床试验？　　　　　□是　　□否

如否，请填写以下中止试验原因

中止研究日期：　　_____/___/___年/月/日

中止研究的主要原因是：（选择一个）

□不良事件（已填写不良事件表）　□违背研究方案　□失访　□其他原因：_____

　　病例报告表审核声明
　　我证实由我签名的这位患者的病例报告表的各页已由我检查，并确认所有信息是真实、准确的并符合临床研究方案的要求。

　　研究者签名：_____　审核日期：_____年___月___日

附录 10　反思医务者向家庭成员传授 CPR<1%

心搏骤停（CA）是一类直接威胁人们生命健康的急症，心肺复苏（CPR）是恢复心脏规律舒缩和泵血功能的主要抢救方法，如何在黄金抢救时限内及时进行 CPR 直接关系到患者的生命与转归。鉴于心源性猝死 80%发生于院外，尤其家庭，作为第一目击者的家庭成员就担负了实施 CPR 的重任，向家庭成员普及 CPR 是提高 CPR 成功率的重要保证。毋庸置疑，我国 CPR 的普及虽取得了长足进步，但与英美等发达国家相比尚有一定差距，靠专门机构普及 CPR 已不适于现今国情；调动社会各方因素深入发掘普及潜力显得尤为重要，这其中从事医学专业的医务者理应率先其范，然而笔者对万名医务者的调查结果显示，只有不到 1%的人将 CPR 传授给其家庭成员，应该引起我们的反思。

反思一：影响 CPR 普及的重要因素

面对国民普遍缺乏 CPR 技能导致 CA 抢救成功率极低的这一不争的事实，如何走出 CPR 抢救成功<1%的窘境，需要人们清醒看到，我国医务者人数已超过世界平均水平的这一强大的优势，如果每一位医务工作者均能从社会最基本的单元——家庭入手，于日常生活中信手拈来向家庭成员传授 CPR 基本技能，对提高我国 CPR 普及率具有重要影响；从某种意义上说，医务工作者是普及 CPR 的主力军，亦是影响 CPR 普及的重要因素。目前，中国有 194 万名执业医师和执业助理医师，135 万名注册护士；如果每一位医务者能适时地教会家庭主要成员 CPR 的基本方法，仅以 5～10 人计算统计，即可有高达 3290 万人掌握 CPR 技术，将使 CPR 普及率增加 0.25%，无疑将有助于提高 CA 患者抢救成功率。应该看到在 CPR 普及方面，发达国家多以法律的形式进行贯彻实施，如美国法律规定 18 岁以上公民都要掌握 CPR，其成人 CPR 普及率在 80%以上；而在中国某市 4160 名居民中，其 CPR 知识与技能的培训普及率甚至低于 0.82%，考虑我国 CPR 普及法律体系尚未健全的现状，医务工作者积极投身于 CPR 的普及中，从身边的家庭成员做起实乃上策。

反思二：闲置 CPR 普及的专业资源

掌握并实施 CPR 是医务工作者的基本专业技能，医务工作者是接受历次 CPR 最新指南的第一培训对象，其中部分学者更是 CPR 研究的领导者或指南的制定者；然而只有不到 1%的医务工作者将此救命之术传授给其家庭成员，这使我们不得不反思闲置专业资源的问题。我们致力于 CPR 的普及工作，坚持倡导医务工作者将基本的 CPR 传授给身边的家庭成员，在向医务工作者讲授 CPR 专业知识后，都对其是否传授 CPR 给家庭成员做出现场调查，回访显示，听过课的学员就会将 CPR 技术传授给其家庭成员。因此，我们有理由认为，CPR 普及的专业资源出现闲置的问题与 CPR 普及的认知观念息息相关。在对医务工作者进行 CPR 培训的过程中要将"医务工作者不仅是掌握 CPR 的对象，更是执行 CPR 普及的工作者"这一认知观念传递给所有医务工作者。

反思三：反馈 CPR 普及的盲点误区

CPR 普及日益引起医务工作者的重视，针对高危人群、特殊人群(警察、消防员、司机等)及高校学生的 CPR 普及活动日渐增多；但是医务工作者传授其家庭成员 CPR<1%的调查结果显示，医务工作者忽视了对最亲密的家人和朋友普及 CPR 相关知识与技术。有调查研究显示，CA 发生 4 min 内给予 CPR，并于 8 min 内给予高级生命支持，CA 患者生存率可达到 43%。国外有 30%的 CA 患者接受第一目击者提供的院前 CPR，而我国对 CA 患者行院前 CPR 的比例为 4.48%。当亲人或朋友发生 CA 时，79.0%的居民愿意对其实施 CPR 进行抢救，而

当陌生人发生 CA 时，仅有 29.9% 的居民愿意实施 CPR。由此可见，以家庭或以亲情为纽带，进行 CPR 普及，不仅有利于进一步提高 CPR 的普及率，而且将极大地提高院前 CPR 的实施率，切实增加 CA 患者的抢救成功率。

反思四：完善 CPR 普及的制度建设

CPR 普及一方面要求每位医务工作者要有主动进行 CPR 普及的意识，另一方面也需要卫生急救体系制定相关制度引导医务工作者的行动。目前我国急救届同仁为促进 CPR 普及，降低 CA 致死率已提出有益倡议，包括建立家庭自助急救体系，起草类似 "Good Samaritan Statutes" 的法律，注重提高偏远农村地区 CPR 的普及工作等。在对上万医务工作者进行了其向家庭成员传授 CPR 技能的调查后，针对医务工作者传授家庭成员 CPR<1% 的现状，笔者所在科室建立了 "以一带五" 的 CPR 普及考核举措，即每一名医务工作者都是一个传授 CPR 的执行者，要对其身边的至少五名家庭成员每隔一年就要进行一次 CPR 知识与技能的普及。科室建立相应的考评制度对医务者普及 CPR 的活动予以登记并记入科室评优等活动，充分激发了医务工作者的 CPR 普及意识，为家庭成员危难之时及时实施 CPR 创造了条件，并逐步推广 CPR 这一普及举措，收到了良好的社会反馈。

新近流行病学调查结果显示，我国心源性猝死发生率为 41.84/10 万，以 13 亿人口推算，每年高达 54.4 万人，居全球之首；而我国 CA 患者的复苏成功率却低于 1%，归结这一令人堪忧的比例，与我国 CPR 普及率低不无相关。通过对医务者传授 CPR<1% 的反思，笔者倡导在 CPR 的普及中，应建立 "医务工作者是主教员、家庭成员是主对象、医院是主考官" 的 "三主" CPR 普及模式。通过医务者传授亲友 CPR 这种以点带面乃至 "滚雪球" 的方式，借以突破我国 CPR 普及率低的瓶颈，摸索出一条符合中国特色的 CPR 普及之路，必将有力地促进我国 CPR 的推广与普及。

附录 11 铸造中国心肺复苏生存环

生存是人类社会面临的重要任务，贯穿于 "生老病死" 整个生命周期，而与死亡抗争的主角心肺复苏术（CPR），就成为与死神博弈的利器。半个世纪以来，作为抢救心搏骤停（CA）起死回生的 CPR，以美国心脏协会颁布的指南为其代表，形成了以患者 CA 后依据不同时段采用以救求生的救治链条——生存链。但无论是从救到救的流程不断优化（OHCA 和 IHCA），还是从救到救的技术不断改进，纵观全球 CA 患者的生存率并没有明显提高，就我国 CA 患者神经功能良好的出院生存率仅为 1% 左右，表明仅仅贯穿以救为主线的生存链尚有完善和发展的空间。《2016 中国心肺复苏专家共识》根据 CA 的发生发展规律，从围心搏骤停全周期考量，首次将 CA 划分为前期、中期、后期，并依期赋予 "三预"（预防、预识、预警）、"三化"（标准化、多元化、个体化）、"三生"（复生、超生、延生）的内涵与外延，"三期" 依次相连围绕成心肺复苏生存环（survival cycle of CPR）。

心肺复苏生存环的产生是基于临床 CA 患者的反馈而得出的，通过临床调研反映 CA 患者的需求归结三个方面：一是在 CA 发生前有什么征象加以识别、警示并预防；二是在复苏过程中如胸部按压不能进行了，有什么技术可代替；三是去世后有什么途径完成逝者的组织器官捐赠的凤愿。正是基于 CA 患者临床问题导向的 "三个有什么" 让我们对 CA 的不同阶段有了 "心" 的认识，进一步引发了对生存链的反思，在扩展 CA 救治环节的基础上，CA 关口前移以及后延，使就救而救的狭义 CPR 扩展至由救治到防治的广义 CPR，构建 CPR 生命线闭环的循环之生存环（附图 11-1，附图 11-2）。

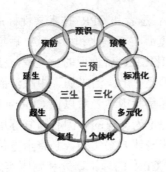
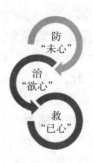

附图 11-1　中国 CPR 生存环　　　　附图 11-2　中国 CPR 三循环

CPR 生存环之 CA 前期是指患者未发生心搏、呼吸骤停前的时段。通常是指发生 CA 前极短暂的先兆症状时间，往往只有数分钟至数小时。CA 前期涵盖患者真正出现 CA 前的整个时间过程，这期间从个人到家庭、社区和医疗卫生服务系统乃至整个社会，每个相关要素的构成都会成为决定 CA 患者生存与否的关键。将 CA 的防治救理念关口前移，CA 往往猝然发生，抢救过程中任何失误和延误均可导致不良预后，因此在 CA 发生之前应强调预防、预识和预警"三预"方针。预防包括筑牢"心"的阵地（家庭寓所、120-999、社区乡村），瞄准"心"的敌人（未病之敌、欲病之敌、已病之敌）、攻防"心"的举措（远期攻防、中期攻防、近期攻防）；预识包括把握"心"的识势（生命运势、生存形势、生活趋势），运用"心"的识法（溯源过去、循证现在、动变将来），服务"心"的识体（个人体质、家庭体育、社会体系）；预警包括常设"心"的量级（Ⅰ级响应、Ⅱ级响应、Ⅲ级响应），常念"心"的呼唤（物理呼声、病理呼声、心理呼声），常做"心"的使者（平时呵心、适时护心、急时救心）。

CPR 生存环之 CA 中期是指针对患者心搏、呼吸骤停期间进行初级或高级生命支持的时段，以临床 CA 患者为核心，应采用标准化、多元化和个体化并重的"三化"方法，最大限度提高 CPR 的抢救成功率与生存率。在复杂多变的临床条件下，要获得最佳的复苏治疗与复苏效果，需要采取因地制宜、因人而异的最切实际的救、治、防整合方法。标准化方法包括基础 CPR（开放气道、人工呼吸、胸外按压），器械 CPR（电击除颤、通气支持、循环辅助），药物 CPR（正性肌力、整复心律、酸碱平衡）；多元化方法涵括胸部 CPR（胸部提压、开胸挤压、经胸起搏），腹部 CPR（腹部提压、膈下抬挤、动脉阻断），他部 CPR（体外膜肺、肢体加压、胸腹联合）；个体化方法涵括适用程序（救助对象、救助人员、救助环境），适用施法（因时施法、因地施法、因病施法），适用时限（特殊病因、特殊群体、特殊条件）。

CPR 生存环之 CA 后期是指 CA 患者经过初级或者高级生命支持 ROSC 或复苏终止后的时段，应遵循复生、超生及延生的"三生"方略，以使 CA 患者获得最佳生命之转归。复生包括稳定"心"的循环（确保灌注、血管扩容、调整心律），优化"心"的指标（心肺功能、氧和指数、生命体征），解除"心"的病因（气道管理、识别 5H5T、心源性 CA）；超生包括超级"心"的支持（球囊反搏、体外膜肺、血液净化），超越"心"的管理（温度管理、液体管理、酸碱管理），超长"心"的时限（病因差异、病人差异、病境差异）；延生涵括延续"心"的生命（器官移植、组织移植、细胞移植），完善"心"的三表（遗体捐献表、器官捐赠表、慈善捐报表），回归"心"的家园（归成植树、归成厚命、归成善心）。

《2016 中国心肺复苏专家共识》体现了 CPR 生存环 CA 前期以"预"字为纲，变被动抢救为主动前伸防控，力求预防厚命、预识知命、预警保命；突出救治中期以"化"字为主，使

CPR 科学技术与临床实践紧密结合，准确把握 CA 患者和 CPR 技术共性标准和个性特点，辨证施救与科学化解，力求标准化救命、多元化蕴命、个体化和命；CA 后期则以"生"字为重，尽显敬畏生命、拓展生命的 CPR 发展观，优化 CPR 后管理的全过程，使生命得以恢复和延续，力求复生回命、超生御命、延生续命，彰显"上医治未病、中医治欲病、下医治已病"的防治救"九命"闭环生命观。无疑，生存环是我国学者对以往 CPR 生存链从点、线、面、体的空间拓展，相信随着以心肺复苏生存环理论为支撑的中国心肺复苏培训国家继教项目的深入展开，通过贯穿整个围心搏骤停期的临床整体方案实施，必将全方位、全过程、全立体地诠释中国特色 CPR 的内涵与外延，对指导 CPR 的理论研究和临床实践有重要意义。

附录12　立体心肺复苏、立体健康、立体数字"三位一体"理念

每个人所处的时代都有其相应的使命与担当！基于对生命健康及所处数据时代的思考与实践，提出 "立体心肺复苏" "立体健康" "立体数字"的"三立一体"理念。共识由大心肺复苏到立体心肺复苏、大健康到立体健康、大数据到立体数字的认知，找出生命健康时代三者内在联系与规律，为拯救生命、平安健康、数字人生赋予新的文化内涵……

立体心肺复苏理念　作为抢救心搏骤停（CA）起死回生的主要手段——"心肺复苏"（CPR），已经历半个多世纪的发展，其新技术日新月异、层出不穷，但纵观全球 CA 患者生存率并没有明显提高，就我国 CA 患者神经功能良好的出院生存率也仅为 1% 左右，表明仅从单一 CPR 技术的角度定位 CPR 已不适宜。因为 CPR 拯救的个体生命存在于时间、空间、世间多维度中，走进"天地人"合一共存生的心肺复苏"厚命"之路时不我待！

现代心肺复苏始于 20 世纪 50 年代末 60 年代初，由 Kouwenhoven、Safar 和 Jude 发明的胸外按压、人工呼吸和电击除颤技术，开启了心肺复苏新里程。对心肺复苏发展的认识主要在三个方面：一是 CPR 由"点"而发，是针对心脏等所在位置而建立的人工循环与呼吸。二是 CPR 由"线"而发，是针对心脏及毗邻器官心肺脑等连起来建立的人工循环与呼吸。三是 CPR 由"面"而发，是针对心脏及毗邻器官所在的胸腹肢头颈部位而建立的人工循环与呼吸。不难看出心肺复苏工作者不断地由"点"到"线"，再到"面"技术进步的同时，又突破了坐堂急诊被动抢救的"点"与 120 急救连成抢救的"线"，与社区卫生服务机构连成抢救的"面"。尽管 CPR 的内涵与外延不断被丰富，但尚未跳出对心搏骤停患者"就救而救"的思维束缚。鉴于心搏呼吸骤停 80%发生于院外，需要第一目击者预先培训成为第一反应者，需要对民众进行预防心搏呼吸骤停常识的普及，需要预设相关急救复苏设备，更需要预告出台相应的政策法规等。如此种种，心肺复苏呼唤医学传承发展起死回生之术，心肺复苏呼唤人文心灵净化起死回生之术，心肺复苏呼唤社会保驾护航起死回生之术，心肺复苏呼唤环境宜居长青起死回生之术，一个能从上下左右、四面八方"立起来"思考的心肺复苏正逢其时！

立体心肺复苏是从时间、空间、世间"三维度"考量，运用点、线、面、体的综合技艺，针对心搏骤停患者前期采用预防、预识、预警，心搏骤停中期采用标准化、多元化、个体化，心搏骤停后期采用复生、超生、延生的人工循环与呼吸共生方略，建立个体生命与家庭、社会、自然融合的全方位、全过程、全周期的生命复苏生存环体系。对于立体心肺复苏的认识，有助于拉伸生命时间曲线、拓展生命空间环线、放大生命世间弧线、平静生命人间直线，走好"厚命"之旅，把好患者见"上帝"的最后一道关！立体心肺复苏体现了生命复苏的生存环体系，生老病死伴随着人们日常生活的始终，如何让百姓拥有健康的生活，对健康的新认知——"立体健康"新理念就是历史选择。

　　立体健康理念　在实施"健康中国"这一伟大战略的进程中，如何认识"健康"的概念尤为重要，因为它决定了人们如何把握住健康的本质，以利践行满足人民健康需求、适应社会健康要求、紧跟时代健康追求之目的。以往对健康的定义多停留在以个体健康的层面，而在健康尚从属于国家治理、社会保障和生态环境等诸多因素决定的今天，这种就"个体论个体"的健康已明显力不从心了。世界卫生组织指出个人的健康和寿命 60%取决于自己，15%取决于遗传，10%取决于社会因素，8%取决于医疗条件，7%取决于气候影响。故时代呼唤个人、家庭、社会三者结合，开启个体、群体、全体的三位一体的"立体健康"理念！

　　健康概念的演变主要经历了三个阶段：第一阶段是 1948 年以前，那时候大家比较认可的健康的定义主要是"个体无病，即健康"；第二阶段是 1948～2011 年，由世界卫生组织定义为：一个人身体没有出现疾病或虚弱现象，而且同时一个人生理上、心理上和社会上是完好状态；第三阶段是 2011 年荷兰的健康学者马特尔德·休伯提出：健康应当是个体在"面对社会、躯体和情感挑战时的适应和自我管理能力"。综上我们不难看出人类对于健康定义认识的进步，从点性思维到线性思维再到平面思维的演变历程。但无论是世界卫生组织当时的健康定义克服了把"健康"视作"没有疾病"之狭隘的生物医学角度，将健康扩展到躯体、精神和社会领域，还是休伯提出的健康六个维度：躯体功能、精神功能和感知、灵性维度、生活质量、社会和社交参与以及日常自理功能，但其共性仍都是以个体健康角度出发而论及"健康"的定义。在我们步入"全民健康，全面小康"的新时代，面对人民日益增长的美好生活需要和不平衡不充分发展之间的矛盾的现况，实则个体健康需求之满足和健康权益之保障有赖于政治、经济、社会、文化的支撑而完善！

　　基于此提出的立体健康是指：在时间维度上以个人健康为核心，整合个体、群体、全体"三位"一体，融通个人、家庭、社会"三者"合一；在空间维度上以前人、中人、后人"三人"健康为目标，贯穿生育、生活、生存"三生"生命，把握未病、欲病、已病"三病"医则；在世间维度上以人与人、人与社会、人与自然和谐为准则，铸造物质文明、精神文明、身心文明"三文"宗旨，弘扬腾龙向上、黄河向善、长城向信"三向"文化的三维健康体系。世界卫生组织早在《迎接 21 世纪的挑战》的报告中指出 21 世纪的医学发展方向，从"疾病医学"向"健康医学"发展，健康已成为时代的主旋律。立体健康立足于健康中国的大时代，对健康大数据要立起来、活起来、动起来看，立体数字——对数字的新认知呼之欲出。

　　立体数字理念　数字，这一人类最早用来计数的工具，对于大数据时代的兴起和发展，具有举足轻重的地位。在"数字"已经渗透到人民生活的方方面面的今天，局限于自然学科领域"算数"、拘泥于"点—线—面"层级"计数"、习惯于"就数而论数"的思维"用数"，已不利于医学健康大数据的挖掘与运用，更难以满足人民医学健康之要求。因为医学健康尚从属于社会保障、国家政策和生态环境等诸多因素，需有益于医学健康的政治、经济、文化等支撑方能达成。故将"数字立起来"思考，并融入社会学科和人文学科等已成为时代必然！

　　数字在人类漫长的生活实践中，由于记事和分配生活用品等方面的需要，逐渐产生。现在世界通用的数的概念、数码的写法和十进制的形成都是人类长期实践活动的结果，纵观数的变化历史可以归结为一是从"点数"上观，可定靶点、寻方向但是无长度、无宽度；二是从"线数"上观，具单一性、定向性但是有长度、无宽度；三是从"面数"上观，能纵横、能扩散但是有宽度、无高度。虽然可以相对地达到认识某一方面的全面性，但是它仍然囿于某个平面的全面，并不能反映对象整体性的全面数。如何让数字展示原本内涵之美、揭示外延世界之美、整合社会、人文、自然立体之美——"立体数字"应运而生！

　　立体数字是指跳出点、线、面"计数"的限制，从时间、空间、世间维度去"算数"，集自然学科、社会学科、人文学科等产生的"数值、数据、数理"合数之总称。其主要特征为从时间维度观"过去昨天之数、现在今天之数、将来明天之数"，从空间维度观"人生长度之数、社会宽度之数、天地高度之数"，从世间维度观"物质文明之数、精神文明之数、身心文明之数"的"厚数"。立体数字对于挖掘医学健康领域创新力的重要源泉方面，不可不识立体之数；认识促进医学科技快速发展的重要因素，不可不识立体之数；保障经济社会愈加坚实的重要支柱，不可不识立体之数。立体数字对于多学科跨领域交叉融合协同发展已成共识的今天，就不愁"共数"了；计算机、大数据、云技术的日益发展为我们采集立体数字奠定了基础；人与人、人与社会、人与自然的共生发展明确了方向。立体数字理念将通过设置立体数字理论研究院、开发立体数字采集信息软件、建立立体数字资源信息库，为我们更好地"识数、变数、用数"让"数""立起来、活起来、动起来"为"健康中国"的国家战略服务。